高等医药院校改革试验创新教材

中国传统医学科研方法概论

主编　董竞成　高　振

人民卫生出版社
·北京·

图书在版编目（CIP）数据

中国传统医学科研方法概论 / 董竞成，高振主编
. —北京：人民卫生出版社，2021.1
ISBN 978-7-117-31110-6

Ⅰ. ①中… Ⅱ. ①董… ②高… Ⅲ. ①中国医药学—
科学研究—研究方法—教材 Ⅳ. ①R2-3

中国版本图书馆CIP数据核字（2021）第005662号

人卫智网	www.ipmph.com	医学教育、学术、考试、健康， 购书智慧智能综合服务平台
人卫官网	www.pmph.com	人卫官方资讯发布平台

中国传统医学科研方法概论
Zhongguo Chuantong Yixue Keyan Fangfa Gailun

主　　编：董竞成　高　振
出版发行：人民卫生出版社（中继线 010-59780011）
地　　址：北京市朝阳区潘家园南里 19 号
邮　　编：100021
E - mail：pmph @ pmph.com
购书热线：010-59787592　010-59787584　010-65264830
印　　刷：天津安泰印刷有限公司
经　　销：新华书店
开　　本：787 × 1092　1/16　印张：24
字　　数：455 千字
版　　次：2021 年 1 月第 1 版
印　　次：2021 年 2 月第 1 次印刷
标准书号：ISBN 978-7-117-31110-6
定　　价：65.00 元

打击盗版举报电话：010-59787491　E-mail：WQ @ pmph.com
质量问题联系电话：010-59787234　E-mail：zhiliang @ pmph.com

中国传统医学科研方法概论

主　编　董竞成　高　振

副主编　乌　兰　李应东　李灿东
　　　　戴爱国　王新华　杨　柱

编　委（以姓氏笔画为序）

乌　兰　内蒙古医科大学

乌吉阿哈买提·吐尔逊　新疆维吾尔医学专科学校

文　磊　厦门大学

毛静远　天津中医药大学第一附属医院

王喜军　黑龙江中医药大学

王新华　广州医科大学

申国明　安徽中医药大学

安冬青　新疆医科大学

李应东　甘肃中医药大学

李灿东　福建中医药大学

杜惠兰　河北中医学院

杨　柱　贵州中医药大学

杨永清　上海中医药大学

尚　东　大连医科大学第一附属医院

庞宇舟　广西中医药大学

陈孝银　暨南大学

战丽彬　南京中医药大学

夏　庆　四川大学华西医院

高　振　复旦大学附属华山医院

董竞成　复旦大学附属华山医院

戴爱国　湖南中医药大学

魏　玮　中国中医科学院望京医院

前　言

　　中医药是包括汉族和少数民族医药在内的我国各民族医药的统称。经过几千年的发展和积淀，其积累了丰富的医理、医道和医技，中药的丰富性和有效性以及中医学临床的显著疗效越来越得到全世界医学同行的认可。随着中医药（含中西医结合，下同）传承创新事业的不断发展与进步，中医药工作者对与中医药自身发展规律相适应的科学研究知识的获取更为迫切。尤其是随着研究生培养模式的转变，中医学专业型研究生对比学术型研究生的招收比例不断扩大，且中医学专业学位研究生培养实行与住院医师规范化培训并轨的模式，部分高校为保证研究生临床技能培养的时间和效果，不断压缩科研课程的学习时间，精简科研课程教学，中医学专业型研究生用于科研思维和能力培养上的精力和时间相对不足。当然，在过去很长一段时间的培养中，部分院校并未给中医学专业学生提供足够的科研方面的培养教育，致使中医学科研相关理论与方法只为少部分人所掌握，尚未得到全面的普及。部分中医药工作者对临床中遇到的问题不知如何转化成科研问题，甚至对于中医文献研究、中医临床研究、中医基础研究是什么和包括什么依然不清楚。其结果是：大部头的医学科研方法学类书籍难以进入他们的视野，甚至还有认为中医学科研只是科研工作者的事情，没有意识到真正源于临床需要的驱动才是中医学科研的真正动力和创新源泉。当下大部分的中医学科研方法书籍为基于中医学技术层面的阐释，即只关注已经被历代中医临床证明了的疗法的现代科学诠释，而回避了对中医药文化、理论和概念的解析。但中医学具有悠久而丰富的关于健康和疾病的知识和传统，这些知识和传统与中国古代对自然、社会、身体及其相互关系的认识密切相关。所以中医学在引入现代科学技术和方法的同时，还应关注中医学的自身特征，引导学生立足中医学自身思考该如何进行中医学研究。孔子的得意门生，"孔门十哲"之一的子贡曾说："夫子之墙数仞，不得其门而入，不见宗庙之美、百官之富"。

　　2016 年，Lund H 等在 British Medical Journal 发文指出："在没有系统回顾现有证据的情况下，开展新的研究是不科学且不符合伦理的，尤其是当研究对象涉及人和动物时；对现有证据的系统综述可以帮助确定一个新的研究是否真的有必要"。而对于包罗万象的中医学来说，真正掌握其发生、发展和规律则是做好临床、教学和科研的前提。凡此，构成了本教材的编写体例，即首先讲解中医学的构成与诊疗特点，继而描述中医学的研究方法。在中医学研究方法部分则按照文献研究、临床研究、中医药物研究以及中医理论文化层面研究的顺序排列，最后对上述研究过程中所使用的现代生命科学技术手段作一简要介绍。虽然中医学和现代医学的研究对象相同，但其具体研究切入点或视角却不尽相同，决定了其所使用的方法也同中有异，各有侧重。本书在中医学特征描述的基础上，着眼于与其相适应的科学研究方法的呈现，并非医学统计或流行病学方面介绍。本教材一部分内容在期刊上发表过，即是通过同行评议的。

学科建设目的之一在于培养有用人才，为中医药学术发展和传承服务，编写相应教材、传承科学方法、促进学术发展也是题中应有之义。本书以服务需求为导向，供中医学专业学生和有志于从事中医学研究的医生使用，普及与提高相结合。孔子有云："吾十有五而志于学，三十而立，四十而不惑，五十而知天命，六十而耳顺，七十而从心所欲，不逾矩。"此话对于学习中医学有很大的启发意义，历经数十载方可达到对中医辨证论治的收发自如而又不超出中医之经纬，但"名师、好书、得法、用心"无疑可以极大缩短这个时间。

"法于往古，验于来今，观于窈冥，通于无穷"（《灵枢·官能》）。但如何取法，怎么检验，又通过什么途径来观察？这是编者力图在本书中予以呈现的。但限于编者水平，加之时间紧迫，书中不当之处，敬请读者与同行予以斧正，以便加以改正和完善。

《中国传统医学科研方法概论》编委会

目 录

第一章
中医学的构成及诊疗特点

中医药是包括汉族和少数民族医药在内的我国各民族医药的统称，是反映中华民族对生命、健康和疾病的认识，是目前世界上具有较大影响、悠久历史、独特理论体系及丰富临床实践经验的传统医学，是中华民族的伟大创造。中医学作为传统医学，是由技术层面的临床经验和原初的基础医学知识，文化层面的古典哲学、区域性文化和若干群体的信仰这"五要素"组成。2010年中医针灸被列入"人类非物质文化遗产代表作名录"。那么是否就可以说中医针灸属于传统文化范畴，中医针灸的现代科学研究就是歧途？这种观点事实上是利用了中医药本身所具有的文化属性而绑架了整个中医学，忽略了其技术层面的存在。所以在此，学界有必要明确中医学所具有的文化层面和技术层面双重属性，需要针对不同属性开展针对性的学术研究，避免以偏概全。而且文化层面和技术层面是一个有机整体，中医药文化离不开技术及其临床疗效的支撑是显而易见的，否则就不成其"医"；同样，技术层面也离不开文化层面的引领，中医学理论体系对中医学临床实践的传承发展发挥了巨大的指导作用，这是其一；其二，因为基本上每一种文化体系都会衍生出一套病因学观念以及相应的思维体系和说理工具，并基于此构建人体、疾病的轮廓和对应的医疗理念与具体防治方法，而这种防治方法的选择也多与民众的文化心理以及防治手段获取及掌握的难易程度有关。

在历史发展过程中，中医药一直是一个开放包容和与时俱进的医药体系，曾经也必将持续吸收融合我国各地区各民族医药精华，并随着交流范围的扩大，在历史发展进程中引进吸收和改良其他国家和地区的有益医疗实践成果为己所用，促进中医药事业的传承创新发展。正是得益于中华文化的博大精深、原创性和传承性，才使得中医药至今仍可以以一个具有独特优势的医学学科屹立于世界医学之林，发挥越来越重要的作用，并有望推动我国乃至世界生命科学的创新发展。"其法大概有四，曰明经、别脉、识证、处方而已"（金·李杲《东垣试效方·王博文序》），这是中医学诊疗疾病的基本流程，也是学习和研究中医学的基本路径。科学细分学科实为晚近之事，历史上，随着中医学由粗到细的分门别类发展，逐渐产生了相对独立但彼此关系较为密切的学科分类，如中医内科学、中医外科学、中医妇科学、中医儿科学等现代学科分类的雏形。彼时医家虽然具有"全科医学"知识和能力，但却术业有专攻，"往古分医为十四科，使其各治一科为专科，志在济人"（清·薛雪），促进了中医学的分类发展。如对传染病有贡献的张子和、刘河间、吴又可、叶天士、王孟英、吴鞠通等，对药物学有贡献的葛洪、陶弘景、唐慎微、李时珍等，对内科学有贡献的张仲景、孙思邈、王焘、朱丹溪、李东垣、喻嘉言、徐灵胎、陈修园等，对妇科学有贡献的傅青主、陈自明等，对儿科学有贡献的钱乙、董汲、曾世荣等，对诊断学有贡献的扁鹊、王叔和、滑伯仁、李时珍等，各有专攻。

中医学藏象学说的构建既有基于解剖学方法获得的直观认识，又有基于整体观察方法所把握的宏观生命规律。在此过程中，作为中医药哲学基础的气一元论、阴阳学说和五行学说为脏腑之间、病因与机体之间关系的揭示，乃至中医学整体框架的构建提供了有力的方法论和动力模型（图1-1）。而中医学所采用的方法论规则可以归纳为辩证逻辑、意向概念、直觉判断和类比推理。中医学认为人体之所以发病或者容易

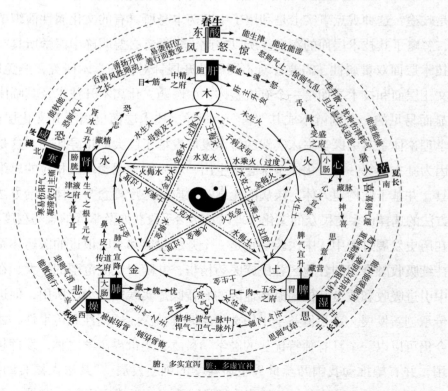

图 1-1　中医学的哲学基础示意图

发病，除了与自身体质有关外，与外感六淫、内伤七情关系尤为密切。正如清代著名医家薛雪序李中梓所著《内经知要》所谓："夫人之禀体毋论，其它六淫戕其外，七情贼其中，苟不知节，鲜不病且殆也。"

中医诊断方法具有复杂多样性的特点，中医学原有之诊断大概可分为病名诊断、方证诊断、八纲诊断三大类。病名诊断又包括以病症命名（如疟、痢、闭经等）、以病因命名（如外因的伤风、内因的血虚、不内外因的伤食等）、以病位命名（如以六经命名的太阳经病、以脏腑命名的肾病、以三焦分的中焦病等）、以病机命名（如亡阴亡阳、妊娠恶阻等），当然还包括此四者中两种、三种或全部的组合等。方证诊断如乌梅丸证、归脾丸证、桂枝汤证等。八纲诊断则有表证、里证、阴证、阳证、寒证、热证、虚证、实证等。在中医学形成的最初时期，医药基本不分，不难想象当初"诊断"在中医学的发展过程中起到了巨大作用，一方面要诊断患者是何病症，另一方面要"诊断（辨别）"药物的功效。当然从历史记载来看，前者的出现时间要更早，因为最初如苗父、巫咸、巫凡等治"症"所诉诸的基本还是祈祷、咒诅等巫的方式，并无药物的使用。但随着医疗经验的不断积累，中医学对病证和药物的认识也逐渐加深，由最初的一症一药到一证一方，再到后来的同病异治、异病同治；由最初的单味药为主，到后来的君臣佐使方剂配伍规律，再到"益火之源，以消阴翳；壮水之主，以制阳光"的认识，即"凡人所患之症，止一二端，则以一药治之……若病兼数症，则必合数药而成方"（《医学源流论·单方论》）。无不体现诊断学的进步在中医药发展中的特殊地位，故而本书对中医辨证论治的演变与趋势单列一章予以重点介绍。

第一节　技术和文化的融合

传统医学并非单纯的临床经验和原初基本用药知识的总结概括与凝练，它总是与哲学、区域性文化或地域风俗习惯相伴生，是哲学社会认知与自然科学的杂糅。中医学来源于中国传统文化和临床实践，中医学的主要理论基础与中国哲学的理论基础如出一辙，二者是内在贯通的。也许最初杂糅于传统医学的并非哲学，而是巫，即所谓巫医，巫医将医药的知识披上巫的神秘外衣。部分巫为了提升自己的"信誉和能力"，以显示自己的"驱邪"（治病方法）灵验，也会主动去学习和使用医药知识。虽然此刻的"前台"依然是"巫术"，但"幕后"却由单纯的"巫术"演变为"巫术"和"医药"的结合体。巫医杂糅带有一定的目的性,即以巫的仪式赋予医以神秘感,而医的疗效则给了巫神秘化的资本,毕竟是解决了患者的苦痛。这个与明末清初的来华传教士希望把医学(西医学)作为其谋求在华立足以宣扬教义的手段或开路先锋是一个道理。治疗疾病"有效性"的定义与治疗疾病的理论之间必定存在某种关系,即不论其他学科如何研究和利用这个"疗效指标",但秉持这套理论体系的医者都会以这个"疗效指标"来评价疾病治疗的效果,并据此给患者解释说明,以谋求和患者达成共识。这些医者所关注的是按照该医学理论给予患者施治后,是否出现了该理论指导下的预期疗效,并以实际疗效与预期疗效的吻合度来判断治疗效果的优劣。巫医当然也不例外,但巫医关注的"疗效"在大多数时候与患者以及医学关注的并不相同。随着社会的发展、人们认识水平的提高,尤其是对外伤性疾病、急性病、传染性疾病,特别是带有疼痛、眩晕、呼吸困难等症状明显以及那些病死率较高的病症,寻求救治的急迫性和与之对应巫医疗效的缺失,造成了群体的不信任。"巫"由最初的"包治百病"逐渐过渡到只适用于某些当时特别棘手或无法解释病因的疾病,即当时医学所认为的"不治之症",范围逐步缩小,于是"乡立巫医,具百药以备疾灾"(《逸周书·大聚解》)。即巫医给患者强化的一个概念是因鬼神作祟才导致了疾病和死亡,那么"针对病因"的治疗方法就是驱鬼、祈禳。实际上一些掌握了医药知识的巫医除此之外还会给患者施加针药治疗,只是他们或许认为如果承认了医药在治病中的主体作用而非"巫",就是对神灵的轻蔑和亵渎,也削弱了自己作为神灵代表的身份,更与他们所宣传的"鬼神致病论"不符,所以一再掩饰。但这也证明当时部分巫医也是知道对于疾病的治疗到底是什么在起作用,如《说文》中有"巫彭初作医"的记述,正是这种"知道"范围的扩大尤其是医药知识的普及才作为原因之一,促使了巫和医的分立,但这个过程又是曲折而漫长的。因为这个阻力不仅来自巫医,也来自患者,即在患者笃信巫医有却病延年的神秘力量时,巫医不予患者"施法术",而只给予患者针药治疗是会受到抵制和拒绝的,而此时巫医自然不会主动退出,"所以乡村之病,辄从事于祷,即或不灵,可无毒药伤生之咎"(《张氏医通·石顽老人医门十诫》)。这点正如英国著名人类学家 J. G. 弗雷泽所说,巫术与其说是一种观念的东西,毋宁说同时又是一种行为方式。到了春秋战国时代,随着天命鬼神观念的动摇和科学文化的进步,人们对鬼神致病的观点产生了怀疑,开始从自然环境与气候变化、七情、饮食起居等方面探讨疾病的发生,治病也由依靠"道法"转向医药。如郑国子产认为"若君身,则亦出入、饮食、哀乐之事也,山川、星辰之神又何为焉?"(《左传·昭公元年》)《千金要方·辟瘟第二》记载"汉建宁二年,太岁在酉,疫气流行,死者极众,即有书生丁季回从蜀青城山来,……欲求受其道法,书生曰:吾无道法,乃囊中之药。"

一、传统医学产生的层次，从技术到文化再到两者的融合

　　春秋战国至秦汉时期社会流行的阴阳五行学说被当时的医药学吸纳、运用与融合，促使了医和巫的分离。分离出了"巫"成分的"传统医学"依然不是单纯医技的汇集，仍蕴含着相对先进和指导性更强的内容，即所谓哲学、医理和医道等文化层面的内容，以便"启蒙方技"（《神农本草经》孙星衍序）。"知方而不知经，则失其理；知经而不知方，则失其宜"（《内经拾遗方论·朱序》），即在后续发展中传统医学实现了多层面的互补融合，或者说正是多学科知识的有序排列或无序组合而非单纯的医疗技术构成了传统医学。通过解析，传统医学基本上都是由临床经验、原初的基础医学知识、古典哲学、区域性文化、若干群体的信仰"五要素"组成。同样，所有这些又可以基于"三分法"的理念分为不自觉领先于现代医学的、已和现代医学形成共识的、需要重新认识或加以摒弃的三个部分。"三分法"的目的在于扬弃，即分出哪些是需要继承的精华，哪些是需要舍弃的糟粕，哪些是现代科学技术还无法辨识的；在此过程中，需要特别关注那些既没有证实也没有证伪的部分，需要对此加以原汁原味的保存，构思巧妙的研究。而"五要素"解构传统医学的目的在于更加细化"两个层面"的分类，以便选择有针对性的传承和创新的方法，如技术层面的临床经验和原初的基础医学知识，再如文化层面的古典哲学、区域性文化和若干群体的信仰。与文化层面一以贯之的传承延续性不同，技术层面的发展总是处在不断更迭中。虽然清末民国时代中医学的边缘化导致很多技术层面的知识被忽略或失传，但不可否认曾经的医学技术层面的内容总在或即将被后来者阐释、补充或替代。所以如果仅从防病治病的角度出发，在这方面必须毫无保留地借鉴和吸收古今中外的一切有益临床实践，并努力将之转化成中医学自身的一部分，亦可将之作为中医学之外的另一种选择推荐给患者，这不仅是现代循证医学所提倡和推荐的，更是中医先贤所一再强调的，"不学无术，急于求售，医之过也"（《医门法律·明络脉之法》）。

　　在此过程中，原初的基础医学知识、临床经验这些技术层面的内容，不断吸收其他医学的先进知识、药物认识和诊疗方法算是对该传统医学的有益补充。比如在三国以后传入中国的乳香，起初多用作香料，及至唐代才被看作是中药上品。当然，对症治疗是医学的本能，重要的是如何看待这些病症的产生、转归、治疗和预后，即如何对这些"医学本能"进行积累和整理提升，从个别到一般，这才是推动医药经验向医药理论提升的动力。中华文化具有能够在漫长的历史时期内，把不同的文化转化成同一文化的包容性和同化力。如佛教传入唐朝内地后又大规模逆向传到西域，这时的佛教就带有了中华文化的色彩，在客观上促进了汉文化在我国西域的流布。体现在中

医学，则中医学对经由中国西域传来的药物进行甄别，在临床实践的基础上，通过中医理论进行再认识，赋予其性味、归经、功效主治和使用宜忌等，像唐代郑虔所著的《胡本草》即为解决"胡药之性，中国多不能知"（《资治通鉴卷第二百一十一·唐纪二十七》）的问题。这样经由中国西域或海上传来的药物就从本质内涵上有了"中药"的概念，其再沿丝绸之路或海上返回以及到达更远的地方的时候也不再是原来的那一抹"香料"，而是一味带有中医功效主治的"中药"，如唐代传入印度的中药被当地人称为"神州上药"。

同样，王清任或有借鉴"区希范五脏图""存真图"并经亲自验视尸体撰写而成的《医林改错》，其研究内容虽有部分落于传统中医学视野之外，但追溯其源仍属于中医学范畴，是对中医解剖学"内照图"（图1-2）的完善，从该书的其他佐证内容可以看出作者依然是希望在观察"脏器"的过程中验证、深化和改正部分中医学既有理论和实践认识。即原初的基础医学知识、临床经验虽可体现解决患者病痛的能力和水平，然不足以构成某一传统医学的体系归属，但如果涉及传统医学构成"五要素"中古典哲学、区域性文化、若干群体的信仰等部分，即文化层面，则无疑会导致传统医学本身属性的改变，会牵涉到其体系归属问题，更会引起某医学到底是此医学还是彼医学的争执。比如整体观念下的中医五脏六腑和现代医学解剖基础上的内脏器官是否属于同一概念。对此，恽铁樵认为"盖《内经》之五藏，非解剖的五藏，乃气化的五藏"（《群经见智录》）。那么，如果两者不属于同一概念，又需要通过什么途径和方法将之联系起来？又如，中医学的"寒热"是否完全是患者体温（经由温度计测量）高低的表达？类似的争执从中西医学开始接触至今仍无定论，可见一斑。再如同样的桡动脉，在西医是在触摸全身一律的心脉，基本没有超出脉与心脏的关系范围，如阿维森纳描述了不同的脉搏类似于在动脉和心室心律失常中所产生的脉冲，并逐步融合进血液循环系统中。而在中医学则是在触摸反映人体不同部位信息众多的脉，即"脉"可反映全身脏腑气血情况，如中医学[狭义]认为"心肝居左，肺脾居右，肾与命门，居两尺部"（《濒湖脉学》）；藏医认为脉诊左侧心、脾、肾，右侧肺、肝、肾；蒙医认为五脏六腑疾病切脉最能知之，并认为男性左手（女性右手）寸脉候心和小肠，男性右手（女性左手）寸脉候肺与大肠，左手关脉候脾、胃，尺候左肾，右手关脉候肝、胆，尺候右肾、膀胱。有学者甚至认为，假如中医学完全承认现代医学的解剖生理，或现代医学完全接受中医学的脏腑学说，中西医之间的其他争端，就会立即消除（剩下的大概只有与脏腑学说关系不大的"证"的问题）。换言之，中国就不再有两种医学体系存在，但这显然存在着极大的困难和需要更大的智慧。

医学知识的起源，得益于技术层面的积累和文化层面的启蒙，如日本学者福永胜美在《佛教医学事典》中认为佛教医学"是在印度医学的经线上，以佛教教义为纬线编织成的多彩之布"。当然，也有一些所谓传统医学是在医疗技术的基础上生硬地涂抹上了一层所谓某种文化的东西，两者实则并没有多少实质的联系，更谈不上指导作用。只有实现文化与技术的深度融合，并实现文化对技术的临床运用和发展起到普适性指导和推进作用，才标志着一个传统医学的真正产生和成熟。在此过程中"技术"是基础，"文化"是核心。当然，也有一些"技术"如"补气中药"和"中医针灸"等本身就是"中医药文化"的一种体现，无法再分。只有接受"气"的概念，才会接受基于气虚理念的"补气中药"治疗；只有接受经络循行和穴位的概念，才可能接受"头项寻列缺，面口合谷收"（《针灸大全》）的针刺部位。即接受了这个"技术"也就是接受了这个"技术"背后的文化。文明（或文化，下同）本无冲突，不仅彼此间可资互鉴，优秀文化之间还具有互补互用的关系，而传统医学作为文化与技术的融合体，就更需要协同发

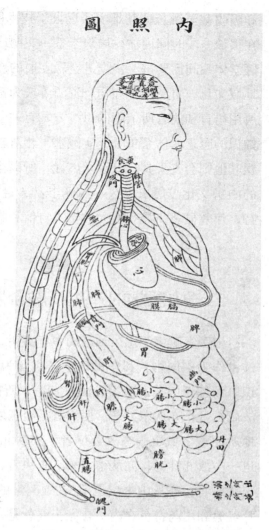

图 1-2　中医内照图（选自清代钞本《十四经穴歌》）

展。正是由于各种文明间、不同地域间交流和互鉴的需要，传统医学被不自觉的分成了两个部分，即技术层面和文化层面。在明确的疗效面前，不同医学体系之间，对技术层面的借鉴和吸收趋之若鹜，往往具有自发性，属于传统医学间自发兼容部分；这部分内容可以通行不同文明与区域之间，具有标准化和国际化的潜质。对于文化层面的借鉴和吸收则往往迟滞于技术层面，而且往往出于自身文化的所谓保护或者群体习惯，显示出一定的排他性。现代医学在理论层面也同样如此，即便吸收也必须是以符合该学科群体习惯的另一种方式表述。比如将中药的物质基础以化合物分子表达，将生物活性（功效）以现代科学的生理学、生物化学、病理学等指标和术语表示，所谓入乡随俗，其实意在模糊其源。即要实现一种传统医学对另一种医学文化层面的借鉴

和吸收甚至融合，其难度要远大于技术层面。正因为此，传统医学文化层面的部分，在很长一段时间内往往局限于某一文明或区域内部，国际化程度相对较低，属于不同医学体系间需要进一步推进交融互通的部分。当然，除了传统医学本身与其所栖身的地域文化、自然环境和物产资源等较为密切的原因外，也或多或少也与描述这种医学所用语言和语言所依附的思维方式有关。而且，对于多数传统医学，由于其自身医学知识的匮乏，体系单一，实践水平相对较低，且以技术层面的知识积累为主，稍微杂糅其他则会丧失其自身医学属性，所以往往具有更强的排他性。而对于扎根博大精深的中华文化、历史悠久、内涵丰富、自身体量较大的中医学，则学派纷呈，体系独特，疗效显著，具有强大的学术自信和临床疗效，体现更大的开放性和包容性。

二、中医学的产生及融合发展

中医学诞生于悠久灿烂的中华文明，饱含中国传统哲学思维和社会自然科学的渗透；作为中国古代科学的瑰宝，包含为数众多的健康认知、临证经验和防病治病知识。而且正如《素问·异法方宜论》所描述的，"故东方之域，天地之所始生也……故砭石者，亦从东方来。西方者，金玉之域……故毒药者，亦从西方来。北方者，天地所闭藏之域也……故灸焫者，亦从北方来。南方者，天地之所长养，阳之所盛处也……故九针者，亦从南方来。中央者，其地平以湿，天地所以生万物也众……故导引按跷者，亦从中央出也。"在中医学的发展过程中，融合了中国各地区各民族的医疗经验和用药特色在内，自始至终就是一个汉族医学与各少数民族医学相互吸收、相互补充的过程。中医学的整体观念、天人合一、（机体）内外平衡的思想，无不体现出来中国文化"一天人，合内外"特征。具体也可以体现为在中医学的发展过程中，从整体到各组成部分，无一例外都具有了中国传统文化不同于西方传统文化的5个基本特征，即重合轻分、重用轻体、重时轻空、重悟轻测、重道轻技。但由于中国地大物博、地形复杂，加之古时交通不便，医学具体细节上的交流并不十分密切，故而医学的表现形式具有一定的地域属性，在理论和实践方面也有不同侧重。如《旧唐书·列传第一百四十八》记载了吐谷浑的一种简单但与当地气候相适应的避"热风"侵害的方法，"地兼鄯善，且沫。西北有流沙数百里，夏有热风，伤弊行旅。风之将至，老驼便知之，则引项而鸣，以口鼻埋沙中，人以为候，即以毡拥蔽口鼻而避其患"；又如《宋史·列传第二百四十九》记载高昌一种治疗皮肤病的方法，"下有穴生青泥，出穴外即变为砂石，土人取以治皮"。上述两种方法虽然简单，使用者也许仅出于趋利避害的本能，未必有"医"的概念，仍可以归属于原初的基础医学知识或临床经验范畴。

当然，在广袤无垠的中国大地上，在科学技术、交通交流并不十分发达的古代，各地医学的发展具有不均衡性，有些地方的医学已经脱离了巫独立发展，但有些地方依然以巫代医，如《宋史·吐蕃传》言吐蕃人"不知医药，疾病召巫觋视之，焚柴声鼓，谓之'逐鬼'"。还有些地方处于巫医胶着斗争阶段，如成书于北宋时代（11世纪）我国西北地区的《福乐智慧》记载："医生不相信巫师的言语，巫师也常对医生翻脸。一个说：吃了药能消除病患，一个说：符咒可使鬼怪逃散。"中原地区也曾巫医并用，如在春秋末期战国初期对军医的描述为"举巫、医、卜有所长，具药，宫之，善为舍"（《墨子·迎敌祠》）；而战国末期的《六韬·龙韬·王翼》则描述为"方士二人，主百药，以治金疮，以痊万病"，并提出"敌若伤之，医药归之"（《司马法·仁本》）。《史记·扁鹊仓公列传》中更是明确指出了在治病方面医与巫的区别，"故病有六不治……信巫不信医，六不治也"。另外在《吕氏春秋·季春纪》也有"今世上卜筮祷祠，故疾病愈来"的记载，说明当时中原地区医学较早的作为独立于"巫"的专业门类出现。《唐六典》卷一四《太常寺》"太医署"则有"每岁常合伤寒、时气、疟、痢、伤中、金疮之药，以备人之疾病者"的记载。同时，历史记载东汉时期由于羌民族的医疗条件较差，患病难以治愈，故而男子一旦生病，往往以刀自刺，从而减少痛苦。"训闻有困疾者，辄拘持缚束，不与兵刃，使医药疗之，愈者非一，小大莫不感悦"（《后汉书·邓训传》），即邓训通过较为先进的中原地区医学解除了羌人的病痛而实现了当地对于中原地区医学的接纳和使用。说明当时中原地区医学的起步要早于边疆地区，也更为先进。再如高昌回鹘医学方书典籍《杂病医疗百方》（回鹘文，成书年代9～13世纪）中记载："难产者……又一方：烧蛇皮，取其灰，用葡萄酒送服，可保平安"（107～110行），"治牙痛方：取黑胡椒一钱，与葡萄醋同煮，冷却后含在口中，牙痛即祛"（134～137行）。分别对应成书于652年的《备急千金要方卷第二·妇人方上·逆生第七》之"治逆生及横生不出，手足先见者。烧蛇蜕皮末，服一刀圭，亦云三指撮，面向东，酒服即顺"，与约成书于唐开元年间（713年—741年）的《食疗本草》之"患齿痛，（秦椒）煎醋含之"（秦椒即花椒）。这都是中原地区医学和祖国边疆医学交流交融的有力证据，而且，部分中医药知识的产生正是其内部各组成部分在具体实践中切磋交流的产物（图1-3）。通过这些密切的交往交流和相互影响，汉族文化和科学技术、医药卫生得到了丰富和充实，各少数民族的文化和科学技术、医药卫生，则得到了提升和发展。

得益于语言文字的发明、使用与统一，更得益于中华文化的博大精深和中国先民的伟大实践创新创造精神，中医学不仅在世界范围内率先起步，而且"蹄疾而步稳"，生生不息、绵延至今。中医学在魏晋南北朝时期开始成熟，并在后续的发展历程中取得了辉煌的成就，并产生了巨大的影响力。日本的汉方医学、韩国的韩医学、朝鲜的高丽医学还有越南的东医学等都是以中医学为基础而发展起来的，中医药理论和临床实践体系的影响范围也可见一斑。更不用说贯穿中国历史的大一统思想所产生的中华民族整体向心力和凝聚力，以及中国周边被沙漠、海洋、高山所环绕，形成相对封闭的自然地理单元的疆域版图，使得相对发达的中医学成为庇佑中国各族人民健康的有力手段。如位于我国西北方域的西夏王朝曾向宋请赐医书，"丙戌，以国子监所印《九经》及《正义》《孟子》、医书赐夏国，从所乞也"（《续资治通鉴长编》）。而且由于起源于我国的造纸术（图1-4）和活字印刷术的助推作用，使得我国成为世界上出版图书最早的国家，这些无疑为中医学知识的记载保留、传承和传播提供了必要的载体。当然，中医学特别是炼丹术的发展也促进了火药的产生与发展（图1-5）。

中医学^{狭义}植根优秀中华文明，医技、医理、医道相得益彰，一经传入当时中国

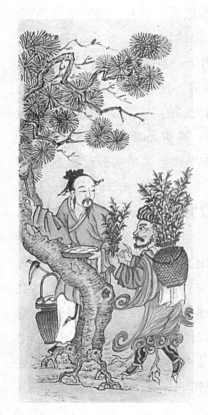

图 1-3 艾纳香的交流
（引自明代《本草品汇精要》）

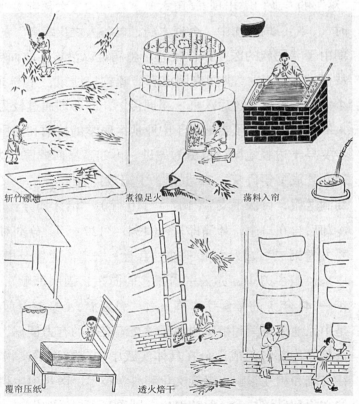

图 1-4 中国造纸工艺流程（《天工开物》）

缺医少药甚至部分尚处于巫医不分阶段的边疆地区，便对当地的原初医疗实践和用药经验产生激荡启蒙作用。它被以另一种与当地文化、风俗习惯相适应的表述方式，即当地语言以及依附于语言的思维模式予以表达，进而促使当地传统医学的产生与发展，参与构成当地传统医学产生的源头，并与当地原有传统医药融合发展。如公元 641 年和 710 年，唐朝文成、金成两位公主进藏后，中原医师和医药书籍流入西藏，促使中医学[狭义]和当地医药融合在一起。在此过程中中医学[狭义]也得到了充实和发展，成为中国传统医学的集大成者。地方性知识需要在特定的场所和文化背景中存在和发挥作用，医学知识也不例外。正是由于中医学[狭义]和我国其他民族医学间密切的互动交融关系，无形中扩大了中医学[狭义]共同的场所和文化背景。同

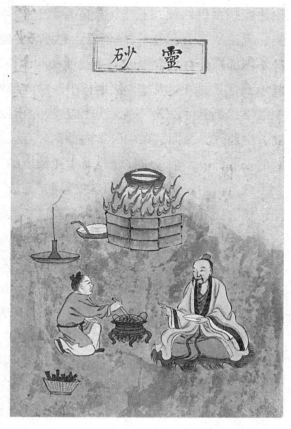

图 1-5　灵砂（《本草品汇精要》）

时，由于地缘关系的存在，中国周边国家和地区的一些外来传统医学诸如古印度医学等也成为我国部分地区中医学发展过程中的部分知识来源。

　　从某种意义上来说，传统医学的起源与发展就是原初的医学知识和用药经验被赋予一系列"符号"的过程，且"药"的符号与"病"的符号存在某种程度的对应关系。这样到了一定程度就脱离了"药"和"病"的原初本体，继而通过"符号"和"符号"间的关系来表达医理、医道甚至功效，如"佐金平木"和"泻南补北"之类的表述，再如"益火之源，以消阴翳；壮水之主，以制阳光"。如果仅仅学习了中医学技术层面的东西，而没有领悟其文化层面的内涵，就很难知晓前者是"清肃肺气以抑制肝木的方法"和"泻心火滋肾水"的意思，后者则体现了阴阳学说指导下阳病治阴和阴病治阳的辩证思想。赋予"符号"的过程其实就是哲学思想、主流文化与传统医学融合的过程，在这个融合过程中无疑也受到当地区域文化、风俗习惯、语言表达、文字的有无及传承，甚至外来知识等的影响。

　　中医学[狭义]以望、闻、问、切诊断疾病，以阴阳、表里、寒热、虚实和五行理论

论述疾病，以四气、五味、升降浮沉和归经描述药物，并对疾病和药物进行有效归类。无论从这些"符号"的赋予规则，还是获得这些"符号"的诊断方法来看，中医学内部都具有很大程度的一致性和同源性，即上述中医学^{狭义}"四诊"的望闻问切、阴阳五行、司外揣内的方法通行中医学内部各组成部分，这与历史上西方医学一贯对中医学诊断技术兴趣不大、思维方法大相径庭形成鲜明对比。如对于脉诊的倚重程度，中西殊异，但其在中医学内部则具有极大程度的一致性，首先是都把脉诊作为诊断的重要部分，甚至看作是患者生死预后的"金标准"。

综上，中医学经过几千年的发展，完成了自然科学与中国古代哲学的融合，在中国传统文化的氛围中完成了中国各地区各民族医疗经验在内的中医学的整体构建，而这些医疗经验也根据自身的丰盈程度和语言表述特点成为中医学的重要组成部分。在传统中医药文化中，气、阴阳、五行是中医学最核心的基本概念，也是现实生活中中医学的知识表征和思维核心。且阴阳与五行间关系密切，一如董仲舒在《春秋繁露·天辨在人》所述："金木水火，各奉其所主以从阴阳，相与一力而并功。其实非独阴阳也，然而阴阳因之以起，助其所主。"指金、木、水、火一方面要以自身属性作为主导，另一方面也受"阴阳"消长的影响，即"故少阳因木而起，助春之生也；太阳因火而起，助夏之养也；少阴因金而起，助秋之成也；太阴因水而起，助冬之藏也"。亦有学者认为五行学说与中医学结合之后，形成了中医学五脏模型，即"气-阴阳-五行"模型，是中医学理论的基本模型。现代医学的自然科学属性和实践方法相对单一，便也希望传统医学能按照其分类方法进行归类，即分为技术层面和文化层面——欧洲学界在历史上甚至一度认为中国医生只有经验即技术层面的知识，而没有理论体系的指导，其当初的目的之一便是希望传统医学能提供有效而单纯的疗法和治疗药物。但后续的发展证明现代医学的生物医学模式并不完善，而中医学的一些被置于文化层面的内容却表现出一定的临床指导价值，于是现代医学基于其自身特点开始引进部分中医学理念。当然，这些被现代医学引进并改造过的中医学理念下，充斥的却基本是现代医学的知识话语，如现代医学疾病诊断下临床表型或亚型之于中医证型，如循证医学之于辨证论治。但现代医学与传统医学的分野部分始于解剖学，也可以说对解剖学重视和应用的差异是两者最大的不同，乃至如今中西医融会贯通的第一道障碍依然是两种医学对人体构造和功能认识上的不完全一致。前者更愿意明确到底病了的机体是哪个器官、哪个组织、哪个细胞甚至哪个基因位点出了问题，有效的药物到底是什么成分在起的作用，其结合了疾病的哪个蛋白等，这与后者中医学的整体疗效、多靶点协同效应，进而改善患者的整体状态不同。

在此，又不得不指出，在很大程度上中医学藏象学说在创生时期，其基本概念首先是解剖学的概念，对脏腑的生理病理认识也不同程度来源于解剖学。如《难经·四十二难》言："肾有两枚，重一斤一两"，按当时的度量衡换算成现在的质量为265.6g，现代解剖学发现成人两肾质量合计为271.4g，两者比较接近。而中医认为脏腑变化方为诊疗的主要依据，如《史记·扁鹊仓公列传》言："扁鹊以其言饮药三十日，视见垣一方人。以此视病，尽见五藏癥结，特以诊脉为名耳。"正如英国学者李约瑟所言："中国古代的解剖学出现较早，从扁鹊就开始了，到王莽时代广泛采用，并持续到稍晚的三国时期。从此以后，也像欧洲一样，解剖学便绝迹了，直到中世纪晚期才再度出现。"也有学者认为，随着《黄帝内经》的产生标志着（决定了）中医学在研究方法上的转变，即基本放弃了对人体结构的研究，而转向功能方面的研究。这其中体现的是当时社会人文或文化主流对医学发展的影响，如认为气是宇宙的本体，是构成万物包括人体的本原，而气具有无形性、无限性、连续性、无内在结构性等特点。当然也和"身体发肤，受之父母，不敢毁伤"等儒家传统思想有一定关系，自此远离了身体解剖结构探索的中医学朝向"状态（象）医学"的方向发展，与"尚形迹而略气化"的现代医学殊异，类似"古之医者，能割皮、解肌、诀脉、结筋、搦髓脑、揲荒爪幕、湔浣肠胃、漱涤五藏"（《赤水玄珠》序二）的记载也只存在于文献之中了。但此段描述到底是在稻草人身上施加的巫术过程还是在人体身上的解剖记录，目前也是众说纷纭。

注："中医药泛指中华民族传统医药，包括中医药和民族医药"（《中医药创新发展规划纲要（2006—2020年）》国科发社字〔2007〕77号）。本章中若无特殊交代则以中医学指代该纲要中第一个"中医药"，而以中医学[狭义]代表第二个"中医药"的含义。

第二节　由四诊信息到证候判定

传统医学本身是文化和技术在悠久历史发展过程中的杂糅，其中的"传统"二字除表明该医学所使用的传统诊疗方法外，还明示了其所具有的传统文化背景。中医学诞生于中国传统文化之中，在历史发展过程中与中国传统文化紧密相融、共同演进。当然，中医学作为"医学"还含有海量的自然科学和技术方法的成分，这些技术和方法有些可以被现代生命科学技术解释和证明，还有一些虽然临床有效、患者满意却难以用现代科学技术手段去揭示和证明。可以说，原初的基础医学知识、临床经验不足以构成某一传统医学的体系归属，但如果涉及古典哲学、区域性文化、若干群体的信仰层面，即哲学思维基础和理论体系层面，则无疑会引起传统医学本身属性的改变，会牵涉到其体系归属的问题，更会引起此医学到底是此医学还是彼医学的争执。比如整体观念下的中医学所定义的脏腑和现代医学解剖基础上的心、肝、脾、肺、肾、胃、大肠、小肠、三焦、膀胱、胆是不是同一概念的争执，再比如脉象到底是机体五脏六腑的反映还是单纯心脏搏动的体现。看似几个概念的区别，实则代表两种医学背后文化、理论和临床（证）思维体系的不同。

一、四诊信息的采集与处理

如果说对人体解剖的认识和态度决定了中医学与现代医学的不同走向，那么对脉诊的探究和倚重程度则是中医学与西方传统医学以及现代医学的分野，是中医学与现代医学之间理论差异的主要体现之一。传统中医学的诊断信息源自望、闻、问、切的宏观采集，其中切诊中的脉诊独具特色和优势，在部分现代医学学者眼中，几乎成为中医学诊法的代名词，故而本节将中医诊法分为脉诊和非脉诊两类进行对比分析，以期揭示中医学内部以及其和现代医学在信息采集和诊断要素倚重程度上的异同关系，为中医临床科研方法和诊断治疗的选择提供借鉴和参考。

1．脉诊

脉诊是中医学最大的特色和标志，"至今天下言脉者，由扁鹊也"（《史记·扁鹊仓公列传》），"扁鹊抚息脉而知疾所由生，阳气盛，则损之而调阴，寒气盛，则损之而调阳，是以气脉调和，而邪气无所留矣"（《盐铁论·轻重第十四》）。中医脉诊有着很强的历史传承与发展性，这与历代医家在四诊中尤其重视脉诊是分不开的。中医认为"全身脉症，于瞬息间尽归三指之下"（《三指禅》），"论其阴阳，别其生死，察其脏腑，观其症候，既上中下之宜分，必寸关尺之自定"（《脉诀阐微》）。淳于意进一步指出："意治病人，必先切其脉，乃治之……心不精脉，所期死生视可治，时时失之"（《史记·扁鹊仓公列传》）。脉诊的重要性在中医学的传承发展中被发挥得淋漓尽致，如国医大师李士懋认为脉诊在中医药诊断中的权重比例可以达到 50% ~ 80%，是临床医师处方用药的重要依据。在古代很长一段时间脉诊几成中医诊法的代名词，"修园往，脱冠几上，探手举脉……服之，如其言"（清·陈修园《神农本草经读·序》）。

脉诊尤其对于古代的儿科和妇科诊疗意义更大，一如清代医家陈修园《女科要旨》所谓："昔人以小儿为哑科，窃意女科亦然。盖小儿不能言，而妇女则言不能尽，惟得之指下，洞见乎脉与证之相符，庶不致于差谬矣。"脉诊甚至被看作是患者生死预后的"金标准"，如"'小人母年垂百岁，抱疾来久，若蒙官一脉，便有活理。讫就屠戮无恨。'浩感其至性，遂令舁来，为诊脉处方。始服一剂汤，便愈"（《世说新语·术解》），是中医学^{狭义}对脉诊重要性的描述；"医生们围着他，为他诊脉，不知他所患何病，众说纷纭"，这是维医对脉诊重要性的描述，在这方面，维医和中医学^{狭义}并无二致。同样与上述中医学^{狭义}脉诊一致，脉诊和问诊一样是蒙医辨证的基础，是疾病诊断的最重要一环。当然，脉诊在西方医学的诊断中也曾占据过一定的重要位置，如 16 世纪时 Hercules Saxonia 说："不论现在或未来，脉搏都是医学中最重要的部分"，但现实却是西方医学关于脉搏的分析如今已经基本无人问津。即自 1902 年之后，在西方所谓"脉的艺术"已经从临床医学中消逝了，但在中医学中脉诊却被延续了下来，形成了所谓"气口成寸，以决死生"（《素问·经脉别论》），最终实现了"他们（中国医师）仅凭脉搏就能确定疾病的位置的近乎不可思议的能力"（Fields A，1947）。即中医学不仅重视脉，而且赋予了脉搏更多的内涵，如清·周学海在《脉简补义》中指出："有是病即有是脉，脉在病后也。若夫病证未形，血气先乱，则脉在病先。诊脉而可以预知将来之必患某病也。"这个与古希腊人不同。一言以蔽之，希腊医生（西方医学）测量脉搏，中国医生（中医学）则诊断脉象。

恰如西方医学初入中国时，西方传教士不仅尽量借用中医学固有的词汇，或采用中医学本土的理论来阐释西方医学的相关理论，而且这些来自西方的传教士为了博取中国患者的信任，也为患者把脉看舌，甚至将心中已经拟定好的药方放在诊脉之后再开具出来。在古代西方医师们看来，验尿的地位是主要的，而脉诊则常常不被重视，故而他们经常被形容为一手握着脉搏，一手高举着尿壶。以眼睛所见的尿液变化为判断，切脉基本是脉搏测量。即这些看似相同的"摸脉"动作，其背后的哲学基础和思维方式却是完全不同的，代表的临床意义也不完全相同，"我们会说是动脉的跳动……中国的医生以相同的动作，却得知了更为复杂的真相"（［日］栗山茂久《身体的语言》），这与东西方医学的理论体系和哲学背景有关。因为在古希腊及中世纪的医学中，体液状态及其比例等被认为是健康或疾病的根源，而对尿液的检查则是体液平衡与否的最好判断。"我仍然以为中国古代医学与古希腊医学及其身心论最大的不同还是在于自然哲学的差别。这一差别可视为中、希脉学的非偶然性因素的基础"（李建民《死生之域：周秦汉脉学之源流》）。一语道出此不同背后之原因，当然如果再上游则体现的是中西方文化和医学思维方式等的差别。与之对应的是在治疗上，如在以体液学说理论为主的生理学指导下的欧洲，无论什么病，医生总是使用相同的方法，开相同的处方——灌肠剂、放血和导泻。中医学与这个治疗方法并不相同，"他们（中医）不放血，不使用放血杯，不使用糖浆、催吐剂和药片，他们很少用烧灼术、流汁和药性很强的药物。他们只用草本药物：植物、根、水果、种子，这些物质都干后使用"（Alvaro Semedo）。当然中医学也有重视尿诊，但是其代表的意义却并不相同，比如藏医药尿诊分别在热时、温时、冷却后三个阶段，对尿的颜色、蒸汽、气味、泡沫、沉淀物、浮皮、变化时间、变化情况、搅后回旋进行检验观察，从而判断疾病属性的寒热、发病部位和病势轻重等整体特征。蒙医也按"三时九诊法"分析尿液。

历史上，中医学^{狭义}的脉诊及其背后的天人合一的整体观念、取象比类的方法很早就传入我国边疆地区并融合进当地医学，至今为这些医家所重视。如起源于中医学^{狭义}的脉学，最晚在公元 5 世纪已经传入印度并影响了印度脉学的形成，中医学^{狭义}的脉学和部分经佛教传入吐蕃王朝的印度脉学共同促进了藏医药脉学的产生。脉诊是藏医药重要的诊断方法之一，以此推测疾病的寒热性质、病变脏腑、严重程度乃至预后等。亦有学者指出蒙医脉诊学源于中、印脉诊法，途经藏医脉法的沿革，传入蒙古地区，传统蒙医药有机吸收古印度和藏医脉学精华，总结形成了蒙医学脉诊体系。脉诊也是维医药辨认疾病的重要方法之一，有研究通过将维医脉象分类及其基础理论与仿真 TY-NETMX2 型脉象训练仪中的中医学^{狭义}脉象分类对比，发现维医基础理论和脉象学理论中所讲述的脉象分类、特点、发生机制与中医学^{狭义}脉象训练仪中的 26 种脉象基本相似。当然，如果仔细考证，中医学内部对于脉搏也存在一些不同的认识。如蒙医药认为寸脉诊法男女相反，即男性左手（女性右手）候心和小肠，男性右手（女性左手）候肺与大肠；而对于关脉、尺脉则一致，即左手关脉候脾、胃、尺候左肾，右手关脉候肝、胆，尺候右肾、膀胱。同样，脉诊在藏医药的地位也是其他诊法所不能取代的。藏医药五源（土、水、火、气、空五种元素）组成了人类对躯体和心智的基本认识，并且每种元素对应人体的一个器官系统，并认为脉诊可以感知五源中每种元素处于身心和谐状态还是失衡状态，进而判断其对应的器官系统健康与否。藏医药《四部医典》中的部分脉诊法从《黄帝内经》《难经》中可找到经典依据，脉诊部位、方法、时间等与中医学^{狭义}都具有不同程度的相似性。藏医药脉诊与中医学^{狭义}一样也是以食指、中指、无名指三指定寸、关、尺（冲、甘、恰），脉应五行方面，由《四部医典》所确立的五行分候与中医学^{狭义}理论部分一致，均以肝、心、脾、肺、肾分别对应木、火、土、金、水，但在对应脏腑方面则有所不同。与中医学^{狭义}的三部诊法（诊察人迎、手寸口、足趺阳三个部位的脉象变化以推测病情的一种方法）一样，维医药切脉位置常在颈外动脉、桡动脉与足背动脉处，而且其同样具有丰富的诊断内涵，即维医药的诊脉位置与中医学^{狭义}基本相同。傣医药所摸之脉约有三种，即摸额头、寸口、足背脉，摸寸口、神门脉，摸耳前、寸口、足背脉，与中医学^{狭义}三部九候诊法基本一致。苗医药脉诊部位繁杂，尚不统一，但禄脉之上、中、下与中医学^{狭义}寸口脉之寸、关、尺对应。与之相似，部分中医学^{狭义}在具体临床实践中，对于脉诊亦有增添，如著名针灸学家陆瘦燕认为"切诊"是针灸辨证论治的主要依据之一，在临床上除了切"寸口"脉外，还认真地诊察"脐下动脉""虚里之动"，以及"太溪""冲阳""颔厌"等脉的变化。在脉诊时间的选择上，中医学^{狭义}认为"诊法常以平旦，阳气未动，阴气未散，饮食未进，经脉未盛，络脉调匀，气血未乱，故乃可诊有过之脉"（《素问·脉要精微论》）。藏医药也认为脉诊的时间选择很重要，一般是早晨太阳刚升起时，患者静卧在床上，热气未呼出，冷气未吸入，空腹未活动前，阴阳调和，呼吸均匀。当然诊脉时间也并非完全限定在此，如《脉诀刊误》所谓"凡诊病脉，则不以昼夜"。

当然，即使在中医学^{狭义}本身，不同的医学文献也存在叙述不一致的现象，存在一个演进过程，或者说各有侧重。如《黄帝内经》专列一章"三部九候论"，"三部"指人体的头、手、足，"九候"是在每部分中分出三个不同的部位，即上部：①天：两额的动脉，足少阳经的悬厘穴，诊头额病；②地：两颊的动脉，足阳明经的四白穴，诊口齿病；③人：耳前的动脉，手少阳经的和髎穴，诊耳目病。中部：①天：寸口桡骨动脉，手太阴经的经渠、太渊穴，诊肺脏病；②地：大指次指间桡动脉，手阳明经的合谷穴，诊胸中病；③人：掌后锐骨端的尺动脉，手少阴经的神门穴，诊心脏病。下部：①天：毛际外股动脉，足厥阴经的阴廉穴，诊肝脏病；②地：跟骨上胫后动脉，足少阴经的复溜穴，诊肾脏病；③人：鱼腹上腘动脉，足太阴经的阴陵泉穴，诊脾脏病。到了《难经》则提倡"独取寸口"，认为"五脏六腑之所终始，故法取于寸口也"，并把三部九候列为寸、关、尺的浮、中、沉，即"三部者，寸关尺也。九候者，浮中沉也"。而张仲景在诊病辨证中则以"寸口"为主，结合"趺阳""太溪"脉，其在《伤寒论》序中斥责庸医时写道："按寸不及尺，握手不及足；人迎、趺阳，三部不参；动数发息，不满五十；短期未知诊决，九候曾无仿佛"。但毋庸置疑的是中医学^{狭义}脉诊在长期的发展过程中实现了由早期的遍诊经络法到独取寸口法，初步考证的结果是中医学^{狭义}遍诊法大概是公元前5世纪以前的通行诊法，公元1世纪已经开始转变为提倡独取寸口，至公元3世纪王叔和著《脉经》基本只谈寸口之脉，但遍诊法至今在中医学^{狭义}临床也依然存在。但这个"不一致"或"变化"也正如日本学者栗山茂久所指出的，与"古希腊的脉搏测量者忽略了部位的差异"不同，"中国医学界对于脉诊的辩论几乎都是围绕在诊断师应触摸什么部位，以及每个部位所代表的意义"。中医学对于脉象归类的看法虽然不一致，但归类所采取的原则却是一致的，即试图采用某几种脉为"纲"而分统各脉，以求执简驭繁，纲举目张，并使脉象实质之说明通过归类而更加明确。但由于中医学脉诊系统是一个非线性的多维多阶的可以无限组合的复杂巨系统，即"夫人脏腑气血，虚实阴阳，全现于脉，医以三指测之，求其胸中了指下明，戛戛乎难之矣"，故而不同医学之间甚至不同医家之间也会有不同的理解与操作。中医学内部的差异不是体现在脉诊的哲学理论基础和方法论上，而是体现在一些脉诊的具体概念和临床含义上，属于同一脉学体系的内部争鸣。

在诊脉部位的选择方面，中医学^{狭义}曾经有过基于阴阳学说"男左女右"的说法，但目前则不论男女皆主张进行双手诊脉。藏医一般以医生右手切按男性患者左手之脉，以左手切按女性患者右手之脉为主，同时仍需诊患者之另一只手的脉，以资借鉴参考。在此方面，维医药、蒙医药和中医学^{狭义}一致，皆取双手脉诊。进一步的研究发现，维医药不仅和中医学^{狭义}脉诊的部位相同，而且维医药基础理论和脉象学理论所讲的脉象分类、特点、发生机制与中医学^{狭义}脉象训练仪中的 26 种脉象基本相似。有文献指出藏医药热证脉主要有洪、浮、滑、数、深、实六种，寒证脉有微、沉、涩、迟、缓、弱六种。中医学^{狭义}对患者姿势的要求为"故病轻者，宜正坐、直腕、仰掌。病重者，宜正卧、直腕、仰掌，乃可诊脉"（《王氏医存·诊脉说》）。陈士铎在《脉诀阐微》对当时医生的切脉方法进行了纠正，认为："世人切脉，多以三指齐按于寸关尺，以候各脉，焉得备观其阴阳虚实邪正之分哉。必须先以一指观其左寸，后及左关，又及左尺，然后又及右寸，又及右关，又及右尺，逐步分别，再以三指准之，则何异何同，始了然于胸中。"

虽然脉诊之于中医重要异常，但正如李时珍在《濒湖脉学》中所言："世之医病两家，咸以脉为首务。不知脉乃四诊之末，谓之巧者尔。上士欲会其全。非备四诊不可。"故而，"古人治病，不专于脉，而必兼于审证，良有以也"。但也毋庸置疑，提倡整体观念的中医学在脉诊的时候医者心中所现已然非脉搏的具体形态、力度等，而是脏腑气血阴阳的变化，即"善为脉者，必以比类，奇恒，从容知之，为工而不知道，此诊之不足贵"（《素问·疏五过论》）。

2. 非脉诊

中医学的诊断是以望、闻、问、切四诊要素所提取的宏观症状、体征和患者感觉的倾诉即患者主诉的"自体感"、医者"他体感"为依据并经过中医学的哲学思辨等过程而形成的病、证候或类证候，诊断的基本原理基本不离司外揣内、见微知著、以常衡变、审证求因，基本原则是整体审查、四诊合参、病证结合、动静统一。清代著名医家周学海认为"四诊以望居首，以切居末者，医师临诊之次第，非法之有轻重缓急也"，"三法之与切脉，固互为主辅矣，三法之中，又望为主，而闻、问为辅"（《形色外诊简摩·序》）。现代著名医家肖龙友则认为四诊当中，问诊最为重要，"但此三项（望、闻、切）皆属于医之一方面，惟问乃能关于病人，故余诊病，问最留意"，"切脉乃诊断方法之一，若舍其他方法而不顾，一凭于脉，或仗切脉为欺人之计，皆为识者所不取"（《名老中医之路·忆肖龙友先生》）。现代著名老中医蒲辅周也认为"脉之变化是中医辨证的重要依据之一，对分辨疾病的原因，推测疾病的变化，识别寒热虚实的真假，都有一定的临床意义。但必须与望、闻、问相互参照，不能把切脉神秘化，以切脉代替四诊，盲目夸大其诊断意义"（《蒲辅周医疗经验》）。

当然，中医学不同组成部分诊断病证的侧重点有所不同，如中医学[狭义]讲究的是望、闻、问、切四诊，中医学[狭义]的望诊包括全身望诊、局部望诊、望舌、望排出物，以及针对特殊群体的望小儿食指络脉等；闻诊包括听声音（语言、呼吸、咳嗽、肠鸣等）、嗅气味（口气、汗气、痰液、呕吐物、排泄物等）；问诊则有如"十问歌"。藏医药则是望、触、问三诊，望诊包括望舌、尿诊、望形态、望荣枯、望眼、望鼻、望血、望痰涎、望大便、望呕吐物、望耳、望乳汁等；问诊则是用询问的方法来诊断疾病，如问疾病的原因和时间，现阶段的症状、疼痛的部位、与水土气候及饮食的关系等；同时，藏医药在诊断过程中除三种诊断方法外还有三种判断法，即从发病原因判断疾病、从症状判断疾病的类型、从药物观察判断疗效，合此则为藏医药治病六条准则。蒙医药诊法主要包括望诊、问诊、切诊和其他一些辅诊，望诊包括望神态、望色、望体型、望动态、望五官等，望其他部分包括望头部、口腔、脊柱及四肢、指甲、血、浮肿等，还包括望排出物如尿、大便、呕吐物、汗、痰等，其中舌诊和尿诊在望诊中占重要位置。问诊主要包括一些发病时的情况、时间，是否接受过治疗以及效果如何等。维医药诊法主要包括望诊、听诊、问诊、脉诊四种主诊以及尿液、大便、痰的观察和疾病预后之良恶征象鉴别等辅诊，当然辅诊也可以分别归属于相应的主诊范畴。维医药望诊包括望形体、口舌、神志、颜色、体态、肌肤、呼吸等。维医药听诊有听声音之高低强弱、呼吸的畅通与阻滞、咳嗽的轻重及有痰无痰、喘息的有无、嗳气有无及程度、肠鸣音的有无及程度等。问诊包括病史、婚育史、生活习惯、职业、环境等。傣医药对疾病的诊断也是用望、闻、问、切四种基本方法。傣医药望诊包括观察患者的神情、行动、肤色、眉毛、舌、拇指等处的情况，以衡量病情、体质和病性等。傣医药问诊系围绕患者的主诉，询问有关症状以辨别体内四塔之盛衰。

基于诊断方法的对比分析发现，中医学内部在诊断方法上有着很大程度的一致性，相似性大于差异性。

二、证候判定

中医学的诊断结果是基于四诊所获得的宏观症状、体征和患者感觉的倾诉为依据并经过中医学哲学思辨等过程而形成的证候或类证候（病、症等），是从宏观整体来看待疾病和机体的，均认为疾病是由于机体相对平衡失调而产生。虽然所用的抽样概念或有不同，但都是司外揣内、以象测藏。即中医学[狭义]认为人体是一个以心为主宰，以五脏为中心，通过经络系统把六腑、五体、官窍等有机地联系起来，并通过精、气、血、津液的作用而形成的统一的整体。故而在诊断疾病时，可通过五官、形体、色脉等的变化，进一步探知内在脏腑、气血津液的虚实盛衰情况。中医学[狭义]形成的是证候（病、症等）的诊断，但要明确中医学[狭义]的病、证，哪怕是"症"的诊断在多数情况下并非表象的简单描述，而是由四诊信息通过病机推理后得出的。所谓"邪不空见，中必有奸"（《伤寒杂病论》），即每一个症状的出现，绝不是没有原因的，而正是因为这一症状的出现，才表明在病机上将发生重大的变化，如温病过程中"战汗"症状的出现。同时，在对四诊信息的处理过程中最主要的还是要抓住病变的本质，"至如至实有羸状，误补益疾，至虚有盛候，反泻含冤。阴症似乎阳，清之必毙；阳症似乎阴，温之转伤"（《医宗必读》），所以正确区分做到"舍证从脉""舍脉从证"以"治其本"，往往难度高，但意义重大，可避免"用药无据反为气贼"（《卫生宝鉴·用药无据反为气贼》）的状况出现。

同样，作为中医学重要组成部分的少数民族医药，证候或类证候判别也是其基本特征之一。当然这种诊断结果的得出与中医学自身所秉承的整体观念和辨证论治特点是分不开的。中医学把人体内脏和体表各部分组织、器官看成是一个有机的整体，同时认为四时气候、所处方域、周围环境等因素的变化对发病以及人体生理、病理有不同程度的影响，既强调人体内部的协调完整性，又重视机体与外界环境的统一性。藏医药与中医学[狭义]有一样的整体观念和辨证论治方法，其认为人体正常时，机体各系统器官的机能活动相互协调，维持着动态平衡；机体与外界环境之间，也保持着相互统一。与中医学[狭义]八纲辨证以阴阳为总纲一样，蒙医药也是以阴阳学说为指导的整体思想和对六基症的辨证施治为基本特点，同样强调人与自然的统一、人体自身的统一。维医药治疗疾病也讲究整体观念和辨证论治。傣医药不仅重视机体自身的整体统一性，也注重"天人合一"的整体观念，在诊疗疾病过程中与中医学^{狭义}一样注重辨证论治与辨病论治。当然，由于古代的生产力还比较落后，古代的整体论大多还是停留在抽象的思辨层次。

《难经·六十一难》记载："望而知之者，望见其五色，以知其病。闻而知之者，闻其五音，以别其病。问而知之者，问其所欲五味，以知其病所起所在也。切脉而知之者，诊其寸口，视其虚实，以知其病，病在何脏何腑也。"即中医学的疾病诊断方法为四诊合参，并依据具体疾病的不同而各有侧重，如中医大家程门雪曾言："时病舌苔可以决定治疗方法，而杂病的舌苔，在辨证施治过程中，只能起参考作用。"藏医药虽记载有 38 种诊断方法，但正如《四部医典》所载"诊病望、切、问可知：望诊用眼查舌尿，此法可称望域学；切诊手指传信息，此法可称验情学；口问起缘痛饮食，此法可称闻声学""望诊观舌并验尿，切脉、朗、赤、培根三；问诊起因和症状，再问病家啥习惯"，即望、切、问三诊为主，而将闻诊包含在望诊、问诊和尿诊之中。所以藏医药与中医学^{狭义}对疾病的认识方法存在某种程度的一致，诊断方法大同小异。当然，藏医药除了望、切、问之外，也和中医学^{狭义}一样有"以药测证"的方法，藏医药叫作"药物试诊"。维医药除主诊望、闻、问、切四诊外，还将尿诊、观察大便、痰诊另立诊法作为辅诊，基本与中医学^{狭义}一致。蒙医药和藏医药渊源较大，除常用问、望、切诊，还重视按、闻、嗅之诊察方法。当然不同医师在对通过这些近似的诊断方法所获得的诊断要素的处理上却各有特点，即侧重点有所不同，这不仅体现在中医学不同学术流派之间，甚至在中医学同一地域或流派的内部亦有差异，如"孟河有费、马二派，费伯雄擅内伤杂病而重脉，马培之擅外感时症而重苔"（程门雪）。

中医学的采集方法均是以"望、闻、问、切"四诊为基础，具有相对一致性，如研究发现维医药四诊和中医学^{狭义}相比，在诊察方法、思维方式以及病色主病规律方面有很多相同之处。即中医学各组成部分所能获得的诊断信息量是大致相似的，但在后续的处理过程中不同民族医学或医家对四诊信息的取舍和敏感性（诊断贡献度）会有所不同，也即有些民族医学或医家可能觉得某症状或体征对于某病的诊疗十分重要，但另一些民族医学或医家却常常予以忽视。而且由于语言表述习惯的差异，基于辨证要素"全集"之"子集"得出的辨证结果也会有一定的差异。但无疑，不论如何命名，这些诊断结果总会显示出一定的趋同性，因为诊断要素"全集"背后的生理、病理机制是相同的，中医学各组成部分辨证结果的差异性体现得更多的是其"司外揣内"水平的高低，而这与诊断要素"子集"抽样的代表性关系密切。如有学者认为用中医学^{狭义}理论可以部分解释藏医药三因（隆、赤巴、培根）病症，用藏医药三因也可以部分带入中医学^{狭义}病因病机，即藏医药三因致病与中医学^{狭义}病因病机学说有相同之处；同时在治则方面，文献资料显示藏医药与中医学^{狭义}亦有类似。进一步的研究则发现藏医药的血隆病在某种程度上类似于中医学^{狭义}的血瘀证，藏医药的真布病可归属于中医学^{狭义}痹证范畴；蒙医药的"萨病"与中医学^{狭义}"中风、偏枯"指同一类疾病；而维医药更是认为所有中风（昏仆、休克）神志丧失之患者，均因脑腔间隙被痰液、血液、黑胆液压迫所致，颇符合中医学^{狭义}所言痰阻胸膈（痰迷心窍）、血热妄行，暴怒伤肝而气闭等证。研究还发现维医药异常黏液质基本类似于中医学^{狭义}痰湿壅盛证，维医药异常沉液质与中医学^{狭义}的肾虚痰瘀证有很大程度的一致性。同样，通过对比发现中医学^{狭义}感冒的风寒证、风热证从诊断指标上看分别等同于维医药的寒性祖卡木和热性祖卡木。

同时，藏医药、蒙医药和中医学^{狭义}一样均以体质分类解释个体在生理病理方面存在的差异，并以此指导养生保健和疾病防治，且三者的分类基础有相同之处，藏医以人体内隆、赤巴、培根3种成分的多少对体质进行分类，蒙医药根据赫依、希拉、巴达干"三根"的特性、机能和人体外观的结构形态以及行为思维表现对体质进行分型，而中医学^{狭义}则以人体内气血阴阳津液的盛衰为依据，其中藏医药的隆、赤巴、培根分别与中医药的气、阳、津液在内涵上有诸多相似之处。还有研究发现藏医药的三因聚合型体质与中医学^{狭义}平和体质相同之处颇多，中医学^{狭义}湿热体质与藏医药赤巴型较为相似，"隆"型体质与中医药的阴虚体质、气郁体质、血瘀体质相似。

诊断方式的相对一致性，源于中医学各组成部分对病因及病机分析方法和理论的相似性与可通约性，即对于机体的生理功能认识上，无论是中医学^{狭义}强调的阴阳五行、藏医药的三大因素、蒙医药的三根、维医药的四大物质，还是傣医药的四塔都强调不同组成部分之间存在相互依存、相互制约的关系，即阴平阳秘的和谐状态是身体健康的前提，而疾病的病机则主要在于这些关系的失衡。如中医学^{狭义}五行学说中"火"的"温热""上升"特性与维医药四大物质学说中"火"的"散热""上升"特性基本相似，两种学说中"土"的"能为生命物保存它们所需的各种营养物质，并对有些物质有分解和加工"作用，"水"的"生湿、生寒、流下"作用基本相似。而藏医药的三大因素也皆有所指，如"隆"与中医学^{狭义}"气"的概念相似、"赤巴"与"火"的概念相似、"培根"具有"水"和"土"的性质。在诊断上，中医学^{狭义}五行学说是以五行的生、克、乘、侮关系来阐释人体的生理活动和病理表现，据此以确定治疗原则。维医药四大物质学说以四大物质的生、克、太生、太克的变化规律，来说明人体的生理功能、病理变化，以及生理功能与病理变化在整体方面的各种联系，以此指导对疾病的诊断。藏医药也认为三大因素不是孤立的而是相互关联的，并将三大因素之间的相关关系概括为三因的依存关系、制约关系、对立关系，这种关系的成立，决定着机体生命活动的质量。蒙医药认为人体疾病是在外邪影响下三根紊乱，失去了平衡七体素、三秽的能力导致的，其五行生克学说与中医学^{狭义}相似。在治疗上提出针对病证，要逆其证候性质而治的基本原则；如用热治寒，用燥（干）治湿等指导治疗。

中医学的诊断结果基本为证候或类证候，出现这个诊断结果趋同性的原因盖与这些医药间相似的辨证要素采集方法和处理方法、大同小异的证素分类及取舍标准，以及这背后的中华文化背景关系密切。当然，若能实现中医学的诊断要素"全集"利用，则更加有利于诊断分类的细化和传统医学精准化治疗的推进，但是否每个辨证要素皆具有较大的临床指导意义这也是值得学界进行研究和揭示的，"但见一证便是，不必悉具"（《伤寒论》），但有些时候这一症却有着多重意义，如"心胸汗"可见于心气虚弱或心血不足，如何通过科学研究找到这个中医学内部普适的"症"或"辨证要素群"意义深远。

毋庸讳言，中医诊断学对于中医学的发展至关重要，它是治疗的前提，但由于其内容繁杂，且散在众多的中医经典著作和历代医家著述及医案医话中，甚至民间郎中的口中，内容颇为丰富。这一方面极大丰富和有效地指导了中医临床，另一方面也使得制定某一具体证型的定性定量诊断标准颇为困难，在未来的研究中依然是需要重点关注的。

第三节　中药及其有效性

一、"药"的字源解说

中国文字属表意文字，字字都有来历。汉字"药"的繁体是"藥"，经历了"𣚊"→"藥"→"藥"的演变。从"药"的繁体字的演变过程来看，字形虽有变化，但都是"艹"（屮屮、艸，草本植物）和"乐"（樂、樂，愉快舒服）的组合，表示消除病患痛苦、带来健康快乐的草木材料。可见，汉字"藥"的造字本义为快乐的神草，即解除病痛、使人舒服的草木材料。"葯"是"藥"的俗体字，汉字"約"，既是声旁也是形旁，表示束缚，"葯"就是"艹"（草本植物）和"約"（束缚、固定）的组合，表示将特殊草木材料系敷在伤口部位。因"葯""藥"含义相近，《汉字简化方案》用

"药"合并代替"藥"。《说文解字》载："藥，治病艸。从艸，樂音。"上面是草，底下是个音乐的乐。音乐的根本是和谐，和谐来源于五音的合和，就如同药之配伍。和谐又是快乐的源泉，快乐可以驱散心中之郁闷，又是最好的治病良方。所以，从某种意义上来说，药的根本也是和谐。据此推测古老的中医药智慧中，原初的"药"可能与古朴的音乐及其所带来的快乐、宣导、舒筋、行气血等功效有一定关联。有研究认为古体汉字"藥""樂""療（疗字的繁体）"三字具有同源关系，可见古体的"藥"字实际上还暗合了古老的中医药与生俱来的身心合一的智慧。故对"藥"字的解析，从"艸"得其本义，其实质为一种治病的本草。从"樂"得其声且对"药"之本义进行了补充，说明"藥"是一种治病的本草的同时可能具有某种补益身心的功效。这些推测，某种意义上可体现中国古代先民对"药"的原初认知。

二、本草概念的确定

我国药物的起源很早，正式的文字记载可追溯到公元前一千多年的西周时代。如《尚书·说命篇》云："若药弗瞑眩，厥疾弗瘳。"《周礼·天官冢宰第一》有记载"医师掌医之政令，聚毒药以共医事"以及"以五味、五谷、五药养其病，以五气、五声、五色视其死生"。据汉代郑玄注："五药，草、木、虫、石、谷也。"所谓"五药"，并非指五种具体药物，可能是当时对药物的初步归纳。可以发现"药""毒药""百药"等概念在先秦以前的史籍中以及《黄帝内经》中使用频率很高。除上文列举处以外，尚有《逸周书·大聚解》云："乡立巫医，具百药以备疾灾。"《山海经·大荒西经》云："有灵山，巫咸、巫即、巫盼、巫彭、巫姑、巫真、巫礼、巫抵、巫谢、巫罗十巫，从此升降，百药爰在。"《山海经·海内西经》又云："开明东有巫彭、巫抵、巫阳、巫履、巫凡、巫相、夹窦窳之尸，皆操不死之药以距之。"这里的药，多为"药"的本义，是一种以本草为主，兼及花鸟虫鱼等动植物及金石；后人们的认知侧重于对用药的体验和经验的积累，药性多偏，偏则利病，偏则有害，故而有"毒药"一词，亦在关于"中药"的表述话语体系中占据一席之地，比如《黄帝内经》中多处用到"毒药"的概念。如《素问·异法方宜论》云："其病生于内。其治宜毒药，故毒药者，亦从西方来"；《素问·汤液醪醴论》云："当今之世，必齐毒药攻其中，镵石针艾治其外也"；《素问·脏气法时论》云："毒药攻邪，五谷为养，五果为助，五畜为益，五菜为充，气味合而服之，以补精益气"。

考察先秦的各类典籍包括医学典籍，可见在当时"本草"的概念并不盛行，"本草"的使用不及"药""毒药"等。相较而言,"本草"一词是一个后起的概念,目前发现可能最早出现于《汉书·艺文志》所载"经方者,本草石之寒温,量疾病之浅深",而直至我国最早的药物学专著——《神农本草经》的出现才使得"本草"之名得以确立。由于《神农本草经》在我国医药发展历史中举足轻重的地位,其确定的"本草"概念后来居上,并因此使我国之于药物的"药""百药""毒药""经方""本草""百草"等概念被统一为"本草"。自此,不论是之后我国第一部国家药典唐代的《新修本草》,还是蜚声中外的明代李时珍编撰的中药巨著《本草纲目》等,中国古代药物学著作几乎都称为"本草"。本草的含义,古人谓"诸药草类最多,诸药以草为本"。因古代劳动人民所使用的药物,绝大多数是植物,其中又以草本植物为多,使用也最普遍,古来相沿把药学称为"本草学"。

三、本草学的发展

《淮南子·脩务训》谓:"神农始教民播种五谷,相土地宜燥湿肥垆高下,尝百草之滋味,水泉之甘苦,令民知所避就。当此之时,一日而遇七十毒。"《史记·补三皇本纪》云:"(神农氏)以赭鞭鞭草木,始尝百草,始有医药。"故"神农尝百草"被奉认为中药的起源。"神农尝百草"虽属传说,实际上"尝百草"也并不仅仅是神农氏一个人的行为,这应该是我们所有先民的集体行为和智慧。因此,"神农尝百草"客观上也反映了我国劳动人民发现药物、积累用药经验的艰苦实践过程,也是药物起源于生产劳动的真实写照。

随着文明的发展,社会的进步,文字的发明,"本草学"从开始的无意识状态提升为有意识状态,从个别的零散的经验逐渐过渡到集体的共有的认知和社会记忆。《神农本草经》是我国现存最早的本草专著,全书载药365种,其中植物药252种、动物药67种、矿物药46种,将药物按性能的不同分为上、中、下三品,序论中还简要论述了中药的基本理论,如四气五味,有毒无毒,配伍法度,中药的产地、采集、加工、真伪鉴别等,为中药学的全面发展奠定了理论基石。该书是汉以前药学知识和经验的第一次大总结,标志着中药从单纯的临床经验积累发展到了系统理论总结阶段,形成了中药学理论体系的基本框架,之后的本草学,沿着其既定的方向和开拓的道路,不断向横向及纵深发展。

魏晋南北朝时期,梁·陶弘景对《神农本草经》进行整理研究,同时又增补魏晋以来药物的品种及用药经验。"以朱书神农,墨书别录",小字加注的形式所辑的

《神农本草经集注》，对魏晋以来 300 余年间本草学的发展做了全面的总结。全书载药730 种，首创按药物自然属性分类的方法，补充了大量采收、鉴别、炮制、制剂及合药取量方面的理论和操作原则，并增列了"诸病通用药""解百毒及金石等毒例""服药食忌例"等，大大丰富了药学总论的内容。该书是魏晋时期药物学的代表著作，也是后人研究《神农本草经》及药物学的重要参考。时至唐代，经政府批准颁布的《新修本草》（又名《唐本草》），是中国历史上第一部官修本草，全书收药 844 种，由药图、图经、本草三个部分组成，书中采用图文并茂的方法，开创了世界药学著作的先河。该书无论形式和内容，都有崭新的特色，不仅反映了唐代药物学的高度成就，且对中外后世药物学的发展也有深远的影响。发展到宋代，在朝廷的重视下，迎来了朝野上下发展的合力，本草学发展迎来高峰。宋代本草书籍的修订，乃沿唐代先例在国家层面进行，宋代的官修本草主要有《开宝新详定本草》《开宝重定本草》《嘉祐补注神农本草》等，此外尚有苏颂《本草图经》（亦称《图经本草》）、陈承《重广补注神农本草并图经》、唐慎微《经史证类备急本草》（简称《证类本草》）等。其中以《证类本草》影响最大，全书载药 1 558 种，附方 3 000 余首。

时至明代，李时珍倾尽毕生心血写成《本草纲目》，收载药物 1 892 种，所附方11 096 首，其中收载了一些民间药物，又吸收了番木鳖、番红花、曼陀罗等外来药物，大大地丰富了本草学的内容。是书以《证类本草》为蓝本，全面总结了明以前药性理论内容，保存了大量医药文献，是集中国 16 世纪以前药物学成就之大成。该书将药物按照自然属性，从无机到有机、从低等到高等进行分类。每药标正名为纲，纲之下列目，纲目清晰，这种分类原则基本上符合进化论的观点，是当时世界上最先进的分类法，比植物分类学创始人林奈的《自然系统》一书要早一个半世纪。由于本书不仅总结了我国 16 世纪以前的药物学知识，而且还广泛介绍了植物学、动物学、矿物学、冶金学等多学科知识，其影响远远超出了本草学范围，17 世纪末即传播海外，先后有多种文字的译本，对世界自然科学也有举世公认的卓越贡献。

时至清代，本草学在《本草纲目》的影响下，研究本草之风继续盛行。清代本草学的研究特色：一是，由于医药学的发展，有必要进一步补充修订《本草纲目》的不足，如赵学敏《本草纲目拾遗》。二是，配合临床需要，以符合实用为原则，撷取《本草纲目》精粹，编撰成节要性本草，如汪昂《本草备要》、吴仪洛《本草从新》、黄宫绣《本草求真》等。三是，受考据之风影响，从古代文献中重辑《神农本草经》，如孙星衍、顾观光等人的辑本；或对《本经》进行注释发挥，如张璐《本经逢原》、邹澍《本经疏证》等。四是，清代的大批草药专著，也为综合本草提供了新的内容。五是，清代专题类本草门类齐全，其中也不乏佳作。

四、"中药学"的发展

鸦片战争之后，随着国门的打开，当时发展已成气候的西药开始涌入中国，以西医药为主的医院、诊所开始在中国遍布，带来了对中国固有医学的巨大冲击。随着西方文化及医药学在中国进一步传播，中医药的发展受到很大阻碍，但在志士仁人的努力下，中医药以其顽强的生命力，依然继续向前发展，并取得了不少成果。一是随着中医学校的建立，涌现了一批适应教学和临床运用需要的中药学讲义，这些中药讲义，对各药功用主治的论述大为充实；另一件药学中大事就是药学辞典类大型工具书的出现，其中陈存仁的《中国药学大辞典》（1935年）成就和影响最大，为近代第一部具有重要影响的大型药学辞书。同时受西方科学技术发展的影响，中药学的现代研究开始起步，许多药学工作者开始致力于中药化学及药理学研究。这一时期，"改良中医药""中医药科学化""创立新中医"等口号风行一时，中国医学经历了从中医一枝独秀到中西医对抗到中西医汇通再到中西医结合的变迁过程。与之相适应和相从属，药的方面，也经历了从中药唯一到中西药并存的发展格局。在药物的实践领域，新式的合成药物、注射类药物及其带来的立竿见影的药效，形成了与传统天然的中国药物的明显差别，基于这种新质的医药学的出现，人们出于辨识区分和使用便利等因素，"中医与现代医学""中药与西药"等概念应运而生，本草的概念逐渐被"中药"等概念取代。需要强调，此时的"中药学"实质是以汉族药学为主，也包括历史上被吸收融合进汉族医药的部分少数民族药物。

中华人民共和国成立以来，政府高度重视中医药事业的传承和发展，并制定了一系列相应的政策和措施，随着现代自然科学技术和国家经济的发展，中药学也取得了前所未有的成就。到了今天，中药已列入国家药典，对各种中药的性状、成分等均按现代科学进行了规范。此外，国家对中药的种植、生产、销售各环节都分别制订中药材生产质量管理规范（Good Agricultural Practice for Chinese Crude Drugs，GAP）、药品生产质量管理规范（Good Manufacturing Practices，GMP）、药品经营质量管理规范（Good Supply Practice，GSP）等全面质量管理体系，中药管理已走上现代化道路。

五、"中药"概念内涵的变迁

其实，"中药"首现于我国古代首部药物学专著《神农本草经》，"上药一百二十种，为君，主养命以应天。无毒，多服、久服不伤人……中药一百二十种，为臣，主养性以应人。无毒有毒，斟酌其宜……"可见，"中药"一词，虽然在《神农本草经》中有明确表述，但是其含义明确，是作为药之上中下三品中的中间等级，而非今之"中药"概念的内涵及其所承载的实质。

以中国传统医药理论指导采集、炮制、制剂，说明作用机理，指导临床应用的药物，统称为中药。简而言之，中药就是指在中医理论指导下，用于预防、治疗、诊断疾病并具有康复与保健作用的物质。中药主要来源于天然药及其加工品，包括植物药、动物药、矿物药及部分化学、生物制品类药物。中国传统医药学是中华民族在生活及长期医疗实践中不断积累、总结而形成的具有独特风格的医药学体系。这其中，由于汉族人口最多，文字产生最早，历史文化源远流长，相应的汉民族传统医药学理论与实践也就更完善，其在中国乃至世界上的影响力也就最大。在1840年鸦片战争前后，当时的"西方医学"大举传入中国并逐步普及后，汉民族传统医药学为主的中国医学开始有了"中医""中药"之称，以此有别于"现代医学""西药"。2016年12月25日颁布、2017年1月1日起实施的《中华人民共和国中医药法》的总则第2条中明确提出，"中医药，是包括汉族和少数民族医药在内的我国各民族医药的统称，是反映中华民族对生命、健康和疾病的认识，具有悠久历史传统和独特理论及技术方法的医药学体系"。因此，今天之"中药"概念已经明确是包括祖国各民族传统药物在内，并利用现代医药理念和现代科技，融合"传统"与"现代"、符合人类医药学普适性精神的"中药"。为方便阐释，以下将以最具代表性的"汉民族传统药物"为代表阐释中药的有效性。

六、中药的有效性

药物之为"药"能够针对病情，是由于药物本身各自具有若干特性和作用，前人将之称为药物的偏性，以针对疾病不同的情况、不同的阶段，起到不同程度的疗效，其最高境界是药到病除。其实质是据中国传统医药理论，利用传统药物本身各自具有的若干特性和性能，以药物的偏性纠正疾病表现的阴阳偏盛偏衰（即"以偏纠偏"）。这种药物与疗效有关的性质和性能被统称为药性，它包括药物发挥疗效的物质基础和治疗过程中所体现出来的作用，是药物性质与功能的高度概括。其中汉药的药性理论基本包括四气五味、升降浮沉、归经、有毒无毒、配伍、禁忌等，其核心价值体现在有效性。

在文字还未产生前，先民们通过"尝百草"获得中药的有效性和毒性，并将这种经验通过口耳相传的方式来交流传播，之后有了结绳契刻的记载方法。直到文字发明，才开始用文字记载，我国古代用药经验获得的中药有效性因此才得以保存并且流传至今。目前我国现存的第一部药物专著《神农本草经》就是劳动人民在与自然斗争、在生产与生活的实践中得到的药物知识的总结，其中麻黄治喘、常山抗疟、楝实驱虫、大黄泻下等，就是中药有效性的直接描述。随着文明的发展，社会的进步，文字的发明，以及古代医学自身的发展，中药有效性的探索和获得途径，从开始的直接经验提升为间接经验。为获得中药较佳的有效性，先人经过丰富的用药经验的积淀，将零散的经验逐渐提升为集体的共有的认知和社会共同的记忆。通过思考、归纳、理解和抽象等方法，对药之偏性、用药剂量、用药后反应等进行全方位总结，在此基础上形成中药的药性理论。即研究中药的性质、性能及其运用规律的理论，以指导用药能够针对病情，发挥其祛邪去因、扶正固本、协调脏腑经络功能，从而纠正机体阴阳偏盛偏衰，使其恢复阴平阳秘，以达到防病治病的基本作用——有效性。

对于中药的这种理论构架，其实早在《黄帝内经》时代已见端倪。《素问·藏气法时论》云："毒药攻邪……气味合而服之，以补精益气。此五者，有辛酸甘苦咸，各有所利，或散或收，或缓或急，或坚或软，四时五藏病，随五味所宜也。"其中的"散""收""缓""急""坚""软"及"五味"等概念，即奠定了四气五味学说的理论基础。到《神农本草经》时代，其对东汉之前中药学知识进行了系统总结，并于此构建了我国古代中药学发展的系统理论，成为后世中药学科发展的支柱和圭臬。该书将药物按功效的不同分为上、中、下三品，序论中还简要论述了中药的基本理论，如四气五味，有毒无毒，配伍法度，中药的产地、采集、加工、真伪鉴别等，为中药学的全面发展奠定了理论基石。其中，中药的药性理论在《神农本草经》奠定的基本理论框架基础上，有了更丰富、全面的发展。魏晋时期，陶弘景《神农本草经集注》，首创了"诸病通用药"的分类方法，以病证为纲，根据药物的不同疗效归于不同的病证。唐代甄权的《药性论》（又名《药性本草》），对药物良毒、用药的君臣佐使理论等有所创见。宋代寇宗奭的《本草衍义》，提出了按照年龄大小、体质强弱、疾病严重程度等因素确定用药剂量。时至金代，张元素大大扩展和丰富了《神农本草经》以来的药物学知识，在药性、药理方面的贡献尤为突出，所著的《珍珠囊》，积极倡导"药物归经"和"引经报使"等理论，并阐述了气味、阴阳、厚薄、升降、浮沉、补泻、归经及辨证用药，发展了关于"归经""升降沉浮"等药性理论。后经李东垣的《用药法象》、王好古的《汤液本草》等的进一步阐释发挥，关于药性理论的阐释便更为系统。

随着文明的进步，以及古代医药学理论的发展，中药的药性理论在内涵上不断丰富、完善，逐渐形成了在中医的阴阳、脏腑、经络等理论指导下，总结并认为药物之所以能够针对病情，发挥其祛邪去因、扶正固本、协调脏腑经络功能，从而纠正机体阴阳偏盛偏衰，使其恢复阴平阳秘，以达到防病治病的基本作用，是由于各种药物各自有其若干特性和作用。将中药治疗作用有关的性质与功能概括起来，主要有四气、五味、归经、升降沉浮、有毒无毒等方面。四气，就是寒、热、温、凉四种不同的药性，又称四性，它反映了药物对人体阴阳盛衰、寒热变化的作用倾向。五味，是指药物有酸、苦、甘、辛、咸五种不同的味道，因而具有不同的治疗作用；辛："能散，能行"，即具有发散，行气行血的作用；甘："能补，能和，能缓"，即具有补益、和中、调和药性和缓急止痛的作用；酸："能收，能涩"，即具有收敛、固涩的作用；苦："能泄，能燥，能坚"，即具有清泄火热、泄降气逆、通泄大便、燥湿、坚阴（泻火存阴）的作用；咸："能下，能软"，即具有泻下通便、软坚散结的作用。升降浮沉，指药物作用的趋向而言，升浮药上行而向外，有升阳、发表、散寒等作用。归经，是指药物对于机体某部分的选择性作用，即某药对某些脏腑经络有特殊的亲和作用，因而对这些部位的病变起着主要或特殊的治疗作用，药物的归经不同，其治疗作用也不同，"酸入肝经，苦入心经，甘入脾经，咸入肾经，辛入肺经"。毒性，古代常常把毒药看作是一切药物的总称，把药物的毒性看作是药物的偏性，基本上把毒性分为"有毒，无毒，微毒，小毒"。其中，四气五味总结的是药物作用性质，升降浮沉总结的是药物作用趋势，归经总结的是药物作用部位，很好地体现了中药的有效性。

古人为了追寻中药的最大有效性，在理论上不断总结、丰富药性理论，在技术上也不断从实践经验中总结而提升药性理论。在原始时代，先祖们对各种植物都是直接啃食的，这种方式无论是食用还是药用，其效率当然都相当低。后来人类学会了用火，又发明了陶器，就可以将药物放到锅里用水煎煮。这是最早的萃取技术，可以将药物中的药用成分溶解到水里，再加以浓缩，大大提高了用药效率。大约到殷商时代，人们又发明了酒。酒的发明无疑更促进了中药的发展。因为酒是一种比水更好的有机溶剂，用酒浸泡药物，可以更有效地将药用成分萃取出来。而且酒本身又有"温通血脉、行药势和"的作用，帮助药物在体内的运转。所以被誉为"百药之长"。以后人们又逐步发明了用醋、蜜等其他材料，催生了中药加工、应用技术，出现了中药炮炙、汤剂、酒剂等方法，可以更好地获得中药的药效物质，从而更好地发挥中药的有效性。

七、中药有效性的科学阐释

从中药的发展历程来看，中药已经过几千年的传承和发展，积累了大量的经验。其优势是中药的有效性直接来自临床，是临床经验的直接反映，但中药为什么可以治病？或者说："百物与人殊体，而人藉以养生却病者，何也？"（《神农本草经百种录·序》）历史上医家也多有此考虑，并根据当时认识水平也给出了各自的解释。但目前来看，中药发展中存在的最大问题是因为历史的原因，由于没有化学、药理与临床三者的协作，对中药有效性的探寻始终局限于经验积累和思辨层面，缺乏科学的研究方法，这大大地限制了中药学的发展。中医药从来也不是封闭的，而是与时俱进、不断发展的，吸收不同时代的新认识和新技术方法为我所用。当代，科学技术突飞猛进，中医药发展也需要与现代技术相结合，不断丰富中医药的科学内涵和时代特色。今天，我国对中药的研究已向应用先进科学技术的方向发展。许多中药的药用成分被分离出来；现代药理学实验的方法也已经成为中药临床效果评价的不可或缺的部分；中药的生产也从最初的煎煮发展到应用最先进的提取技术作为补充和拓展；中药制剂也由传统的膏、丹、丸、散发展到口服液、片剂、胶囊、滴丸、针剂等现代剂型；通过制定和实施 GMP、中药材 GAP、指纹图谱等一系列规范化的制度，中药已逐渐步入中药现代化的正轨。

2015 年，中国女药学家屠呦呦获得诺贝尔生理学或医学奖，她在发表获奖感言时说道："青蒿素是传统中医药送给世界人民的礼物……青蒿素的发现是集体发掘中药的成功范例，由此获奖是中国科学事业、中医中药走向世界的一个荣誉。"中药是人类共同的财富，应该由全人类共享。而中药要想融入当今社会，中药现代化则是必由之路。过去，中医药的科学内涵不被国际社会广泛认可和接受，主要原因是成分不清、药效不明、质量不可控。因此，中药要被现代生命科学认可，其关键则是要用国际标准和世界语言来揭开神秘的中药"黑箱"以阐释中药的有效性，这就需要中药现代化。任德权教授曾指出中药发展有两条路可走：一是中药现代化，二是中药现代化开发。即前者不仅以中药理论为基础，而且开发出来的成果还是以中药体系来表述，它还是一个中药。而后者则是将中药看作一个"源头"，利用现代科学技术，不拘一格地开发出另类产品。最常见的是从植物中提取出某个单体化学成分，例如从青蒿中提取出青蒿素，从麻黄中提取出麻黄素等。总之，经过现代化开发之后，不管它变成的是中药还是西药，只要能治好病就是好药。

中药的有效性是中医治疗优势的根本体现，而有效性的科学阐释是沟通中医学与现代医学科学的渠道。要让现代生命科学领域认识和接受中医学理论及临床实践的科学价值，关键是建立一种能够科学阐释中药有效性及其机制的生物学语言，把中药的有效性科学地表达出来，即中药有效性评价。中药有效性评价是发现药效物质基础的前提，是挖掘和揭示中国传统医药治疗优势的前提。随着中药现代化的不断深化，科学家们在中药有效性评价方面做出了许多贡献。如：对中药进行多中心、随机、双盲、安慰剂对照的临床研究，以现代医学方法学"循证医学"来验证中医药疗效；以证候生物标记物发现为切入点，以方剂为研究对象，建立阐释中药有效性的理论及研究方法——"中医方证代谢组学（Chinmedomics）"；另有多功能靶标评价、基于活性的反向药理学筛选、网络药理学及蛋白组学、转录组学与基因组学等理论和技术的引入并整合。这些理论和技术的应用可以很好地搭建中医学与现代医学科学沟通的桥梁，使中药的研究按照国际标准，用现代的科学方法加以阐述，从而使中医学的优势及其临床经验的价值被充分接受及发挥更有效的作用。同时对于深入认识中国传统医药的有效性，提升中医临床经验的社会价值也具有重要意义。因此，通过建立一种能够科学阐释中药有效性及其作用机制的生物学语言，科学地阐释中药的有效性，建立起中医学与现代医学科学沟通的桥梁，从而发挥中国传统医药在治疗复杂性疾病及个体化精准治疗方面的优势。

第四节　针灸和推拿

一、针灸

（一）针灸概述

针灸学是以中医理论为指导，研究经络、腧穴、操作技能、治疗方法、作用机制及防治疾病规律的一门学科。针灸学是祖国医学的重要组成部分，其内容包括经络、腧穴、刺灸方法、临床治疗、针灸医经医籍、实验针灸等，具有适应证广、疗效明显、操作方便、经济安全等优点，数千年来深受广大劳动人民的欢迎，对中华民族的繁衍昌盛作出了巨大的贡献。

针灸的历史悠久。据考证，它起源于我国原始社会的氏族公社制度时期。我国从400万年前就有了人类活动，大约从4万年前进入氏族公社制度时期，一直延续到距今 4 000 年前。在这个时代，先民们以石器作为主要的生产和生活工具，所以考古学上称为石器时代。从远古到 1 万年前为旧石器时代，1 万年前到 7 000～8 000 年前为中石器时代，7 000～8 000 年前到 4 000 年前为新石器时代。古书里保存着一些关于针灸起源的传说资料，一般指向的都是原始氏族公社制度时期。如皇甫谧《帝王世纪》里记载太皞伏羲氏"尝味百药而制九针"，罗泌《路史》则说太皞伏羲氏"尝草治砭，以制民疾"。《针灸大成》序曰："顾古之名医，率先针砭，而黄岐问难，于此科为独详。"孙思邈《备急千金要方·序》则说："黄帝受命，创制九针"。

针灸的生命力在于临床疗效。1979 年 12 月，世界卫生组织向全世界推荐了 43 种针灸治疗的适应证，有力地推动了针灸走向世界。天津中医药大学的最新研究总结，针灸治疗的病种涵盖 16 类疾病、计 461 个病种之多。对于肌肉骨骼和结缔组织系统、神经系统、消化系统和泌尿生殖系统、眼和附器、精神和行为障碍、皮肤和皮下组织疾病，针灸的治疗效果尤为突出。对于多种难治性疾病、原因不明性疾病、体质性疾病与心因性疾病，针灸可成为有力的治疗和辅助治疗手段。目前，世界上已有 140 多个国家和地区正在应用和研究针灸疗法治疗各种疾病，全世界针灸从业人员达数十万，针灸疗法作为中医药国际化的先锋，对世界医学的发展正产生着深远而广泛的影响。

（二）针灸代表人物及代表作简介

我国是针灸的发源地，历代都有杰出的针灸代表人物出现，其学术思想也随着临床医学经验的积累渐趋完善，凝聚成著作流传。回顾历史，关于针灸的专著及涉及针灸的著作不下二百种，兹就其现存的重要著作，选择部分扼要地介绍于下。春秋至秦汉时期为针灸理论体系开创时期，逐步完整充实具体内容，为后世针灸学发展奠定理论基础。

1. 春秋战国到西汉《黄帝内经》

《黄帝内经》成编于西汉，但以战国后期著名医学家岐伯汇集的《黄帝内经》为骨架，书名冠以黄帝显为崇古依托，内容分《素问》与《灵枢》两部。其中《灵枢》八十一篇，多数是讲针灸疗法，对针灸的理论阐发颇多，如经脉、经穴、针灸手法、配穴处方等，均有详述。因此，它是内容极为丰富的中医针灸经典著作，主要成就有：①经脉方面已有十二经脉、络脉、经别、经筋、皮部、四海、气街、根结、标本等，各有专篇论述，奇经八脉也有论及。②腧穴方面有"本输""气穴论""气府论""背俞"等专论，穴数虽与现行经穴数相近，但穴名与现行穴名有一定差距，符合现行穴名者约 160 穴，其余多指部位或概算计穴法。③刺灸理论及手法也提出"徐而疾则实，疾而徐则虚""逆而夺之，追而济之""以开其门，利其户，针与气俱出""气入针出，热不得还，针孔四塞""伸而迎之""微旋而徐推之"等，包括疾徐、迎随、呼吸、开合、提插、捻转等补泻针法原则。在刺法方面《灵枢·官针》即有"九刺""十二刺""五刺"等 26 种针法，包括取穴法、进针法、出针法、补泻法等内容。④针灸治疗和取穴：《黄帝内经》记载病候 180 余种，用药只有 13 方，诸多病候皆以针灸治疗为主，或取其穴、或取其经。如《灵枢·厥病》中有"肾心痛也，先取京骨、昆仑，发狂不已，取然谷""胃心痛也，取之大都、太白""脾心痛也，取之然谷、太溪""肝心痛也，取之行间、太冲""肺心痛也，取之鱼际、太渊"，这些均以五腧穴为主治。另外还有治咳"治脏者，治其俞，治腑者，治其合"；"故痿疾者，取之阳明""补其荥而通其俞"等治则。⑤针具已创制九针，其形态、功能、用法均有较完整记载，包括常用毫针、放血、排脓、按摩等用具。⑥阴阳五行学说完整地指导着中医理论，成为辨证施治的纲领。在针灸治疗上应用天人相应的思想，阐明气血运行、经脉流注经穴的整体观，提出针刺原则"法天则地，合以天光""因天时而调气血"的因时开穴理论，为后世按时取穴奠定理论基础。由于针灸治疗广泛应用于临床，也总结出许多针禁、针害等内容。《黄帝内经》的出现，标志着针灸理论体系的始创，蕴含着针灸方面的丰富资料。《灵枢》是针灸学术的第一次总结，其主要内容至今仍是针灸核心内容，故《灵枢》也称为《针经》。

2. 战国·秦越人《难经》

扁鹊姬姓，秦氏，名缓，字越人，又号卢医，是春秋战国时期名医。由于他的医术高超，被认为是神医，所以当时的人们借用了上古神话的黄帝时神医"扁鹊"的名号来称呼他。少时学医于长桑君，尽传其医术禁方，擅长各科。据历代文献推测，《难经》为秦越人所著，本书共有八十一条，故亦称八十一难。其中，二十三至二十九难是讨论经络学说，六十二至六十八难是讨论经穴问题，六十九至八十一难是讨论针刺的补泻问题，其余各难则阐发生理、解剖、病理等有关问题。《难经》的出现，补充和充实了针灸内容，主要成就有：①确立奇经学说，完善经络理论；首倡八脉之名，完善八脉循行，详述生理病理。②阐释特定穴，理论与实践并重；首创八会穴及其主治，完善十二原穴及治疗机理，详论了原气的生成、运行、功用及与原穴的关系，对《黄帝内经》提出的"五脏六腑之有病者，皆取其原也"的未尽之意，给以精辟的阐述；确立五输穴应用大法。③奠定配穴诸法，完善刺灸理论；奠定补母泻子法，首创泻南补北法，拓展迎随补泻法，重视营卫四时补泻。本书理论导源于《黄帝内经》，且颇多阐发，充分反映了我国古代针灸学所取得的成就。

3. 晋代·皇甫谧《针灸甲乙经》

皇甫谧字士安，号玄晏先生，幼名静，家道清贫，发奋读书。性情沉默寡欲，有高尚志气，以著述为务，因得风痹病而学医，博览经方，致力于发扬医学，总结了秦汉三国以来的针灸学成就，并结合自己的临床经验，写成《针灸甲乙经》。全书共有12卷，128篇，内容包括生理、病理、诊断、治疗和预防等，对针灸理论与运用法则叙述详明，其中将全身经穴分层分线的部署说明，更是具有特色。《针灸甲乙经》的理论部分取材于《黄帝内经》，但作为针灸专著与《黄帝内经》已有显著不同，其体例、逻辑、组织材料、目的要求，皆以针灸理论体系为宗旨，以针灸临床为目的，特别是编入《明堂孔穴针灸治要》中的取穴及腧穴主治内容，厘定349穴，记述针灸治疗内科病症43篇，外科病症3篇，妇科、儿科各1篇，共200多种病症和500多张针灸处方，并对临床经验进行了系统的论述。此外，还对针灸用针之形状制作、针灸之禁忌、针灸经络、孔穴部位之考订、针灸的临床适应证、针灸操作方法，包括对经络学说也进行了比较全面的整理研究，对人体的十二经脉、奇经八脉、十五络脉以及十二经别、十二经筋等内容、生理功能、循行路线、走行规律以及其发病特点等作了传统理论的概括和比较系统的论述，成为后世对此学说研究论述的依据。《针灸甲乙经》的问世，标志了针灸理论体系的形成，此针灸专著的出现，使针灸成为临床的独立学科，开始了临床实践深入发展的新阶段。

4. 东晋·葛洪《肘后备急方》

葛洪是东晋道家、医学家，字稚川，自号抱朴子，丹阳句容（今江苏句容县）人，生平坎坷，专注于医学研究，师从郑隐，其著作以《肘后备急方》最具有代表性，全书共8卷，73篇，葛洪在临床之中特别讲究针灸中药的联合应用，在众多疾病上都取得了良好的疗效，堪称中医急症方面的"鼻祖"。灸法主要突出简、便、廉三个特点，但言分寸，不名孔穴，反映出晋代艾灸治疗急性病的概况和经验。在重灸法的同时不废针，通过普通针刺、指针、点刺放血、挑刺等方法详细说明了针刺手法的多样性，其中还涉及了针刺的深浅、禁忌、补泻等，有利于后世针刺技术的完善。葛洪还采用针灸药并用和外治法，进一步提高了临床疗效。他对于穴位的研究十分深刻，在穴位的定位方面，极其重视孔穴的位置且取穴方法丰富，"同身寸"理论等为经络腧穴学的发展奠定了坚实的基础。人中穴的实际应用流传至今，是一种简便的急救方式。

5. 唐·孙思邈《千金方》

唐宋时期，随着经济文化的繁荣昌盛，针灸学术也有很大的发展。

孙思邈，唐代京兆华原（今陕西省耀县）人，著名医学家，通百家之说，尤精于医，"于阴阳、推步、医药无不善"，有"药王"之称。因"幼遭风冷，屡造医门，汤药之资，罄尽家产"，立志学医，自此成为一代名医。孙思邈一生著作颇丰，其影响最大且流传至今的是《千金要方》及《千金翼方》，此二书为其行医数十年经验总结，载有内外妇儿各科疾病处方，扁鹊、华佗、徐嗣伯、甄权等名医治验，以及大量散佚的针灸文献，填补了诸多针灸理论空白。除散见于各篇章的针灸内容外，《千金要方》卷二十九、三十专论针灸，《千金翼方》为《千金要方》之补充，卷二十六、二十七、二十八专论针灸。此二书关于针灸的突出方面有下列几点：①在经穴理论上，他绘制彩色《明堂经图》，考证明堂三人图，将人体腧穴用仰、伏、侧三人图，并用颜色来表示，使人一目了然，容易记忆，如十二经脉用以玄色，奇经八脉用以绿色，这都是比较早的直观教学法；②首创阿是穴，以"痛处取穴"，即"天应穴"；③重视奇穴运用，发明了同身寸取穴法，补充腧穴功效；④在《黄帝内经》基础上继承并发展了针灸治未病的思想，辑录了大量的针灸处方；⑤提出了灸有生熟说，并对灸法的取穴、点灸法、顺序、时间有所探讨，完善刺法灸法，重视各种针具、刺血疗法、隔物灸法的应用；⑥提倡针药结合与针脉结合的思想，认为针、灸、药各施所宜，应灵活应用，而脉象是针刺的基础，凡针刺，必先诊脉。

6. 唐·王焘《外台秘要》

同样是唐代名医的王焘，是唐玄宗时期人，祖籍山西，出身名门望族，幼多疾病，长好医术。曾在弘文馆（国家图书馆）供职20余年，博览群书，采集诸家医方，编著《外台秘要》。全书共有40卷，分为1 104门，其中卷三十九论明堂灸法，详载古人灸料的筛选，详述各种灸法。他认为针能杀人，不能生人，所以重灸轻针，扩大了灸法的适用范围，如对伤寒病，可取百会、大椎、风池、合谷灸之以发汗祛邪；对脾胃不和所致的反胃、呕吐、心腹痛、胀满、肠鸣、泄泻诸疾，取足三里、膈俞、大肠俞、气海、天枢、太仓等穴灸疗以愈之；诸淋病则取大敦、关元、丹田等穴灸之。虽然他重灸轻针的看法是主观、片面的，但该书全面总结了中唐时期及其此前的医家在经络学、腧穴学、灸疗学方面的理论研究和临床应用研究的成就，是该领域研究成果的总汇，王氏在总结的基础上又有新的发展，尤其是"十二身流注五脏六腑明堂"的五色十二经脉腧穴图是王氏的独创；所载腧穴 665 个，突破了《针灸甲乙经》649穴之数。这为以后经络学、腧穴学、灸疗学的发展奠定了坚实的理论和实践基础。

宋金元时期是针灸学的蓬勃发展阶段，学术氛围较好，因此诸多学说与流派纷呈，主要有经络腧穴学说、针法灸法学说、子午流注学说、飞腾八法说、流注八穴、灵龟八法等；经穴学派、穴法学派、重灸学派、重针学派（崇尚灸治的温补派、针刺放血的攻邪派与针、灸、药并举的综合派）。另有根据针灸学家和著作的某些具体特征笼统归纳为以王惟一、滑寿为代表的黄帝明堂派（又称正统派），许希为代表的扁鹊针灸派，王执中为代表的古今兼收派，刘党为代表的讲究刺法派，窦材、庄绰为代表的推崇灸法派，何若愚、窦汉卿为代表的按时取穴派等。

7．北宋·王怀隐《太平圣惠方》

王怀隐，睢阳（今河南商丘）人，其初曾为道士，居京师津隆观，并以医术知名。后宋太宗于太平兴国初诏其为官，初任尚药奉御，后迁翰林医官使。时太宗留心医药，尝以所藏之方千首出示，并命翰林医官院搜集各种方剂达万余首，由王怀隐会同副使王祐、郑奇并医官陈昭遇等人共同整理编次，以病归方，每类之下，以《诸病源候论》冠之，次列方剂，得一百卷，于淳化年间刊成，太宗亲为之作序，是为《太平圣惠方》。这部巨著共 100 卷，1 670 门，16 834 方，第 99 卷以论述针法为主，第 100 卷是灸法专论，虽针灸内容仅占两卷，但是不仅针对当时唐宋"重灸轻针"的风气提出了独到的见解，还指出有些疾病针灸配合则疗效更佳，或针灸同时用或先针后灸。如曲池穴"疗偏风、半身不遂。刺风胗，疼痛冷缓，捉物不得，挽弓不开，屈伸难隐脉风臂肘细，而无力。针入七分，得气即泻，然后补之，灸亦大良"。积极地抨击了当时这股用灸的偏激之风，对后世正确对待针与灸起了极大作用。此外极大地丰富了施灸材料，增加了隔物灸种类，提出了对灸量控制的重要性及方法。其针灸成就主要有：保存了不少已佚文献，如甄权《针经钞》《山眺针灸经》以及宋以前许多灸法专著的内容等；像本书那样大量保留古针灸经穴图已极为罕见，它是我国最早的针灸图之一；对穴位的主治、取法、经外奇穴、针灸宜忌、小儿灸法等均作了较多的补充，进一步丰富和发展了我国针灸医学理论宝库。

8．北宋·王惟一《铜人腧穴针灸图经》

王惟一，任翰林医官、朝散大夫、殿中省尚药奉御骑都尉等职。精于方药和针灸，为宋代著名针灸学家，尤工厉石。宋仁宗诏王惟一考次针灸经络、腧穴图解、主治疗法等，著成《铜人腧穴针灸图经》（全称《新铸铜人腧穴针灸图经》），并由他设计，用青铜铸成人体经穴模型，分脏腑十二，旁注俞穴所会，题刻其名，成为针灸史上有名的铜人，书中认定人体经穴354个。王氏针灸铜人、《铜人腧穴针灸图经》和"十二经脉气穴经络图"，相互参照，构成了形、图、文紧密联系结合的三位一体，其目的主要是为了规范腧穴的位置、取法、主治病证、灸法壮数多少、针刺深度及有关禁忌等，使后世"观者烂然而有第，疑者焕然而冰释"。从历史的角度看，使腧穴的定位从二维图经到三维铜人无疑是一巨大的进步。可以说王氏开创了医学模型的先河，为腧穴理论的规范、针灸疗法的传播和发展作出了巨大贡献。

9. 宋·王执中《针灸资生经》

王执中，字叔权，今浙江人，南宋进士，曾任从政郎，峡州、澧州教授，将作丞，著名针灸学家，著有《针灸资生经》一书。该书共7卷，卷一为腧穴部位及主治、针灸法，按头、面、肩、背俞、侧颈项、膺俞、侧腋、腹、侧胁及手三阴、手三阳、足三阴、足三阳分列诸穴，共收载360穴，附经穴图46幅；卷二为针灸须药、针忌，孔穴相去，定发际、同身寸等针灸方法；卷三至七分别论述虚损、劳瘵、肾虚、消渴等临床各科病证共193种针灸治疗取穴法和配方，既广泛辑录了前人的经验，又包含了作者的体会、医案、验方效法等丰富的内容，简明扼要。本书的灸疗处方非常丰富，涉及内、外、妇、儿、五官等科疾病用灸疗法的治疗是任何针灸典籍无法比拟的，另外本书总结了宋代以前许多著名灸法，又收集了大量民间灸疗验方，灸药并施，热病、实证亦用灸法，灸法养生保健重视治病先防，"灸固捷于药"但"药与灸不可偏废"，从临床实践上系统地总结了宋代以前的灸疗学治疗经验，可谓集灸疗学之大成。

10. 金·何若愚撰，后经金·阎明广注释《子午流注针经》

子午流注针法首见于金元时期何若愚《流注指微针赋》，该文由阎明广作注，并收录于阎氏编撰的《子午流注针经》。该书是子午流注针法的奠基著作，"世之研究此术者乃以此书为嚆矢"。《子午流注针经》提出了子午流注针法的两种取穴方法：纳甲法与养子时刻注穴法。其内容被诸多针灸著作所引录，徐凤《针灸大全》，杨继洲、靳贤《针灸大成》，高武《针灸聚英》，张介宾《类经图翼》等均有记载。

11. 元·窦汉卿《针经指南》

窦汉卿是金元时期著名的针灸大家，先后于清流河王氏处得方脉之书、于山人宋子华处得"少室隐者"所传"交经八穴"、师从李浩习得铜人针刺术。窦汉卿博览群书，精于经典。在承袭《黄帝内经》《难经》要旨的基础上，发展创新，为金元时期针灸的兴盛做出了巨大的贡献。其著作《针经指南》所示窦汉卿的针法特点以明经辨证为基，三因制宜；以脏腑气血为本，注重调神；倡用毫针，取穴严谨，强调得气。窦汉卿在前人的基础上，结合自己习得的针刺手法，进一步整理、精炼、创新，提出了十四种针刺手法，增加补泻要素，发展寒热刺法。以歌赋的形式表达其学说，条分缕析、文辞精妙，易于记诵，便于流传。

12．元·滑寿《十四经发挥》

滑寿字伯仁，一字伯本，号樱宁生，今河南许昌人，父祖官江南，自许迁仪征，从名医王居中学医，并跟东平高洞阳学习针法，尽得其传。滑氏认为人身六脉，虽皆有络属，唯任、督二脉则包乎背腹，而有专穴，诸经满而溢者此则受之，宜与十二经并论。乃取《素问·骨空论》及《灵枢》各篇所述经穴，著成《十四经发挥》三卷。其对针灸学的贡献：首先在于把任、督二脉与十二经合论为十四经，提出十四经概念；考诸《黄帝内经》，厘定穴位 657 个；肯定了经络与脏腑的关系；绘制经穴图，编写腧穴歌，使经络学说日臻系统、完善。近现代著名的针灸学家承淡安也说："针灸得盛于元代，滑寿之功也。"

明代是中医学全面丰收的黄金时期，在元代学术争鸣的基础上，明代医家通过临床实践加以融会贯通，形成了系统完善的理论体系，明代的社会思潮诸如理学、心学、实学对医家产生了潜移默化的影响。明代也是针灸学术发展的鼎盛时期，名医辈出，针灸理论研究逐渐深化，也出现了大量的针灸专著。

13．明·高武《针灸聚英》

高武，字梅孤，今浙江宁波人，中年时期习医。高氏习医之初，对针灸不屑一顾，后因遇到需要针灸治疗的患者，自愧束手无策，因此认识到学习针灸的必要性。他在《针灸聚英·引》中写道："曩，武谬以活人之术止于药，故弃针与灸而莫之讲，每遇伤寒热入血室、闪挫诸疾，非药饵所能愈，而必俟夫刺者，则束手无策，自愧技穷，因悟治病犹对垒，攻守奇正，量敌而应者，将之良；针、灸、药因病而施者，医之良也。"并编撰《针灸聚英》一书，全书 4 卷，汇集各家针灸之说。卷首"集用书目"，简介《难经》《素问》等 16 种以前针灸学著作；卷一论五脏六腑、仰伏人尺寸、手足阴阳流注、中指同身寸法、十二经脉、奇经八脉及所属经穴的循行、主病，附经脉经穴图；卷二为骑竹马法等各家取穴方法；卷三为煮针、火针、温针、拆针、晕针、补泻手法、刺法、灸法等；卷四为十四经穴歌等63则歌赋，末附针灸治疗问答。同时高氏认为针灸穴位的位置在男子、妇女和儿童身上存在某些差别，设计铸造了男、女、儿童针灸铜人各一座，作为定穴标准。

14. 明·李时珍《奇经八脉考》

李时珍，字东璧，时人谓之李东璧。号濒湖，晚年自号濒湖山人，又名"可观"。幼患赢疾，故素重医药。后官场失意后，决定辞官重修本草，于是"奋编摩之志"，发扬"神农尝百草"的精神，率领弟子庞宪、建元跋山涉水到各地深入考察。李时珍因感"八脉散在群书者，略而不悉"，故对此详加考证，著成《奇经八脉考》。并遵经典之旨，采百家之长，参临证实践，对八脉的循行路线及腧穴，均作了详尽考证、整理和补充。将奇经八脉按阴维、阳维、阴跷、阳跷、冲、任、督、带的顺序排列。对以往所载腧穴也作详细考证，既订正或删除重复者，又增补不少新穴。

15. 明·汪机《针灸问对》

汪机，字省之，号"石山居士"，徽州人。汪机家族世代行医，其祖父汪轮及其父亲汪渭均为名医。汪机年少时勤攻经史，屡试不利，受范文公"不为良相，愿为良医"之启示后援儒入医，随父学医，苦心钻研，博采众长，终以医闻名于世。《针灸问对》主要体现了汪机的针灸学术思想，共三卷。本书以问答形式阐述了针灸学中的些基本理论。上、中二卷论述针法；下卷论述灸法及经络腧穴。全书以《黄帝内经》《难经》等书为指导思想和理论基础，而对于金、元以后的各针灸学说则采取批判或否定的态度，并批判了某些不负责任的医疗作风，反对哗众取宠，坚持疗效至上。书末列禁针禁灸穴歌，十二经见证歌，十二经井、荥、俞、经、合歌，经穴起止歌，天心十一穴歌，经脉交会八穴歌等针灸歌赋，以便诵记。

16. 明·李梴《医学入门》

李梴，字健斋，江西南丰人。明代著名医家，盱江医学代表人物之一。年少时因患病立志学医，搜炼古今，博学深思，勤于实践，医声斐然。晚年因感初学者苦无门径可寻，乃收集医学数十家，遂立志于门径书之编纂，经四年之久，著成《医学入门》八卷，首一卷。李梴认为："医能知此内外门户，而后可以设法，治病不致循象执方，夭枉人命。"故将其书命名为《医学入门》。李氏尤重针灸，讲解了子午流注法和八穴用法；在治疗杂病方面确立了治法治则，且用穴精而简效果佳；剖析了阴阳的本质，创立了南丰李氏补泻手法；提出无论寒热虚实皆可灸的理论，且告诫医者应该注意针灸的禁忌；重视炼脐法是李氏灸法中的特色，他还注重灸药并重。书中列举了上百个临床常用穴位，并收载歌诀便于初学者记忆。

17．明·杨继洲《针灸大成》

杨继洲，名济时，字继洲，以字行。出身于医学世家，奠定了他坚实的医学基础，在进入太医院供职之时已是声名卓著，针法精妙，曾任明世宗侍医、太医院医官等职。他总结了《黄帝内经》《难经》《针灸甲乙经》的精髓，又从《医经小学》《针灸聚英》《标幽赋》《金针赋》《神应经》《医学入门》《古今医统》等20余种医籍中，节录部分针灸资料予以编辑及注解，考绘"铜人明堂图"，并附以自己的针灸治疗病案，编撰成《针灸大成》，共10卷。卷前载仰、伏人周身总穴图，卷一载针道源流和《针灸直指》，包括选自《黄帝内经》《难经》17篇有关针灸论述；卷二为周身经穴赋、百症赋、标幽赋等10篇针灸歌赋；卷三为五运、六气歌，百穴法歌等20篇歌赋及针灸问答；卷四为仰伏人尺寸图、背俞、腹部穴歌、中指取寸、九针论、针法补泻、针灸禁忌等；卷五为井荥俞原经合穴、子午流注针法、灵龟八法等；卷六、卷七为五脏六腑、十四经穴之主治、经穴歌、考证法、奇经八脉、经外奇穴等；卷八载《神应经》穴法及诸风、伤寒、痰喘咳嗽等临床各科疾病针灸取穴法；卷九选录各家针法及灸法，并附杨氏本人之针灸医案；卷十附陈氏（佚名）《小儿按摩经》（系现存最早之小儿按摩专书，赖此书之转载而得以流传）。本书较全面地论述了针灸理论、操作手法等，并考定腧穴名称和部位，记述历代名家针灸医案，为明以前针灸学术的又一总结，是学习研究针灸的重要参考著作。

清代后期，道光皇帝为首的封建统治者以"针刺火灸，究非奉君之所宜"的荒谬理由，悍然下令禁止太医院用针灸治病。1840年鸦片战争后帝国主义列强入侵中国，加之当时的统治者极力歧视和消灭中医，针灸更加受到了摧残。但由于中医针灸本身所具有的良好疗效和中医人的坚持，针灸学术在此期间依然得到了一定程度的发展。

18．清·吴谦《医宗金鉴》

吴谦是清朝名医，曾任太医院右院判，乾隆四年负责编修一部医学教科书，并由乾隆皇帝钦定《医宗金鉴》四字命名，并收入《四库全书》。本书共分90卷，是我国综合性中医医书中比较完善而又简要的一种。全书采集了上自春秋战国，下至明清时期历代医书的精华。图、说、方、论俱备，并附有歌诀，便于记诵，切合临床实用，流传广泛。其中"刺灸心法要诀"中用歌诀的形式表达刺灸内容，其中灸法歌诀22条，并记载禁灸穴47个。此外，该书在灸材、艾灸方法、灸量、取穴等方面均有独特见解。灸法条文中取穴少而精，大多使用单穴进行治疗；书中还记载了大量的奇穴，如精宫、鬼眼、痞根、肘尖、拳尖、鬼哭等穴，并随后注明其定位；此外，为了便于掌握，有些甚至"不言孔穴，但言其分寸"，如《卷二十三·杂疗方第二十三》"救卒死而四肢不收、失便者方""灸心下一寸、脐上三寸、脐下四寸"。

19. 清·李学川《针灸逢源》

李学川，字三源，号邓尉山人，他有感于清代当时"今医独事方药，视针灸为小技而忽诸"的现象，综合《灵枢》《素问》《针灸甲乙经》所载经穴的异同，引用经典原文及名家注疏以阐述针灸要旨，并参考《伤寒杂病方》的辨证法，编成《针灸逢源》一书。其书不但"特揭经脉刺法诸篇"，更是对灸法做了详尽论述。据统计，对于外科病证，李氏用灸法治疗，其病种可达20余种，不仅用于常见外科病证如瘰疬、疝气等的治疗，对于许多疑难病症，《针灸逢源》也搜集了历代医家长期积累的经验和方法，并做了详尽的记载。施灸原则上，李氏强调不可随意妄灸，应辨证施治；在施灸时的操作顺序上，强调应按从上到下、先阳后阴、先左后右的顺序施灸。其次，在施灸操作上，李氏善于用直接灸法治疗各类疾病，其别具一格的运用隔物灸法与缪灸法，增加了灸法的种类，扩大和丰富了灸法治疗疾病的范围。再者，李氏以大量篇幅记载了艾灸禁忌，值得后世警醒。最后，关于灸后判断预后与调理等方面的内容，李氏强调的清淡饮食、起居有常及适度戒欲等内容，完善了灸疗学理论，现代临床适当借鉴可使灸疗法发挥更好的疗效。在临床疾病的诊治中，重视辨证取穴，灵活施治；提倡针、药、灸并重，灵活与结合使用。他考订经穴数目方面为后世提供了可靠而有序的参考资料。《针灸逢源》所载十四经腧穴数目达到361个，所载十四经经穴的排列顺序一直沿用至今。

综上，引用肖少卿《历代重要针灸著作简介》对历代有关重要针灸专著主要内容的概括，分为以下六大部分：①经络部分：如《灵枢》（经脉、经别、经筋）、《十四经发挥》等有关经络内容。②腧穴部分：如《黄帝内经》《甲乙经》《铜人针灸腧穴图经》《针灸大成》等有关内容。③刺灸部分：如《黄帝内经》《千金翼方》《针灸资生经》《备急灸法》《针灸聚英》《针灸大成》等有关针法和灸法内容。④证治部分：如《黄帝内经》《甲乙经》《针灸资生经》《针灸聚英》《针灸大成》等有关病症治疗内容。⑤医案部分：如《针灸资生经》《针灸大成》等有关针灸医案内容。⑥歌赋部分：如《针灸聚英》《针灸大成》等有关针灸治疗歌赋内容。

（三）中医药针灸经络理论和腧穴

1. 经络理论

经络学说是中医学基本理论的重要组成部分，是研究人体经络系统的循行分布、生理功能、病理变化及其与脏腑相互关系的一种理论学说。它是祖国医学理论体系的重要组成部分。经络学说是古代医家在长期的医疗实践中总结和发展起来的，千百年来一直指导着中医各科的诊断和治疗，对针灸临床治疗和针刺麻醉的指导意义更为显著。经络学说根据客观事物的发展规律，把人体各组织器官的机能变化有机联系起来。既概括地总结组织器官的特殊功能，又指出各组织器官的相互关系，概述机体整体性和机体与环境的统一观念。这些错综复杂的关系，都有赖经络来沟通联系。正如《灵枢·经脉》中所强调的："经脉者，所以能决死生，处百病，调虚实，不可不通。"

（1）经络的概念

经络是经脉和络脉的总称。经，有路径的含义，经脉贯通上下，沟通内外，是经络系统中的主干。络，有网络的含义，络脉是经脉别出的分支，较经脉细小，纵横交错，遍布全身。《灵枢·脉度》说："经脉为里，支而横者为络，络之别者为孙。"经络内属于脏腑，外络于肢节，沟通于脏腑与体表之间，将人体脏腑组织器官联系成为一个有机的整体，并借以行气血，营阴阳，使人体各部的功能活动得以保持协调和相对的平衡。针灸临床治疗时的辨证归经，循经取穴，针刺补泻等，均以经络理论为依据。所以《灵枢·经别》说："夫十二经脉者，人之所以生，病之所以成，人之所以治，病之所以起。学之所始，工之所止也。"说明经络对生理、病理、诊断、治疗等方面的重要意义，而为历代医家所重视。

（2）经络的主要内容

经络系统由经脉和络脉组成。其中经脉包括十二经脉和奇经八脉，以及附属于十二经脉的十二经别、十二经筋、十二皮部。络脉有十五络、浮络、孙络等。

1）十二经脉：十二经脉是经络系统的主体，具有表里经脉相合，与相应脏腑络属的主要特征。包括手三阴经（手太阴肺经、手厥阴心包经、手少阴心经）、手三阳经（手阳明大肠经、手少阳三焦经、手太阳小肠经）、足三阳经（足阳明胃经、足少阳胆经、足太阳膀胱经）、足三阴经（足太阴脾经、足厥阴肝经、足少阴肾经），也称为"正经"。"夫十二经脉，内属于脏腑，外络于肢节"，概括说明了十二经脉的分布特点：内部，隶属于脏腑；外部，分布于躯体。又因为经脉是"行血气"的，其循行有一定的方向。各经脉之间还通过分支，互相联系，就是所说的"外内之应，皆有表里"。

　　十二经脉通过手足阴阳表里经的联接而逐经相传，构成了一个周而复始、如环无端的传注系统。气血通过经脉即可内至脏腑，外达肌表，营运全身。其流注次序是：从手太阴肺经开始，依次传至手阳明大肠经，足阳明胃经，足太阴脾经，手少阴心经，手太阳小肠经，足太阳膀胱经，足少阴肾经，手厥阴心包经，手少阳三焦经，足少阳胆经，足厥阴肝经，再回到手太阴肺经。其走向和交接规律是：手之三阴经从胸走手，在手指末端交手三阳经；手之三阳经从手走头，在头面部交足三阳经；足之三阳经从头走足，在足趾末端交足三阴经；足之三阴经从足走腹，在胸腹腔交手三阴经。

　　十二经脉具有运行气血、联接脏腑内外、沟通上下等功能，无论感受外邪或脏腑功能失调，都会引起经络的病变。因此，了解十二经脉的循行、功能和发病情况，对防病治病均有很大的意义。

　　2）奇经八脉：奇经八脉是督脉、任脉、冲脉、带脉、阳维脉、阴维脉、阴跷脉、阳跷脉的总称。奇经八脉与十二正经不同，既不直属脏腑，又无表里配合关系，"别道奇行"，故称"奇经"。奇经八脉交错地循行分布于十二经之间，其作用主要体现于两个方面。其一，沟通了十二经脉之间的联系。奇经八脉将部位相近、功能相似的经脉联系起来，达到统摄有关经脉气血、协调阴阳的作用。督脉与六阳经有联系，称为"阳脉之海"，具有调节全身阳经经气的作用；任脉与六阴经有联系，称为"阴脉之海"，具有调节全身诸阴经经气的作用；冲脉与任、督脉，足阳明、足少阴等经有联系，故有"十二经之海""血海"之称，具有涵蓄十二经气血的作用；带脉约束联系了纵行躯干部的诸条足经；阴维、阳维脉联系阴经与阳经，分别主管一身之表里；阴跷、阳跷脉主持阳动阴静，共司下肢运动与寤寐。其二，奇经八脉对十二经气血有蓄积和渗灌的调节作用。当十二经脉及脏腑气血旺盛时，奇经八脉能加以蓄积，当人体功能活动需要时，奇经八脉又能渗灌供应。冲、带、跷、维六脉腧穴，都寄附于十二经与任、督脉之中，唯任、督二脉各有其所属腧穴，故与十二经相提并论，合称为"十四经"。十四经具有一定的循行路线、病候及所属腧穴，是经络系统的主要部分，在临床上是针灸治疗及药物归经的基础。

　　3）十二经别：经别是别行的正经。十二经别，就是从十二经脉别行分出，深入躯体深部，循行于胸、腹及头部的经脉，是十二经脉中最重要的支脉。由于其与一般经脉不同，但又包括在正经系统之内，所以称之为别行的正经，简称为"经别"。十二经别有离、入、出、合于人体表里之间的特点，加强了十二经脉的内外联系，更加强了经脉所属络的脏腑在体腔深部的联系。十二经别多从四肢肘膝上下的正经别出（离），经过躯干深入体腔与相关的脏腑联系（入），再浅出于体表上行头项部（出），在头项部，阳经经别合于本经的经脉，阴经经别合于相表里的阳经经脉（合），故有

"六合"之称。十二经别的作用体现在加强表里经脉深部的联系，以补正经在体内外循环的不足。

4）十二经筋：十二经筋是十二经脉之气濡养筋肉骨节的体系，是十二经脉的外周连属部分。十二经筋的循行分布均起始于四肢末端，结聚于关节、骨骼部，走向躯干头面。十二经筋行于体表，不入内脏，有刚筋、柔筋之分。刚（阳）筋分布于项背和四肢外侧，以手足阳经经筋为主；柔（阴）筋分布于胸腹和四肢内侧，以手足阴经经筋为主。足三阳经经筋起于足趾，循股外上行结于顺（面）；足三阴经经筋起于足趾，循股内上行结于阴器（腹）；手三阳经经筋起于手指，循臑外上行结于角（头）；手三阴经经筋起于手指，循臑内上行结于贲（胸）。经筋具有约束骨骼、屈伸关节、维持人体正常运动功能的作用，正如《素问·痿论》所说的"宗筋主束骨而利机关也"。经筋为病，多为转筋、筋痛、痹证等，针灸治疗多局部取穴而泻之。

5）十二皮部：由于正经有十二条，所以体表皮肤亦相应地划分为十二个部分，称之为"十二皮部"。十二皮部是十二经脉在体表的分布范围，是十二经脉及其所属络脉在皮表的分区，是十二经脉所属的皮肤体系，也是十二经脉之气的散布所在。十二皮部位居人体最外层，是机体的卫外屏障，有保卫机体、抗御外邪的功能。

6）络脉系统：络脉是由经脉分出网络联系全身各个部位的分支，纵横交错，网络周身，无处不至，包括别络、浮络、孙络。

别络是较大的分支，共有15条，由手足三阴三阳经在腕踝关节上下各分出一支络脉，加上躯干部任脉之络、督脉之络及脾之大络所组成，故又称十五别络、十五络脉。十二经脉的络脉从本经络穴别出后，均走向相表里的经脉，即阴经别走于阳经，阳经别走于阴经。任脉的别络散布于腹部而下行、督脉的别络散布于腰背部而上行、脾之大络别出后散布于侧面胁肋部。十五络脉具有沟通表里经脉之间的联系，统率浮络、孙络，灌渗气血以濡养全身。

浮络是络脉中浮行于浅表部位的分支。在全身络脉中，浮行于浅表部位的称为"浮络"，它分布在皮肤表面。其主要作用是输布气血以濡养全身。孙络是从别络分出最细小的分支，其作用同浮络一样，为输布气血以濡养全身。

（3）经络的生理功能

经络的生理功能包括：①沟通内外，联系肢体。经络具有联络脏腑和肢体的作用。如《灵枢·海论》篇说："夫十二经脉，内属于腑脏，外络于肢节。"指出了经络能沟通表里、联络上下、将人体各部的组织器官联结成一个有机的整体。②运行气血，营养周身。经络具有运行气血，濡养周身的作用。《灵枢·本脏》篇说："经脉者，所以行气血而营阴阳，濡筋骨，利关节者也。"由于经络能输布营养到周身，因而保证了全身各器官正常的功能活动。③抗御外邪，保卫机体。由于经络能"行气血则营阴阳"，使卫气密布于皮肤之中，加强皮部的卫外作用，故六淫之邪不易侵袭。

（4）经络的病理变化

经络的病理变化体现在以下方面：①反应病候。由于经络在人体各部分布的关系，如内脏有病时便可在相应的经脉循环部位出现各种不同的症状和体征。有时内脏疾患还在头面五官等部位出现反应。如心火上炎可致口舌生疮；肝火升腾可致耳目肿赤；肾气亏虚可使两耳失聪。②传注病邪。在正虚邪盛时，经络又是病邪传注的途径。经脉病可以传入内脏，内脏病亦可累及经脉。如《素问·缪刺论》说："夫邪之客于形也，必先舍于皮毛，留而不去，入舍于孙脉，留而不去入舍于络脉，留而不去，入舍于经脉，内连五脏，散于肠胃"。反之，内脏病可影响经络。如《素问·藏气法时论》所说"肝病者，两胁下痛引少腹"等。

（5）经络在疾病诊疗中的作用

经络在疾病诊疗中具有重要作用。在诊断方面，由于经络循行有一定部位，并和一定脏腑属络，脏腑经络有病可在一定部位反应出来；因此可以根据疾病在各经脉所经过部位的表现，作为诊断依据。如头痛病，可根据经脉在头部的循行分布规律加以辨别，前额痛多与阳明经有关；两侧痛与少阳经有关；枕部痛与太阳经有关；巅顶痛则与足厥阴经有关。此外，还可根据某些点上的明显异常反应，如压痛、结节、条索状等帮助诊断。临床上阑尾炎患者，多在阑尾穴处有压痛即是例证。在治疗方面，经络学说广泛地应用于临床各科的治疗，尤其是对针灸、按摩、药物等具有重要的指导意义。针灸按摩治疗，是根据某经或某脏腑的病变，选取相关经脉上的腧穴进行治疗。例如阳明头痛即可根据其发病部位，选取阳明经腧穴进行针刺，两肋痛可取肝经腧穴。在药物治疗上，常根据其归经理论，选取特定药治疗某些相关病证。如少阳头痛时常选入少阳经之柴胡等。

2．腧穴

腧穴是体表反映病变和进行诊断治疗的重要部位。它具体反映了经络在临床实践中的运用，腧穴在临床实践中的运用，又是经络学说形成的主要依据。

（1）腧穴的分类

腧穴一般分为经穴、经外奇穴和阿是穴类。经穴又称十四经穴，是十二经脉和任脉、督脉循行路线上的腧穴，是全身腧穴的主要部分，计361个。凡未归属于十四经脉、定位明确、有特定疗效的腧穴，称为经外奇穴。阿是穴是病症在体表上的反应点，无固定部位，往往随病而起，病愈即失。

（2）腧穴的主治特点和规律

腧穴的主治特点和规律体现在本经腧穴能治疗本经病，表里经腧穴可治疗表里两经病，临近腧穴能治疗局部病，包括近治作用、远治作用和特殊作用。①近治作用。治疗该穴所在部位及邻近组织、器官的病证。如眼区及其周围的睛明、承泣、攒竹、瞳子髎等穴位均能治疗眼疾；胃脘部及其周围的中脘、建里、梁门等穴位均能治疗胃痛；膝关节及其周围的鹤顶、膝眼、梁丘、阳陵泉等穴均能治疗膝关节疼痛等。②远治作用。十二经脉在四肢肘膝关节以下的腧穴，不仅能治疗局部病证，还可治疗本经循行所过部位的脏腑、组织、器官的病变。如合谷穴可治疗手部的局部病证，颈部和头面部病证。能治疗本经病变以外，还能治疗相表里经脉的疾患。如手太阴肺经的列缺穴可治疗本经的咳嗽、胸闷，手阳明大肠经的头痛、项强。③特殊作用。包括双向良性调整作用（如腹泻时针天枢穴可止泻，便秘时针天枢穴可以通便）和相对的特异性（如大椎穴退热、至阴穴矫正胎位、胆囊穴治疗胆绞痛等）。

（3）腧穴的定位方法

临床常用的腧穴定位方法主要有骨度折量法、体表标志法和指寸定位法三种。①骨度折量法，是以体表骨节为主要标志，设定尺寸，用以确定腧穴位置的方法。如足三里在外膝眼下 3 寸，上巨虚在外膝眼下 6 寸，可根据屈膝时外膝眼至外踝中点连线分为 16 寸（16 等分）来取定。因其大都以骨骼来衡量，所以称骨度折量法。②体表标志法，是以人体五官、毛发、指甲、乳头、脐窝、骨关节和肌肉隆起等部位作为标志来确定腧穴部位的方法。如两眉之间取印堂穴，两乳之间的中点取膻中穴等。③指寸定位法，是用手指或手指的某一部位作为比量腧穴部位的方法。其中，用中指中节两端横纹头之间距离（屈指时）作 1 寸的，称中指同身寸法；用拇指指节横纹两端之间距离作 1 寸的，称拇指同身寸法；用食、中、环、小四指相并作为 3 寸的称一夫法。

（四）针灸刺灸法

针刺和艾灸是两种不同的治疗技术。针法是用金属针具刺入人体腧穴，并进行一定的刺激手法，以调整机体的机能，提高机体的抗病能力，达到防治疾病目的的治疗方法。灸法是用艾绒做成的艾炷、艾条或将艾绒装入温灸器中，点燃后熏灼腧穴或患处，借温热刺激以温通经络和调和气血，达到防治疾病的治疗方法。

随着科学的进步，针法和灸法都有相应的进展。针法包括毫针、三棱针、皮肤针、皮内针、头针、耳针、电针、激光针等。灸法主要有艾炷灸、隔药灸等。针法包括针具的选择、体位的选择、取穴、消毒、进针法、针刺角度和深度的选择、行针、得气、留针、针刺补泻、出针、针刺注意事项、针刺意外的处理等。灸法包括热灸法、无热灸法、灸法注意事项等。关于各种针法和灸法的具体操作等，可参考刺灸法方面的专业书籍，此处不一一叙述。

（五）中医针灸治疗

1. 针灸治疗的特点

针灸治疗疾病是在中医理论的指导下，根据脏腑、经络学说，结合四诊、八纲理论，并根据辨证结果进行配穴处方，最后利用不同的刺灸方法施治的一种过程。具体而言，即运用"四诊合参"，并结合经络辨证、脏腑辨证、八纲辨证等理论，以明确疾病的病因（如外感内伤、房室金刃、虫兽所伤）、病机（如邪正盛衰、阴阳失调、气血津液失调）、病位（如在经在络、在脏在腑、在表在里）、病性（如属阴属阳、属寒属热、属虚属实）及缓急标本，然后在此基础上进行相应的穴位配伍，再根据所选穴位采用针刺、艾灸、刺灸结合等方法进行干预，以疏通脏腑经络气血、调和阴阳，从而达到治疗疾病的目的。

2. 针灸治疗的作用

疏通经络即调理经气，《灵枢·刺节真邪》有云："用针之类，在于调气"，这是针灸最主要也是最直接的作用。《灵枢·九针十二原》云："所言节者，神气之所游行出入也。"节，即指腧穴，是经气循行出入的门户，针灸通过刺激经络上的不同腧穴，从而发挥调理经气的作用，使阻滞的经络畅通，恢复其正常功能。《灵枢·海论》云："夫十二经脉，内属于腑脏，外络于肢节"，运行气血是经络的主要生理功能之一，只有机体经络功能正常，气血运行才能畅达，体表肌肤、四肢百骸、脏腑器官才能得以濡养，发挥正常生理功能。正如《灵枢·经脉》所云："经脉者，所以能决生死，处百病，调虚实，不可不通。"病理状态下，经络可由多种因素造成其功能失常，阻塞不通，从而导致气血运行不畅，引发局部甚至周身疼痛、麻木、拘挛、痿软等症状，此时采用针灸治疗可以起到疏通经络，调和气血的作用，发挥缓急止痛、止痹解痉等功效。

针灸治疗疾病主要有扶正和祛邪两个方面。扶正即培补正气，以增强体质，提高机体的抗病力，正如《素问·刺法论》中所言："正气存内，邪不可干"；祛邪即祛除病邪，《素问·评热病论》曰："邪之所凑，其气必虚"，只有邪去正复，健康才能恢复。扶正与祛邪是相辅相成的两个方面，扶正是为了祛邪，祛邪是为了扶正，即所谓的 "正盛邪自祛" "邪去正自安"。针灸扶正祛邪的作用也是通过经络腧穴并结合不同的补泻手法来实现的，目前普遍认为针刺手法中的补法以及艾灸多以兴奋作用为主，倾向于扶正，而泻法和刺络放血等多以抑制作用为主，倾向于祛邪，火针等特殊疗法则有扶正与祛邪兼顾的特点。除了刺灸方法，腧穴本身也存在着偏补或偏泻的性能，例如气海、关元、膏肓穴等多用于扶正，而少商、鱼际、十宣穴等多用于祛邪，也有腧穴可同时起到扶正或祛邪的双向作用，如足三里、合谷、复溜穴等。此外，我们常用的针具由金属制成，从中医五行角度来看，其具有 "金曰从革" 之性，能柔能刚，可以起到肃杀、潜能、收敛、清洁之功用，正如《标幽赋》所云："本形金也，有蠲邪扶正之道"。

调和阴阳是针灸治疗疾病的根本目的。所谓调和阴阳，是针对机体阴阳偏盛偏衰的变化，通过 "损其有余，补其不足"，使阴阳恢复相对平衡的状态。《灵枢·根结》云："用针之要，在于知调阴与阳"，《素问·阴阳应象大论》云："善用针者，从阴引阳，从阳引阴"，中医认为，机体阴阳平衡失调，阴或阳的偏盛偏衰代替了原本正常的阴阳消长，是疾病发生的本质，而针灸可以通过对经络腧穴采用不同的刺灸手法达到调和阴阳的目的。例如，从经络阴阳属性来看，可分为手三阴三阳、足三阴三阳，而三阴三阳又可分为少阴、厥阴、太阴与少阳、太阳、阳明。选用不同阴、阳经的穴位予以刺灸，即有 "调阴与阳" 之意。从脏腑阴阳及人体各部位阴阳属性来看，五脏属阴，六腑属阳，背部为阳，腹部为阴，因此治疗五脏病变时可取对应的背俞穴，治疗六腑病变时可取对应的腹部募穴。从阴阳对立制约、互根互用的角度来看，对于实寒、实热证，可以采用艾灸或刺络放血的方法，即 "寒者热之，热者寒之"，对于阴虚阳亢者，可采用太溪、肝俞穴进行针刺补法以滋阴潜阳等。

3. 针灸治疗的原则

"用针之服，必有法则"，关于针灸的治疗原则，早在《黄帝内经》中就有较为全面的治疗总则，即《灵枢·经脉》所云："盛则泻之，虚则补之，热则疾之，寒则留之，陷下则灸之，不盛不虚，以经取之"。其中，补虚泻实即扶正祛邪，除了 "盛则泻之"，《黄帝内经》中还有 "满则泄之" "邪盛则虚之" "菀陈则除之" 等表述，均指对于邪气盛而正气未衰的病症如高热、抽搐、胀满、大便热结、各种原因引起的剧痛等，应选用性能偏泻的腧穴，并采用针刺泻法、刺络放血等使邪气出，属祛邪的范畴；"虚则补之" 指的是对于以正虚为主，而邪不盛实的虚证如神疲乏力、气短、腰膝酸软等，应选用性能偏补的腧穴，并采用针刺补法、灸法等培补正气，属扶正的范畴。而对于虚实不明显的病症可采用平补平泻的方法，对于虚实夹杂的病症则需补泻兼施，并根据具体情况，或先补后泻，或先泻后补。"热则疾之"指的是对于邪热亢盛的实热证，应采用浅刺疾出针或点刺出血的方法治疗，且针刺手法宜轻快，少留针或不留针，正如《灵枢·九针十二原》所云："刺诸热者，如以手探汤"。"寒则留（温）之"指的是对于寒性病的治疗应深刺并久留针，以候阳气，如《灵枢·九针十二原》曰："刺寒清者，如人不欲行"，或采用艾灸或针、灸相结合的方法，从而达到温经散寒的目的。值得注意的是，对于"陷下则灸之""不盛不虚，以经取之"在《黄帝内经》中的本意，"陷下"在《黄帝内经》中含义有二，一是指脉象沉伏，《灵枢·禁服》曰："陷下者，脉血结于中，中有著血，血寒，故宜灸之"，提示脉之"陷下"主要见于血寒之症；一是指对于虚证，在相应的穴位处可见下陷之象。"陷下则灸之"即指对于脉象沉伏，或穴位处有凹陷的虚证者，可采用艾灸的方法治疗。"不盛不虚"在《黄帝内经》中本是指人迎脉和寸口脉大小相等，说明其患病为本经病，与其他经络无关，治疗时应取本经腧穴，由于目前脉诊多以寸口脉为主，人迎脉诊断已经少见，对于本经病常根据经脉的循行及其"是动病"来进行判断。

除上述治则外，针灸治疗还有"标本缓急"和"三因制宜"的原则，"标""本"是一个相对概念，用于说明病变过程中的矛盾主次关系，如从正气与邪气的角度出发，正气为本，邪气为标。从病因与症状的角度出发，病因为本，症状为标。从患病的顺序来看，旧病为本，新病为标等。对于"标本缓急"的治则主要为急则治其标、缓则治其本，对于标病和本病俱重或俱缓时则应标本同治。"三因制宜"指的是因人制宜、因地制宜、因时制宜，其中因人制宜即根据患者年龄、性别、体质等个体差异特点制定针对该患者的适宜治疗方法，如针对瘦人宜浅刺，针对胖人则宜深刺，而治疗女性则要考虑经、带、胎、产的问题，并多从任脉、冲脉考虑论治等。因地制宜即根据不同的地理环境特点，考虑不同的治疗方法，如对于北方寒冷地区，患病多为寒证，故多考虑使用灸法治疗，而南方温热地区，湿气较重，多使用微针治疗等。因时制宜即根据不同季节气候的特点，来考虑治疗的原则，如《难经·七十四难》云："春刺井，夏刺荥，季夏刺俞，秋刺经，冬刺合"，《灵枢·寒热病》云："春取络脉，夏取分腠，秋取气口，冬取经输"等。事实上，因时制宜的范畴远不止节气，中医认为，人体的气机在一天之内也会随时间的变化表现出升降出入盛衰的变化，如《素问·生气通天论》云："故阳气者，一日而主外，平旦阳气生，日中而阳气隆，日西而阳气已虚，气门乃闭"，并认为针灸治疗需要把握时机，如《灵枢·卫气行》云："是故一日一夜，水下百刻，二十五刻者，半日之度也，常如是毋已，日入而止，随日之长短，各以为纪而刺之。谨候其时，病可与期，失时反候者，百病不治"。后世医家更是以《黄帝内经》中相关气血流注、天人相应及刺灸逢时学说，结合天干地支开创出按时取穴的方法，如子午流注针法等。

此外，针灸的治则中还有其非常特殊的一点，即"治神"与"守神"。《素问·宝命全形论》曰："凡刺之真，必先治神"，所谓"治神"，是指针灸医师在给患者的施治过程中，必须要精神专一，并注重调节患者的精神状态，正如《灵枢·官能》所言："用针之要，无忘其神……语徐而安静，手巧而心审谛者，可使行针艾，理血气而调诸逆顺，察阴阳而兼诸方"。《灵枢·刺节真邪》曰："用针之类，在于调气"，针灸所言之气，主要指的是经气，即经络之气。只有对经气进行调理，针灸才能发挥其作用。所谓"守气"其实也属于"守神"的一部分，它指的是对于患者经络气机往来运动的一种把握，如《灵枢·九针十二原》云："粗守形，上守神。神乎神，客在门……刺之微，在速迟。粗守关，上守机。机之动，不离其空。空中之机，清静而微。其来不可逢，其往不可追"，指出高明的针灸医生能根据患者神气的盛衰、邪气的虚实，并根据经气往来的动静及出入的门户，把握正确的时机，采用相应的补泻手法对患者进行调神。

4．针灸治疗的辨证

中医辨证论治内容丰富，除了常用的八纲辨证和脏腑证治外，针灸还有着独特的经络辨证体系，并将八纲、脏腑、经络辨证体系紧密结合从而确定刺灸治法。由于针灸主要是通过经络腧穴发挥治疗作用的，而经络"内属于腑脏，外络于肢节"，当人体由于病邪导致气血失调时，经络所过之处及其所属脏腑必然会产生相应的病理变化。因此，明确疾病与经络的关系在针灸临床中显得尤为重要。关于经络辨证，主要从以下两点出发：第一是经候辨证，主要根据《灵枢·经脉》所载的十二经脉的"是动则病……"和"是主……所生病"来判断，如手太阴肺经"是动则病肺胀满，膨膨而喘咳，缺盆中痛，甚则交两手而瞀……是主肺所生病者，咳，上气喘渴，烦心胸满，臑臂内前廉痛厥，掌中热"；或根据十五络脉病理特征判断，如足阳明络脉丰隆穴"其病气逆则喉痹瘁瘖。实则狂癫；虚则足不收，胫枯。取之所别也"；或根据奇经八脉相关病理特征进行判断，如《素问·骨空论》所云"督脉为病，脊强反折"等。第二是病位辨经，如阳明经行于前额，故前额痛可辨为阳明经头痛，少阳经行于头侧，故侧头痛可辨为少阳头痛，太阳经行于头后侧，故头后部疼痛可辨为太阳头痛，足厥阴经与督脉汇聚于头顶，故头顶痛可辨为厥阴头痛等。

5. 针灸治疗的选穴与配穴

针灸治疗疾病的穴位选用及配伍建立在中医基本理论指导下，并有着自己独特的理论体系和原则，其中选穴原则主要有：局部选穴，也称近部选穴，是在病变部位或其周围比较接近的地方选穴，体现了"腧穴所在，主治所及"的治疗规律，多用于病变部位比较明确的疾病，如头顶痛针刺百会穴，偏头痛针刺角孙、头维穴，胃痛取中脘穴等。远部选穴，是指选择距离病变部位较远的腧穴，主要是根据部分腧穴具有远治作用的特点而来，体现了"经脉所过，主治所及"的治疗规律，常用于四肢肘膝以下的穴位治疗头面部、躯干、内脏的病变治疗，如四总穴歌"肚腹三里留，腰背委中求，头项寻列缺，面口合谷收"。辨证选穴，指的是根据疾病的特点，分析病因病机，将病症归于某脏腑或经络，然后按经取穴，如失眠证属心肾不交者，可归属手少阴心经、足少阴肾经，并选取神门、通里、太溪穴进行刺灸治疗；属心脾两虚者，可归属手少阴心经、足太阴脾经，并选取神门、通里、阴陵泉、三阴交进行刺灸治疗等。对症选穴，指的是根据疾病的特殊症状及腧穴的特殊治疗作用进行选取，也称经验选穴。如定喘穴治疗哮喘，四缝治疗小儿疳积，外劳宫治疗落枕，金津、玉液治疗舌强不语等。

配穴是在选穴的基础上，选取主治功能相同、相近或具有协同作用的腧穴加以配伍应用以增强疗效的方法，主要有按部配穴和按经配穴两类。按部配穴是结合机体不同分部位置的腧穴，以增强腧穴的局部或远端治疗作用，包括上下配穴、前后配穴和左右配穴。其中，上下配穴指的是将上肢或腰部以上搭配下肢或腰部以下腧穴，如《灵枢·终始》云："病在上者下取之，病在下者高取之，病在头者取之足，病在足者取之腘"。治疗胃火牙痛，上可取合谷，下可取内庭；治疗脱肛，上可取百会，下可取长强等。前后配穴，又称腹背阴阳配穴，是将身体前、后部位的腧穴搭配起来应用的方法，主要见于俞募配穴等。如治疗胃脘痛，前取中脘，后取胃俞；治疗肺病，前取中府，后取肺俞等。左右配穴，主要根据十二经脉及其腧穴在人体左右对称而来，与《黄帝内经》中所载"缪刺""巨刺"相类似，对于治疗头痛、面瘫、半身不遂等症均有较好疗效。如治疗面瘫，既可选用患侧的地仓、颊车等穴，也可选择健侧的相同穴位等，正如《标幽赋》所言："交经缪刺，左有病而右畔取"。按经配穴是根据经脉理论及经脉之间的相互联系进行配穴的方法，常用的有本经配穴、表里经配穴、同名经配穴、子母经配穴及交会经配穴。其中，本经配穴是指当某一脏腑、经络发生病变但未涉及其他脏腑经络时，选取本经的相关腧穴进行配伍治疗的方法，如肺经病变时，可取天府、孔最、少商、尺泽等穴进行治疗，或选取本经的五输穴，利用五行理论配穴治疗，如肺属金，肺气虚可取本经五输穴中属土的太渊培补肺气，肺实热可取本经五输穴中属水的尺泽泻热清肺等。表里经配穴则是基于脏腑、经络的阴阳表里配合关系作为配穴依据的一种方法，即某一脏腑、经脉病变时，除了选取本经的相关腧穴，还选取其相表里的经脉腧穴进行搭配治疗。如肺与大肠相表里，肺热实喘时，除了取本经的尺泽、孔最、少商等穴，还可取大肠经的商阳、二间、合谷、曲池穴进行泻热平喘等。同名经配穴是在"同气相通"的理论指导下，将手足同名经脉的相关腧穴搭配使用的一种配穴方法，例如治疗腹痛、便秘等症，除了取手阳明经的合谷、曲池穴，还可取足阳明经的梁门、天枢、足三里穴等。子母经配穴是参照脏腑经络的五行属性，以"虚则补其母，实则泻其子"为理论指导确立的配穴方法，如肺属金，脾胃属土，土为金之母，对于肺气阴两虚者，除了选取本经原穴太渊外，还可选用脾经、胃经相关腧穴（如阴陵泉、三阴交、足三里穴）进行培土生金等。交会经配穴则是根据经脉之间交叉、交会的情况来配穴，某些病变部位可能有数条经脉交会或某一病症与数条经脉有关，皆可选用此法进行治疗，例如泌尿、生殖系统疾病往往与足三阴经脉有关，此时可选用足三阴经的交会穴三阴交进行相关刺灸治疗等。

6. 针灸治疗方法的选择

针刺与艾灸虽然同为外治法，但所主功能不尽相同，因此在治疗疾病时，往往需要根据疾病的病性、病位等不同选用不同的刺灸方法与手法进行治疗。如对于实热证一般采用针刺泻法或刺络放血等，而不宜施灸，对于虚寒证则更宜采用艾灸、温针或针刺补法等；对于肌肉丰厚处的寒痹，则可采用火针温经通络；对于小儿等惧针者，还可采用穴位敷贴治疗相关疾病；对于病位较浅的疾病宜浅刺，而病位较深的疾病则宜深刺。此外，随着技术的发展，后来又涌现出诸如穴位注射、穴位埋线、电针等新型针灸疗法，现已广泛应用于临床。例如穴位注射可将针、药有机结合起来，在发挥针刺效应的同时又能起到相关药物治疗的作用；由于现代人工作生活节奏较快，部分患者较为忙碌，无法定期进行针灸治疗，此时可选用穴位埋线，通过将羊肠线等相关介质埋入穴位肌肉组织中，能一定程度上代替针刺并起到长期的刺激作用从而发挥疗效；电针则是将针刺与电刺激结合，在治疗痹证、痉挛、肌肉痿软等方面有着一定的优势。总而言之，针灸方法的选择，必须根据患者的差异、疾病的特征、刺灸法的特点、腧穴的特异性来决定，只有这样才能更好地发挥针灸的治疗作用。

（六）针灸治疗的现代基础研究

1951 年朱琏主编的《新针灸学》出版，开辟了新中国在科学视角下研究传统针灸疗法的先河，她将现代医学的解剖学、生理学、特别是当时最新的神经生理学研究成果——巴甫洛夫的高级神经反射学说融入针灸学当中，用来揭示针灸治疗疾病的相关原理，并在临床部分舍弃了传统的辨证治疗体系，取而代之的是采用系统性的辨病治疗体系，引导了中国针灸临床治疗的新方向。

1. 现代与传统针灸学体系的差异

从文化背景、概念体系特征及存在的问题等多个角度综合分析，可大致将针灸学的发展分为传统体系和现代体系，两者分属于不同的模式，有诸多不同之处。其中，传统针灸学体系是建立在中国传统文化之上，将医学实践与当时对社会和自然界最具权威性的认识（如道家的术数学、阴阳五行学说、天人相应理论等）相结合形成的。而现代针灸学的基本理论则是由现代生物科学意义上的基本概念、基本规律所构成，立足于现代科学知识体系对相关现象或问题的阐明，具体说来现代针灸学体系是以神经-内分泌-免疫网络学说、腧穴的作用规律、针刺的作用规律为其理论核心。诊疗方面，传统针灸学体系主要运用四诊八纲、经络辨证等手段进行辨证论治，并强调各种刺灸手法，重视补泻。而现代针灸体系则以辨病为主导，重视对现代诊疗技术和方法的应用，针刺手法注重的是强弱刺激与针刺效应的关系等，对于针灸临床关键共性技术如穴位的配伍、针刺的手法、时机、频次等，则更强调其相关规律性。

2. 现代针灸学基础研究的意义

传统针灸学体系的经络、脏腑、气血学说等基本理论自创立至今，经过两千多年的发展，目前仍以"解经""注经"为主，除众说纷纭、各家林立之外，很难见到概念体系的实质性创新与发展——这一历史事实表明，在既有模式范围内，传统针灸学理论体系已经达到了其应有的完美。然而，这种完美并不能很好地满足时代发展的需求，随着科技的进步及对人体认识的逐步深入，越来越多的问题涌现出来——经络和腧穴的本质是什么？"经气"又是什么？针灸治病的机理是什么？针灸是如何起到治疗作用的？穴位配伍的规律是什么？采用怎样的针灸刺激才能取得最佳治疗效果？可以说类似上述的理论、临床问题在传统针灸学体系内都没有得到很好的解决，而现代针灸学基础研究的任务就是探索这些问题的答案。

此外，针灸作为中医药的重要组成部分，目前已传播至全球 183 个国家，而这也开启了针灸学在这些国家的本土化进程。针灸的"本土化"必然会伴随着传统中医针灸学体系的"异化"甚至针灸学的"去中医化"，这为推动针灸学科的发展提供了巨大动力，但同时也给中医传统针灸学和中医针灸学者带来了极大的挑战。只有从理论上回归针灸体系的本源，基于对临床的指导，吸收现代科学知识，发展开放、包容的现代针灸学，才能促进中医针灸学的创新与发展、引领针灸学科的国际潮流，否则只会停滞不前。

3. 现代针灸学基础研究成果

目前，现代针灸学在科学背景下通过多学科研究取得了很多重要成就。如传统针灸学认为"得气"（即针感）是针灸产生治疗效应的重要基础，现代研究表明，针刺时针感的产生主要基于深部感受器。例如肌肉丰厚处的腧穴针感感受器以肌梭为主，肌腱附近的腧穴针感感受器则以肌腱为主，肌膜处则以环层小体为主，关节囊处主要是关节感受器，头皮处则主要以游离神经末梢为感受器等。这些感受器在受到针刺刺激后，将相关信号传入中枢从而发挥调节效应。近 70 年的大量相关研究表明，腧穴治疗作用的基本规律与神经的节段性支配有关，即某一范围内的腧穴的相关作用取决于与之相同或相近的神经节段的支配区域，也就是说处于相同或相近神经阶段支配区域内的腧穴具有相同或类似的治疗作用。这一规律在位于躯干部的腧穴作用尤为典型，例如分布于胸腹部胃经腧穴的气户、库房、屋翳、膺窗等穴均由 $C_5 \sim T_5$ 神经节段支配，均可治疗胸部、气管、肺脏、心脏的相关疾病；承满、梁门、关门等穴均由 $T_7 \sim T_{10}$ 神经节段支配，均可治疗胃、小肠等上腹部器官的相关疾病；水道、归来、气冲等穴均由 $T_{10} \sim L_4$ 神经节段支配，均可治疗泌尿系统、子宫、子宫附件等盆腔疾病。分布于胸腹部胆经腧穴的渊腋、辄筋、日月等穴均由 $C_5 \sim T_9$ 神经节段支配，主治胸胁、胆囊疾病；京门、带脉、五枢、维道等穴均由 $T_{11} \sim T_{12}$ 神经节段支配，主治下腹及盆腔器官疾病。分布于胸腹部任脉腧穴的华盖、膻中等穴主要有 $T_1 \sim T_5$ 神经节段支配，主治心、肺、气管疾病；上脘、下脘等穴主要由 $T_6 \sim T_{10}$ 神经节段支配，主治上腹部疾病；气海、关于等穴主要由 $T_{10} \sim T_{12}$ 神经节段支配，主治下腹及盆腔内疾病。近 50 年的研究成果表明，机体的机能状态决定着针刺效应的产生。具体来讲就是如果针刺某个腧穴能对某个器官产生机能方面的影响，在一般刺激量的状态下，这种作用产生的兴奋性或抑制性作用是由该器官所处的状态决定的，如果该器官本身处于兴奋状态，那么针刺可产生抑制作用，如果该器官本身处于抑制状态，那么针刺则能产生兴奋作用——即针刺调节具有双向性。而如果该器官本身处于正常稳定状态下，则针刺既不会起到兴奋作用，也不会发挥抑制作用，但能稳定该器官的机能，增强该器官抗扰动的能力。针刺抑制或兴奋作用还与刺激量有关，相关研究表明较强的刺激往往产生抑制性反应，较弱的刺激往往产生兴奋性反应，因此在治疗机能低下的疾病时往往采用刺激强度较弱的针刺手法，而对于机能亢进的疾病则宜采用较强的刺激手法。此外，大量研究表明，针刺疗效与针刺时间之间的确如传统针灸学所言，具有密切联系。生理、生化等学科研究已经证明，机体在一天不同时间内的机能状况不同，并遵循着一定的节律性，存在着峰值期与谷值期。在峰值期内针刺可以更好地起到抑制作用，而在谷值期针刺则能更好地起到兴奋作用。

　　针灸对内分泌的调节主要体现在其对下丘脑 - 垂体 - 终末器官（如肾上腺 / 性腺等）轴的调控作用，针灸可以通过调控下丘脑以及该轴的上级，调控中枢海马神经元的糖皮质激素受体表达，参与下丘脑 - 垂体 - 终末器官轴的正、负反馈，从而影响下丘脑、垂体、肾上腺、性腺等释放促肾上腺、促肾上腺皮质、糖皮质等相关激素。例如，针灸可能通过作用于丘脑下部等自主神经系统的皮质下中枢，激发高级神经中枢的调整、整合功能，以调节神经内分泌的神经及相关神经递质及激素的代谢，从而下调 2 型糖尿病中下丘脑 - 垂体 - 肾上腺轴的促肾上腺皮质激素释放激素和皮质醇的分泌水平，还可使卵泡生成激素、黄体生成激素、雌二醇及睾酮等生殖内分泌激素的分泌发生改变，影响下丘脑中与生殖内分泌系统有关的神经元活性，并能通过调节下丘脑 - 垂体 - 性腺轴及相关激素分泌水平，抑制大脑皮层中 β 淀粉样前体蛋白和 β 淀粉样蛋白 1-42 含量的表达，改善学习记忆能力等。

　　针灸对免疫功能的调节作用主要表现为其对免疫细胞、免疫分子和神经免疫的相关作用。具体来讲，针灸既能改变机体特异和非特异性的免疫功能，又对免疫分子和免疫细胞具有明显影响；既能一定程度上发挥抗炎、抗感染、防治免疫紊乱性疾病等，又能在抗肿瘤方面发挥积极作用。如相关研究证实针灸可以选择性调控巨噬细胞的吞噬功能，生理状态下，针灸对其影响并不明显，而在病理状态下，当巨噬细胞吞噬能力不足时，针灸可增强其吞噬能力，当其吞噬能力过于活跃时，针灸则能降低其吞噬指数；针灸还能通过调控巨噬细胞的极化（M1/M2 型），促进其清道夫受体的表达，并能通过影响巨噬细胞及相关信号通路和相关分子调控细胞因子的生成。此外，针灸对肥大细胞、自然杀伤细胞、中性粒细胞等免疫细胞同样具有双向调节作用，例如其可缓解肥大细胞在病理状态下的异常脱颗粒，这在治疗过敏性疾病、炎性疾病中具有重要意义；免疫低下时，针灸可增加自然杀伤细胞的数量并增强其活性，促进 γ 干扰素、白细胞介素（interleukin，IL）-10 等因子的分泌，而在缓解疼痛的过程中，针灸又能降低自然杀伤细胞的数量；炎性反应时，针灸可以增加中性粒细胞的数量与活性，但在应激状态或过敏性疾病过程中，针灸则能下调中性粒细胞的数量和激活率等。在适应性免疫中，针灸可提高局部皮肤、外周血、淋巴器官、病变部位的 T 淋巴数量，增加 T 淋巴细胞的转化率，并能维持 T 细胞的平衡等，还能对 B 细胞生成抗体产生双向调控作用、影响抗原提呈细胞及免疫因子的释放及补体的生成等，从而发挥抗炎、抗过敏反应等作用。神经免疫中，针灸可以刺激内源性阿片肽和多巴胺（dopamine，DA）的释放，有效地调节免疫器官生成细胞因子；还可直接兴奋中枢脑区及核团释放内源性阿片肽，并可兴奋中枢迷走神经核团，进而激活外周迷走神经末梢释放递质，这些神经肽、神经递质可广泛作用于机体各个器官以发挥相关免疫调节作用。

二、推拿

1．推拿简介

推拿又称"按摩"，古称按跷、案抚。是以中医学的脏腑、经络学说为理论基础，并结合现代医学的解剖和病理，运用手法或借助于一定的推拿工具作用于人体体表的特定部位或穴位以调节机体生理、病理状况，来治疗疾病的一种治疗方法。从性质上来说，它是一种物理的治疗方法，属于中医学外治法范畴。从推拿的治疗上，可分为保健推拿、运动推拿和医疗推拿。数千年来，推拿疗法为人类的卫生保健事业发挥了极其重要的作用。早在先秦两汉时期成书的两部医学巨著《黄帝内经》和《黄帝岐伯按摩》（已佚）反映当时推拿独特的治疗体系已经形成。在这两部医著中，推拿所占比重之大，可以看出推拿在中医学中的重要地位。今天在重新认识天然药物疗法和非药物疗法的优越性时，推拿这一传统的不药而愈的治疗方法越来越为人们所重视。

推拿，是人类最古老的一门医术。推拿起源，可能萌于人类的自我防护本能。原始社会人类在繁重而艰苦的劳动生产过程中，经常发生损伤和病痛，会不自觉地用手抚摸伤痛局部及其周围部位。当这种抚摸使疼痛减轻后，有思维的原始人就从体会中积累了经验，由自发的本能发展到自觉的医疗行为，再经过不断的总结、提高，就成为一门古代的推拿医术。《素问·异法方宜论篇》记载："中央者，其地平以湿，天地所以生万物也众，其民食杂而不劳，故其病多痿厥寒热，其治宜导引按跷。"现代有学者对此根据古代殷商地处中央，提出按摩之法是殷人发明的。

推拿一名最早见于明代著名儿科专家万全所著《幼科发挥》（1579年成书）中，其文曰："一小儿得真搐，予曰：不治。彼家请一推拿法者掐之，其儿护痛，目瞪口动，一家尽喜。"其后问世的小儿推拿专著则纷纷采用。这一名称的演变，反映了手法的发展和变化，使推拿疗法更接近科学合理，是推拿发展史上一个巨大飞跃。

2．推拿代表人物及代表作

（1）扁鹊：《周礼注疏》记载："扁鹊治赵太子暴疾尸厥之病，使子明炊汤，子仪脉神，子术按摩"，描述了春秋战国时期，名医扁鹊运用推拿等方法成功地抢救了尸厥患者一事。

（2）淳于意：《史记·扁鹊仓公列传》记载了汉代淳于意以寒水推头治疗头痛、身热、烦满等症。

（3）张仲景：张仲景在《金匮要略·杂疗方第二十三》介绍"救自缢死"方法中说："徐徐抱解，不得截绳，上下安被卧之。一人以脚踏其两肩，手少挽其发常弦弦勿纵之；一人以手按据胸上，数动之，一人摩捋臂胫屈伸之……此法最善，无不活也。"并认为对四肢重滞的患者可用导引、吐纳、针灸、膏摩等法治疗。其中膏摩，即是将药煎成膏剂，涂在患处进行按摩。

（4）葛洪：在《肘后备急方》中记载治卒心病方："闭气忍之数十度，并以手大指按心下宛宛中取愈"，治卒腹痛方："使病人伏卧，一人跨上，两手抄举其腹，令病人自纵重轻举抄之，令去床三尺许便放之，如此二七度止，拈取其脊骨皮，深取痛引之，从龟尾至顶乃止，未愈更为之"。治卒腹痛方所介绍的"拈取其脊骨皮，深取痛引之"的方法，可谓是最早的捏脊法。

（5）孙思邈：药王在《千金要方》尤推崇按摩疗法应用于小儿疾病，认为小儿"鼻塞不通有涕出""夜啼""腹胀满""不能哺乳"等病证，都可用按摩治疗。《千金要方》中详细介绍的"婆罗门按摩法"和"老子按摩法"都是自我推拿、自我锻炼的方法。

（6）庞安时：北宋医王庞安时创按摩法催产，获得"十愈八九"的效果。

（7）张从正：金代创立"攻邪论"的张从正在《儒门事亲》一书中，认为按摩也具有汗、吐、下三法的作用，对推拿的治疗作用，提出了新的见解。

（8）龚云林：撰著《小儿推拿方脉活婴秘旨全书》又名《小儿推拿秘旨》《小儿推拿方脉全书》，该书刊于万历三十二年（1604年），其中内容除一部分取材于钱乙的《小儿药证直诀》外，其余都是作者的经验和见解的记录。全书分二卷，卷一所述以推拿治法为主，卷二主要为药物治疗。此书的特点是：①主要以歌诀形式写成，易懂、易记、易于传播；②既是一部较早较丰富的推拿专书，又是一部儿科医籍；③既可供医家临证之用，也可供病家学习使用。

（9）周于蕃：所撰《小儿推拿秘诀》又名《推拿仙术》，完成于万历三十三年（1605年）。书中详细介绍了"身中十二拿法"的穴位和功效；绘有周身穴图；在治疗部分，则介绍了用葱姜汤推，用艾绒敷脐，用葱捣细捏成饼敷穴位等法。

（10）薛己：撰写的《正体类要》，是一部骨伤科疾病的诊疗著作，重视内外治并重。在外治法中，介绍了正骨手法十九条。这是推拿手法治疗骨伤疾病的总结，对后世正骨推拿的发展有一定的影响。

3. 推拿学术流派

（1）一指禅推拿

流传于江浙沪地区，为清咸丰武举人李鉴臣客居扬州传予丁凤山。今之朱春霆与王纪松为李之第四代传人。一指禅推拿手法常用十四法即推、拿、按、摩、攘、捻、搓、抄、缠、揉、摇、抖、抹、勾。其特点是循经，技巧，取穴准，适合内妇儿杂病。

（2）攘法推拿

攘法推拿创始人丁季峰原为一指禅推拿门人，临床以攘法为主要手段，配合揉按拿捻搓和肢体被动运动而发明攘法。其特点是：①以经络学说为基础，结合有关生理、解剖、病理等理论为实践依据。②经周密检查之后，以轻巧灵活手法治疗。因其接触面积大，压力也大而又柔和舒适有利于疏通经络，行气活血。其适应范围主要有半身不遂、小儿麻痹、颈肩腰臀及四肢关节软组织扭挫伤等。

（3）内功推拿

内功推拿以山东马万起、马万龙为代表，其特点是强调整体观念，扶正祛邪并以少林内功指导患者进行锻炼。手法包括擦拿、点、分、合、扫散、理、劈、抖、搓运、拔伸、击等。其另一特点是用湿热敷及棒击法配合治疗。

（4）正骨推拿

正骨推拿又称正骨按摩、伤科按摩。是以矫正骨缝开错、筋结筋歪等一类骨伤疾病为诊治范围的一种推拿方法。其基本手法为推拿按摩摸接端提八法，主要流行于北方。临床应用可分为正骨手法和推拿手法，两者又可配合运用。近代中医正骨推拿名家有杜自明、黄东山、陆文。正骨推拿在治疗骨伤疾患方面具有重要作用。正确运用正骨手法可使断者复续、陷者复起、碎者复原、突者复平。《正骨心法要旨》说："手法各有所宜，其愈可之迟速及遗留残疾与否皆关乎手法之所施得宜。"

（5）点穴推拿

点穴推拿或称指压推拿、指针疗法。临床上主要是以手指按压点掐人体经络穴位以防治疾病的一种推拿方法。《素问·举痛论》中说："按之则热气至，热气至则痛止矣。"本法特点是感应强、作用快、损伤小。其基本手法是用拇指端或螺纹面着力按压穴位，可不动或拨动或颤动或滑行。此外，另有爪掐、肘压、叩点、褆针。近代点穴推拿名派有郑怀贤经穴按摩手法、按脊疗法、胸穴指压法与指压麻醉法，主要流行于川中。

（6）小儿推拿

小儿推拿或称小儿按摩，小儿推拿的对象一般指六岁以下，年龄越小效果越好，流传于鲁东湘西等地。

小儿推拿临床特色：①强调手法操作程序：先头面，次上肢，次胸腹，次腰背，次下肢。②强调手法的补泻作用：如旋推为补，直推为清。缓摩为补，急摩为泻等。③重视膏摩的应用并根据季节的不同，分别选用葱姜汁，滑石粉或凉水等做介质进行推拿，可保护娇嫩的皮肤。

4．推拿治疗

（1）作用原理：推拿是通过手法作用于人体体表的特定部位以调节机体的生理、病理，达到防治疾病的目的。属于中医学外治的范畴，中医学认为通过手法的作用，可以调整脏腑、疏通经络、行气活血、理筋整复。

（2）治疗原则：治病求本，扶正祛邪，调整阴阳，三因制宜。

5．现代研究

推拿手法的作用形式概括起来就是力量、能量、信息的综合体现。各种形式的手法一方面是一种机械性的刺激，直接在人体局部起治疗作用；另一方面，在一定刺激量的手法作用下，机体会产生一定的能量转换和生物电等信息传导，刺激机体产生各种生物效应，对人体的神经、循环、消化、泌尿、免疫、内分泌、运动等系统及镇痛机制产生一定影响。自20世纪60年代以来对推拿作用原理的研究不断深入在与各个基础学科相互渗透的情况下，得到比较快的发展。其研究主要从四个方面展开：①推拿手法动力学研究；②推拿镇痛研究；③推拿对内脏功能的影响；④推拿对周围循环的影响。

现在，随着生物医学模式逐步转变为生物 - 心理 - 社会医学模式以及疾病谱的变化，人们治疗疾病的方法正在从偏重于手术和合成药物，向重视自然疗法和非药物治疗转变；在科学发展的新时代，学科之间相互渗透。在这样的背景和条件下，传统而古老的中医推拿学得到了充分的发展，推拿事业将进入一个崭新的时期。

小　结

本章意在使读者认识到中医学作为当今世界最全面和最具影响力的传统医学，由技术层面（原初的基础医学知识、临床经验）和文化层面（古典哲学、区域性文化和若干群体的信仰）两个层面组成，具有科学和文化双重属性，不同层面具有不同的特点，故而对应着不同的研究方法。同时，对中医学的四诊信息的采集、诊断方法、治疗的干预手段进行了具体的描述，意在相对全面的说明中医学的构成及疾病诊疗特点，为中医临床科研方法学的选择和使用提供借鉴和参考。

第二章
中医学辨证论治的演变与趋势

辨证论治是中医学的精髓与特色，证候或类证候则是中医辨证论治的起点与核心。传统中医学辨证论治所依据的要素来自望、闻、问、切的四诊信息。四诊合参是中医学辩证地扬弃，正如名老中医蒲辅周所言"四者之间，相得益彰，必须四诊合参，连贯起来思索"。毋庸置疑，时代需要中医学的精准辨证论治，这也是中医学发展的内在要求。汉·张仲景《伤寒论》"但见一证便是，不必悉具"，"太阳病，初服桂枝汤，反烦不解者，先刺风池、风府，却与桂枝汤则愈"，这里面体现的是古代医家对辨证论治准确性和服药后可能病机转变的自信，这种自信来源于中医学长期临床实践的不断试错纠错，来源于数量巨大的患者诊疗效果的反馈，来源于众多医家尤其是杰出医家的创造性工作，来源于物华天宝的华夏大地所提供的天然药材及适合的炮制加工技术，更来源于博大精深的中华文化所赋予中医学的深厚底蕴和原创思维。但是，彼时所谓的准确是"宏观"对"宏观"，是对患者机体"状态"或自身感受的高度关注，是对医者所能感知到的患者外在表象的描述，虽然有后续哲学思辨的补充，但不可否认的是在四诊信息采集方面很难超越人体感知器官所能感知的范围。而随着现代生命科学技术的发展，循证医学理念的普及和中医学自身理论体系的不断完善与修正，中医学对"精准"的描述也在发生变化。那么如何实现中医学由四诊合参的宏观辨证论治到精准辨证论治的迈进，如何提高中医学诊断的敏感度和特异度，中医学的辨证论治在发展过程中又经历了怎样的演进过程，其未来发展方向如何？在这过程中哪些是值得我们深入研究的？相关问题不一而足。作为中医学专业学生和工作者，只有明确了这些问题，才能明白大致可以从哪些方面选择中医学研究的切入点。一如复旦大学汪涌豪教授所言："知其历史文化，才能更知其当下"，所以在进行中医临床研究前，必须知道中医临床辨证论治的渊源，明确中医辨证论治的演变和趋势，本章内容即是为中医学科研课题的设计和实施提供了一个借鉴和参考。当然，也毋庸讳言，目前关于中医有效性的评价更多的是基于制备药物、化学分析、生物活性评价、动物模型、临床试验等生物医学过程的评价，而忽视了疾病的治疗除了有生理过程的响应之外的中医学文化独特性，而后者为疗效机制提供了新的视角。

第一节　中医辨证论治模式的变迁

辨证论治（施治）一词目，在 20 世纪 60 年代之前是没有的（干祖望）。但辨证论治的精神，来源古远，其思想孕育于《黄帝内经》，发挥于《伤寒杂病论》。辨证论治的精神实质是理、法、方、药一套完整的治疗体系，是中医临床医学的灵魂，是总的指导思想，而不仅是一个简单的方法学层面的问题，故而一直为中医临床所重视。那么何谓辨证论治呢？

中医证候是辨证论治的起点和核心，所以要谈辨证论治，首先要谈谈什么是中医证候，即要想掌握中医学的辨证论治，一定要先研究古人所说的"证"。其实，中医典籍中关于"证"的概念从未有过统一和明确的定义，以致后人各有发挥，有统计指出目前已经明确给出证候概念表述的有 30 余条。造成这种现象的原因，与历代医家对四诊信息的采集、分析综合及证型判定多依赖个体经验和经历以及基于这种经验和经历的取舍与判别有关，即虽然"证"是现实的、固定的，但"辨"的过程却是灵活的、不尽相同的，而这个判别又多来自流动变化着的宏观症状、体征，其内涵与外延不尽相同，很难统一，故而"证"缺乏统一的客观化的精确的界定标准。早期如任应秋认为："中医的证候决不同于现代医学的症状，中医的证候，完全是施治用药的标准，而现代医学的症状，不过是描写病人的异常状态，殊非诊断治疗上的关键。"秦伯未也强调："从疾病过程中抽引出客观的自身规律，务使求得症状和病因的统一。"也有学者将辨证所借由的手段放入定义中，认为证候是疾病演变过程中各阶段本质的反映，它以某些相关症状及舌、脉象揭示疾病所处阶段的病因、病位、病性和发展趋势。随着现代科学术语的引入，证候概念也随之发生变化，被赋予了新的含义。中国工程院院士王永炎教授提出中医证候是对四诊信息表达的机体病理生理变化整体反应状态的概括，证候具有内实外虚、动态时空、多维界面的表现特征。证候概念的定语越来越多，但倾向性也趋向明确，即中医学的"证"是一种"状态"。

中医学辨证论治的内涵和外延处于一个不断演变的过程，随着患者信息采集与数据处理方法的不断演进，症、证、病之间的关系，方证之间的对应关系也不断得到揭示，一定程度提高了医者主观对患者"证候"客观实在的感知以及根据证候选择更合适方药的能力。所谓辨证论治就是从某些证所包含的症候群、舌象、脉象等四诊信息里，来辨别它的特征，用来作为论治的依据，就是综合归纳分析有关患者发病的各种证据并从而据此作出诊断和治疗，是"包括灵感在内的综合思维活动"。该定义对中医学具有普遍的指导意义，但具体操作起来却仁者见仁，各有侧重。比如由于信息采集手段和方法的相对主观性，进而导致"证据"对于辨证论治的贡献度有大小，"证据"本身有真假，有的"证据"甚至可以产生误导，正如明末清初名医李中梓在《医宗必读》中所谓"至实有赢状，误补益疾，至虚有盛候，反泻含冤"。因此有学者提出辨证是基于中医学理论，对四诊所收集到的临床资料进行去粗取精、去伪存真、辨证分析，进而对具体条件下病证的构成要素如病因、病机、病性、病位、病势等作出判断，从而为治疗提供可靠的依据。但如何做到去伪存真、主观真实表达客观，权衡患者给予的表达和他流露出来的表达，让"四诊信息"准确反映疾病的本质特征？却是中医学一个迫切需要解决的问题。《难经》重申"望而知之谓之神，闻而知之谓之圣，问而知之谓之工，切脉而知之谓之巧"，清代许兴文在序著名医家周学海《脉义简摩》时认为"今世果能切脉以知病，则固俨然上工也。"为避免一叶障目，提高中医诊断的准确率，扁鹊提出了"四诊合参"，望、闻、问、切遂成中医诊断的基本方法。20 世纪 80 年代对辨"四诊"所得的症状等信息进行了延伸，提出辨证论治的依据为患者或家属的自诉、医生的"四诊"、实验室检查结果等三个方面。开始重视"微观辨证"和辨证的微观化，即用微观的理化指标参与认识与辨别中医学证候，评价治疗效果。

可以说，几千年的中医学临床实践总是在不遗余力地做着一件事情，即研究患者的四诊表现与机体病证本质之间的关系，研究药物等内治法、针灸推拿等外治法治疗病证的疗效，在海量原始数据的基础上总结规律，经过反复调整提升为系统的中医学理论体系；在患者个体小数据的基础上进行微调，体现中医学个体化诊疗特点。当然，在上游的中医学理论体系和下游的中医个体化诊疗之间还有着处于中间层面的病证方域化发病特点的识别，即孙思邈所谓"凡用药，皆随土地所宜"(《备急千金要方·序例》)。这个方域化特征不仅影响发病，如"西北水土刚劲，禀质亦厚，麻必五七日乃没；东南风气柔弱，麻出不过二三日即化"(《张氏医通·婴儿门下》)，有时还直接影响药物的疗效，如"上一处和匀，名双解散……北方此药大效"(《世医得效方》)。多数情况下，经验丰富的医生会有目的、有意识地在部分临证处方中添加某些药物，但主要是由于医生、患者所处的方域，患者的体质乃至其就诊时节要求医生在临证处方中添加这些药物，而不是因为这些中药可直接对应患者因疾病而表现出来的特殊证候。前者如《备急千金要方·治病略例》载"凡用药，皆随土地所宜。江南岭表，其地暑湿，其人肌肤薄脆，腠理开疏，用药轻省。关中河北，土地刚燥，其人皮肤坚硬，腠理闭塞，用药重复"。后者如《本草纲目·四时用药例》载"故春月宜加辛温之药，薄荷、荆芥之类，以顺春升之气；夏月宜加辛热之药，香薷、生姜之类，以顺夏浮之气；长夏宜加甘苦辛温之药，人参、白术、苍术、黄檗之类，以顺化成之气；秋月宜加酸温之药，芍药、乌梅之类，以顺秋降之气；冬月宜加苦寒之药，黄芩、知母之类，以顺冬沉之气"。理论上，中医学的学习流程是"顺流而下"，依次递进并逐步靠近患者单个个体。但在具体的中医临床实践中却很难操作。因为中医学诊疗疾病直接面对的就是患者个体，而且这个个体在医者临证的时候已经将上述三个层面通过"病证"的方式进行了杂糅。这在初学者看来难分彼此。然而对于斫轮老手则层次分明，并可直接体现在处方用药上。所谓"是故圣人不治已病治未病"（《素问·四气调神大论》），不仅体现在对"见肝之病，知肝传脾，当先实脾"（《金匮要略》）等机体内在病机转变的把握上，更体现在对患者所处外部环境是否产生影响和产生什么影响的考量中，方域化的用药特点即是体现之一。故而，中医诊疗疾病以模仿为开始，即跟师学或跟书学，继而在师父的指导下和在具体临床实践中进行校正、纠错和总结、体悟、提升，这个过程是相对漫长的。其另外一个原因则在于中医诊断虽有各种各样的诊断标准，但缺少所谓的"金标准"，皆需要医者在临床中去感悟。甚至还有部分民间中医并不能准确地给出诊断结论的术语，但却对这种"状态"治疗有效。而且中医所具有的"思辩"特点决定了患者只要有了某种症状表现，总能辨出一种证来。但此证和之前所见之证或许总有这样或那样的不同，这种不同主要体现在症状、体征的多少和程度。无疑，四诊信息所获得症状、体征不仅是中医学古今对接的依据，还是中西医结合天然的、主要的契合点。中医学辨证论治的环节或步骤一般为：收集症状（四诊信息）→区分证据真假（去伪存真）→辨证分型（信息比对）→做出诊断（确定病机）→确立治则（法随证立）→兼顾症状（药味加减）→制定治疗方案（方随法立），当然还应包括根据后续药物治疗疾病的临床疗效进行方药的加减调整，即随证加减，直至患者客观症状好转或消失（古代）、微观指标检测和各项检查指标好转/稳定（现代新增），或者出现死亡等其他结局指标。更高水平的中医学辨证则要求在临床中除了注意患者临床应有、已有的症状和体征外，还结合患者应无、未有的症状和体征来明辨病因病机。随着现代医学各项检测检查指标体系的完善，尤其是系统生物学技术的出现和引进则为实现此目的提供了必要的技术支撑，如何充分有效地对这些内容加以利用是中医学需要进行研究和探索的科学问题。

"有病始有证，辨证方能识病，识病后方可施治。辨证与辨病是二者不可分割之统一体"（赵锡武）。根据侧重点不同，现代中医学疾病诊断施治的模式基本上可以分为以下 7 种：①传统的中医辨证论治；②辨中医"病"基础上的辨证论治（中医病证结合）；③中医辨病（中医病名）论治与专方专药；④基于现代医学疾病诊断基础上的辨证论治（中西医病证结合）；⑤中西医结合"疾病 - 证型 - 表型"辨证论治，此模式是对中西医病证结合的深化与延伸；⑥基于现代医学疾病诊断的中医辨病论治；⑦中医对症治疗。第一种、第二种和第三种是中医辨证论治之"常"，第四种、第五种和第六种则是中医辨证论治之"变"，是伴随现代医学发展的产物。至于第七种模式则是中医最初用药特点的一种反映，至今仍有存在。

一、传统的中医辨证论治

由于思维体系的不同，中医对许多独立的疾病（现代医学），之前一般没有固定的认识与治疗，而对于任何疾病中所表现出的相同类型的"症候群"等四诊表现，反而有比较固定的施治方法。即中医的"证"虽然不能独立成为病名，但它却是中医"辨证论治"的前提，是"取古人之成法，以己意运之"（《医学从众录·林序》）的基础。辨证论治的步骤一般是观察症状（望、闻、问、切），探寻病因（内因、外因、不内外因），定位病所（躯体、内脏和经络等系统分类），决定病态（把病机的形态分类），商讨治法（正治、反治，标本先后等），然后处方用药（君、臣、佐、使），也有医家认为应该在探索病因后面加上辨体质。由于症状、舌象和脉象仅是中医学辨证的依据，唯证候才是论治的根本。在疗效判定上主要以症状、舌象、脉象等四诊表现的转归为判断标准。目前，患者微观理化指标对疾病疗效评价的贡献度明显高于证候判别，也即在中医学还没有能够赋予微观理化指标中医学辨证要素的意义时，这些微观指标却已经成为中医学疗效的评价指标之一，至少在现代医学和目前绝大多数患者的心目中是如此。所以辨证论治的难点在于如何从疾病过程中抽提出客观的自身规律，务求使得症状（四诊信息）与病因病机相统一，以便抓住疾病核心病机而非表象，推测下一阶段的疾病可能走向，而非单单刻下症，"治病必求于本"。也有认为中医学辨证论治的核心是调和阴阳，目的在于使之恢复相对平衡。

传统的中医辨证论治一般包括六经辨证、八纲辨证、脏腑辨证、气血津液辨证、卫气营血辨证和三焦辨证 6 种（表 2-1），这些在不同时代，由不同学派的代表医家基于中医基础理论分别总结出来的辨证方法各有一定的运用范围和特点。六经辨证为汉代张仲景所创立，立足理、法、方、药，详细论述了六经病证的阴阳、表里、寒热、虚实，开创了中医学辨证论治的典范。八纲辨证首倡者为明代医家张景岳，"医道虽繁，而可以一言蔽之者，曰阴阳而已"，"阴阳既明，则表与里对，虚与实对，寒与热对，明此六变，明此阴阳，则天下之病固不能出此八者"（《景岳全书·传忠录上》）。脏腑辨证一说源于《中藏经》，"夫人有五脏六腑虚实、寒热、生死、逆顺，皆见于形证脉气。若非诊察，无由识也。虚则补之，实则泻之，寒则温之，热则凉之，不虚不实，以经调之"。气血津液辨证，是根据患者所表现的症状、体征等，对照气血津液的生理病理特点，分析判断疾病中有无气血津液亏虚或运行障碍的证候存在。卫气营血辨证由清代医家叶天士首创，认为温病的病理变化过程主要与卫气营血的病机变化有关，"大凡看法，卫之后方言气，营之后方言血。在卫汗之可也，到气才可清气，入营犹可透热转气，如犀角、玄参、羚羊角等物，入血就恐耗血动血，直须凉血散血，如生地、丹皮、阿胶、赤芍等物"（《温热论》）的观点，指导温病辨证论治。三焦辨证为清代吴鞠通所创立，将温病发病过程中的病机变化进行定位，提出"上焦病不治，则传中焦，胃与脾也；中焦病不治，即传下焦，肝与肾也。始上焦，终下焦"（《温病条辨》）的三焦辨证，认为上焦温病，有病在手太阴肺与手厥阴心包之分；中焦温病，有邪在足阳明胃与足太阴脾之异；下焦温病，有病在足少阴肾与足厥阴肝之别。

由于辨证所针对主体的客观性、中医学术体系内部的同源一体性和传承性特点，各种不同的辨证体系（表2-1）之间既有区别又有联系。六经辨证与脏腑辨证、八纲辨证以及卫气营血辨证等，既有横的联系，又有纵的关系。比如六经辨证、卫气营血辨证和三焦辨证三者皆是外感病辨证论治的理论概括，三者均认为外感病的形成离不开"邪气、脏腑、病型"三个要素，在发展阶段上皆有初、中、末三期（初期邪正初争于表，中期邪正剧争于里，末期邪气伤正益甚）。而八纲辨证的思想源于《伤寒论》的六经辨证。虽然脏腑辨证不能代替其他辨证方法，但其他各种辨证方法皆是以脏腑学说为理论依据，即脏腑学说是各种辨证方法的延伸和共同基础。当然，在此必须指出的是，《伤寒论》所描述的"六经"虽是引用自《黄帝内经》，但其实质却是从一般外感重证错综复杂的证候中得到的规律性，从而把它系统化，定为六种疾病（证候）的分类方法。完全舍弃现代医学对疾病性质及病情轻重的判定，而进行单纯中医学辨证论治在目前的中医和中西医结合临床中有日渐式微的趋势。这和中医学对疾病中许多问题的认识，都只是依靠直观来归纳、分析和判断，不能在某些问题特别是在某些局部问题上作进一步的深入探究进而揭示疾病的病理机制有关。当然，这也与目前前来寻求中医诊疗患者的经历有关，因为其中绝大部分都经历过现代医学的诊断和治疗，而且就诊时患者也会将之前的诊疗过程及异常检测指标进行描述。正如 20 世纪名老中医赵锡武所言："有病始有证，而证必附于病，若舍病谈证，则皮之不存毛将焉附？……辨证论治的实质就是辨别清楚'病因体异'，然后'同病异治''异病同治''药随证变'"（《赵希武医疗经验》）。岳美中老先生也提出"在辨证论治规律的临床运用中，不仅要辨证候的阴阳表里虚实寒热，还要进而辨病、辨病名（包括中医和现代医学病名），辨识疾病的基本矛盾所在"（《岳美中论医集》）。

表 2-1　不同辨证方法的概念

方法 / 体系	概念	提出者
六经辨证	主要是用于外感病的一种辨证方法，它将外感病发生、发展过程中具有普遍性的证候，予以归纳分类，划分为六个证型，即太阳病、阳明病、少阳病、太阴病、少阴病、厥阴病；其中三阳病证以六腑病变为基础，三阴病证以五脏病变为基础	汉·张仲景《伤寒论》
八纲辨证	把四诊获得的信息按照八纲的体系（阴、阳、表、里、寒、热、虚、实）加以综合归纳，从而把复杂的病情整理概括为分别属于八个具有普遍性的证候类型，用以判断疾病，说明病变的部位、病情的轻重、疾病的属性、机体反应的强弱等，为治疗指明方向	清·程国彭《医学心悟》继承发扬明·张景岳《景岳全书》"两纲六变"后明确提出
卫气营血辨证	由表及里，由浅入深地把温热病的整个过程划分为四个证候类型，即卫分证是温热病的初起阶段，气分证是温热病的化热阶段，营分证是温热病的深重阶段，血分证是温热病的危重阶段	清·叶天士《温热论》
三焦辨证	按照湿热伤人的重点脏腑部位和先后顺序，划分为上、中、下三个部位，同时又是湿热病的初、中、末三个阶段。即三焦为纲，用以概括温病的病机和传变规律	清·吴鞠通《温病条辨》
脏腑辨证	是运用脏腑学说的理论，对疾病证候进行分析、归纳，借以推究病机，辨明病变的具体部位、病的属性以及正邪斗争情况的一种辨证方法	源于《黄帝内经》《难经》实践于《伤寒论》，倡导于《中藏经》
气血津液辨证	分析和判断疾病中有无气血津液亏虚或运行障碍的证候存在。主要适用于内伤杂病，它与脏腑辨证密切相关，相互补充	\

二、中医病证结合

即在对疾病进行中医学病名诊断的基础上，进行中医学辨证论治。中医证候虽然能指导立法、处方，但是因为证很难反映某种疾病的系列性变化，所以不易做到十分准确，也不易据此估计患者的预后。而某种病因或以某种病因为主所致的某一个病，其发生、发展、转归和预后，从主体上看都有其自身特定的规律。所以即使在古代，中医也十分重视"病"的研究。中医学认为"凡病之总者，谓之病，而一病必有数症"（《医学源流论·病症不同论》），明·王肯堂认为"医有五科七事，曰脉、曰因、曰病、曰证、曰治为五科，因复分为三，曰内、曰外、曰亦内亦外，并四科为七事"（《证治准绳·自序》），即病是对疾病全过程的认识，包括该病种的病因病机、主要临床表现、演化趋势、转归预后等全过程的特点与规律。但由于数千年来中医病名、症状名和证候名三者长期混淆不清，中医学证的命名和病的命名在很大程度上都是依靠宏观症状，更不用说还有一病多名和一名多病问题的存在，所以若要对病、证作出确切的界定殊非易事。尤其是随着现代医学和生命科学技术的飞速发展，如何实现中西医学的融通，提高疾病的诊疗水平已经成为医界关注的热点，而对于中医学"病"的研究范围却日渐缩小。事实上，中医现时通行的所谓"病名"，要么跟"症状"混淆，要么就是包括辨证成分的病名，要么就是能和现代医学的诊断直接对应，真正能够反映中医内涵的"病名诊断"其实并不多见。虽然也有学者认为坚持中医学病名，中医才能"卓然而立"。但不可否认，近年来在中医病证结合模式下的辨证论治研究成果不多。笔者认为原因之一是中医证的研究较之中医病的研究更为深入翔实，这恐与历史上中医多以门诊治疗为主，而无病房留观有关。有门诊则可观察刻下之证候（中医证定义为某一阶段病因病位病性的本质概括），有病房才可记录整体之改变（中医病定义为对疾病全过程的反映）。

三、中医辨病（中医病名）论治与专方专药

中医学的"病"应代表疾病的病因、病机、发生、发展、干预的规律，反映疾病的本质。辨证论治是中医学的精华，但随着疾病复杂化程度的加深，辨证论治有时难以胜任临床的需要。即当辨证论治的疗效到了一定水平，如何认识疾病深层次的核心病机、自觉接受辨病论治的思维方法是从中级水平迈向高级水平的门槛，也可能是取得临床疗效的关键所在，越是复杂难治性疾病越应重视对其进行中医辨病论治。吴鞠通在《温病条辨》一书中提出应首先辨病名，其次辨分期，最后辨证论治的辨病论治思路。并认为首先辨病是为了把握疾病的本质，而辨分期则有利于温病的异病同治，最后辨证论治意在利于温病选方用药。这不仅充实了温病辨病论治的内涵，而且取得了较好的临床疗效。但由于中医的"病"是建立在症状学等四诊信息基础上，是基于

宏观症状对核心病机的推导然后命名，甚至有些直接根据主要症状命名，大部分并不反映疾病主要病机的转归过程，一定程度影响了对该病发生、发展、传变和预后的准确阐述。所以进行中医辨病论治要想取得疗效，前提之一是明确疾病的中医病名和核心病机及其转归过程。

　　虽然部分中医病名的内涵有着模糊性，但却并不妨碍中医对某些疾病有着较为深入的认识和明确的临床疗效，即所谓专病专方专药。"单方者，药不过一二味，治不过一二症，而其效则甚捷"（《医学源流论·单方论》）。专病专方专药虽不强调精细辨证与整体调节，但可直接针对病源、病灶治疗，起效迅捷。正如岳美中所谓"论治时注意古今专方专药的结合应用，一定成果很好"，而且"这些专药若能结合八纲，揆度病情的进退强弱，辨证加减药味分量，收效自必更大"，其较早提出了专病专方专药与辨证论治相结合的主张。唐代医家孙思邈以其《备急千金要方》等著作初步建立了专方专药的治法体系。清代名医徐灵胎对此现象解释为"凡药性有专长，此在可解不可解之间，虽圣人亦必试验而后知之。如菟丝之去面䵟，亦其一端也。以其辛散耶，则辛散之药甚多；以其滑泽耶，则滑泽之物亦甚多，何以他药皆不能去而独菟丝能之？盖物之生，各得天地一偏之气，故其性自有相制之理。但显于形质气味者，可以推测而知，其深藏于性中者，不可以常理求也。故古人有单方及秘方，往往以一二种药治一病而得奇中。及视其方，皆不若经方之必有经络奇偶配合之道，而效反神速者，皆得其药之专能也"（《神农本草经百种录·菟丝子》）。所以，专方专药虽然道不出什么高深的理论见解，不以理论见长，但却直击病证最常见、最普遍的病因病机进行治疗，疗效显著，是与辨病论治对应的一个十分重要的治疗方法（表2-2）。另外牛膝引药下行，桔梗载药上行，肉桂引火归原，甘草调和诸药等也都属于专药范畴，不可不察。古代科技不发达，对专方专药多限于感性认识，但却可以成为今天研究的重要切入点，特别是药物研究的切入点。

表2-2　专方专药举例

药 / 方	病 / 证	药 / 方	病 / 证
乌梅丸	蛔厥	花椒	牙痛
炙甘草汤	心悸	小蓟	止血
甘麦大枣汤	脏躁	青蒿	截疟
白头翁汤	痢疾	海带	瘿
茵陈蒿汤	黄疸	鹅不食草	鼻炎

续表

药 / 方	病 / 证	药 / 方	病 / 证
老鹳草	祛风治麻木	仙人掌	腮腺炎
白术	气虚便秘	灶心黄土	胃寒呕吐

四、中西医病证结合

中医证候诊断与现代医学疾病诊断的融合有可能改变生物医学的诊断模式，对患者进行更加精细的分类，从而指导更加精确的治疗。当代中医药界及中西医结合界最为普遍应用的是现代医学疾病诊断与中医辨证论治相结合的中西医病证结合模式，这是中医现代临床实际的需求，也是中西医两种医学体系交叉融合的切入点。当然，在此之前中医对病证结合已有讨论，如北宋医家朱肱在《南阳活人书》中已经提出应先辨病后辨证，辨病与辨证互补不足，辨病为辨证服务的主张。但中西医的疾病概念有所不同，中医认为病是在致病因素作用下，机体脏腑功能失衡，出现阴阳失调、气血阴阳失常状态。现代医学认为疾病是在一定病因作用下，机体内稳态调节紊乱而导致的生命活动障碍；其发生发展的基本机制为神经机制、体液机制、细胞机制、分子机制等。现代医学侧重从疾病的病因和病理生理及形态学角度对疾病进行本质上的判断，中医则倾向于从宏观整体上对机体四诊信息进行抽提升华。即彼时所辨为中医之病，属于"宏观"辨病下的"宏观"辨证，属于两种同性质思维的二次筛选，其实质上仍是"证"的概念。当今所诊断则为现代医学之病，属于"微观"辨病下的"宏观"辨证，进行中医辨证前，患者已经具备了很大程度的同质性，增加了辨证的准确性和针对性。故而，中西医病证结合的模式既能掌握疾病的内在规律，发展和转归，又能进行中医辨证论治，两者结合，取长补短，一定程度上避免了疾病的失治误治，与循证医学的理念暗合。

但在此模式下有两个概念需要予以特别注意，即同病异证和异病同证。同病异证主要强调了同一种疾病间证的不同，但不可否认由于"同病"决定了其内在的病理、生理变化是相对一致的，其外在宏观症候虽有差异，但其内在病机的差别并不是特别大。异病同证，主要强调了不同的疾病出现了相同的证候，即虽然其内在的病理、生理变化是不同的，但出现了类似的外在宏观症候表现。所以，体现在治疗上，则同病异证，其治法异中有同；反之，异病同证，其治法同中有异，而且此研究一度成为研究热点，不可不识。

五、中西医结合"疾病 – 表型 – 证型"辨证论治

中西医结合"疾病 – 表型 – 证型"辨证论治可以看作是中西医病证结合的深化与延伸。中医学的证是对疾病所处一定阶段的病因、病位、病性以及病势等所作的概括，是对疾病当前本质所作的结论。随着中西医结合的发展，中医学结合了现代医学"病"的概念，并发现现代医学"病"的范围在多数情况下大于中医的"证"的范围（主要体现在时间跨度上），于是进行现代医学"病"概念下的中医学证候分型以及证候演变规律研究。同样，随着对发病机制研究的不断深入，疾病的异质性逐渐凸显，为提高治疗的准确性，现代医学在疾病概念下面又提出了表型／亚型概念。疾病表型是指某一生物体特定的外观或组成部分，表型能反映患者间的一种或几种疾病特征，与临床预后（如症状、加重或恶化、对治疗反应、疾病进展速度或死亡）相关。比如 Han 等认为，慢性阻塞性肺疾病（chronic obstructive pulmonary disease，COPD）表型应该是一种或几种疾病特征，一方面这些病理特征与疾病症状、加重、治疗反应、疾病进展速率或病死率息息相关，能为疾病预后作出评估；另一方面能反映慢性阻塞性肺疾病患者之间的差异，包括预后的差异，疾病治疗方案的差异等，指导疾病的个体化治疗。即对疾病表型进行研究，具有潜在的诊断和治疗意义，有助于疾病的异质性研究，以便确立不同亚组的独特预后和治疗特征，使疾病的研究更趋全面和深入，是复杂性疾病未来的研究方向。中医学的证和现代医学的表型界定的目的相对一致，表型的可塑性与证候的形成、演变也有着相似之处，故而表型分类与辨证不谋而合，"疾病"是两者的总纲。如果能将中医学的证和现代医学的疾病、表型联合起来进行"疾病 – 表型 – 证型"的辨证论治，则更加有利于疾病诊断的细化和制定更为明确的预期，更好地发挥中药的主效应和次药效。避免中医学辨证论治过于宏观，现代医学治疗个体化程度不高的现状，并规避中药效应点广泛，作用强度不大的问题，指导患者的治疗期望值，提高治疗后的患者满意度。

基于此，在中西医结合"疾病 – 表型 – 证型"联合诊断下进行精准辨证的思路，即在现代医学疾病、表型明确诊断的基础上进行中医学辨证论治。让现代医学所重视的生化指标、影像资料、功能检查等参与中医学证候的辨证细化，让中医学个体化的辨证分型参与现代医学的疾病分类。在疾病病理生理特点高度同质性的基础上进行中医学望、闻、问、切的宏观辨证论治，让纳入群体的症状表现、内在病理生理特点、拟解决的主要临床问题更加明确，也即现代医学病理生理变化／中医学病机更加纯粹，总结提炼出可以概括其实质内涵的中西医结合"证型 – 表型"的概念（图 2-1）。

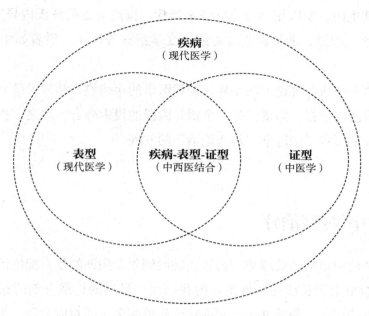

图 2-1　中西医"疾病 - 表型 - 证型"联合诊断模式

六、基于现代医学诊断的中医辨病论治

临床上有些疾病如对于过敏性疾病的治疗可以以辨病论治为主，不必过分强调辨证论治。还有些疾病如高血压病、糖尿病等早期无证可辨，或虽有表现但通过中医学望、闻、问、切得来的"四诊信息"无法准确表达病机，导致治疗效果差强人意，这就要求我们需要进行辨病治疗。有研究者在胰腺癌治疗的中医临床实践中，经历了以中医学辨证论治为主，向辨病论治为主逐步转移的渐进过程，并在此过程中体会到了中医学辨病论治的可能性、价值以及重要性。病机有总病机和具体病机之分。前者指"阴阳失调""正邪斗争""升降出入失常"等一般性病理变化规律，是任何病证都可以出现的病理，往往贯穿于疾病发生、发展、变化的全过程；而后者则指某一病证的具体病机，具有一定的阶段性和特异性。所谓辨病论治即是在中医学理论指导下，对现代医学疾病的中医学共性病机或关键病机进行辨识，进而确定治则治法和方药；或者利用中药药理学研究成果针对疾病的发病机制进行治疗。前者如有研究发现"癌毒"是肿瘤的特异性致病因子，肿瘤多以气郁为先，以致津凝为痰，血结为瘀，诱生癌毒，癌毒与痰瘀互相搏结形成肿瘤，故"痰瘀郁毒"是肿瘤的主要核心病机病证，临床辨治肿瘤取得了较好的疗效；又如通过对现代医学"子宫内膜异位症"的分析，发现血瘀是其主因，所以用活血化瘀法来治疗，据此立方的罗氏内异方有改善痛经、缩小异位病灶、调经、助孕、改善血液流变学指标等作用。后者如中药青蒿素治疗疟疾。

　　当然，由于中西医理论上的差异，现代医学的疾病检查结果大部分很难直接成为中医学处方用药的依据，需要经过一个很长阶段的摸索融合，加之"探视法"的不确定性，一定程度影响了中医学"辨病论治"的发展。

七、中医对症治疗

　　中医学从使用单味药处理单一病症，发展到复杂病证的复方配伍治疗，经历了漫长的过程。如出土于长沙马王堆汉墓的我国现存最早的记载方剂的医书《五十二病方》并无证候的记载，依然处于药和症状（简单病名）的对应阶段。很多单味中药具有消除或缓解患者的某些自觉症状及临床体征的效能，比如我国记载神话故事最多的典籍《山海经》即有很多单味药治疗病症的记载，如"金星之山，多天婴，其状如龙骨，可以已痤"（《中山经》），即认为天婴可以治疗痤疮。至今，延胡索止痛，茵陈退黄，黄连治痢，番泻叶泡茶治疗便秘等，皆体现了中医学的对症治疗。而且中药单味药的功效记载多以对症治疗为主，通过检索统计了我国现存最早的本草学著作《神农本草经》中治疗呼吸系统疾病的药物。发现《神农本草经》中明确记载有治疗肺系病症状作用的药物有 42 味，占本书记载全部药味的 11.5%，其中上品药 19 味、中品药 9 味、下品药 14 味（见表 2-3）。不难看出这些药物对应的主治皆为呼吸系统疾病的症状。而只有到了方剂配伍后才体现出了对证治疗的概念。所以辨证治疗对应的是"方"，而随症加减对应的则是"药"，即"能识病情与古方合者，则全用之。有别症，则据古法加减之"（《医学源流论·古方加减论》）。当然"方"也有对症治疗为主的，"急者治其标，缓者治其本"（《本草纲目》），治标之法有很多即是指对症治疗，而且是辨证治疗的有益补充，并可以一定程度促进中西医结合的进展，在中医临床中不可或缺。

表 2-3 《神农本草经》治疗肺系病证的中药统计

上品（19 味）			中品（9 味）			下品（14 味）		
药名	性味	主治	药名	性味	主治	药名	性味	主治
石钟乳	味甘温	主咳逆上气	石膏	味辛微寒	主心下逆气惊喘	乌头	味辛温	主咳逆上气
禹余粮	味甘寒	主咳逆寒热	干姜	味辛温	主胸满咳逆上气	半夏	味辛平	主咳逆肠鸣
太乙余粮	味甘平	主咳逆上气	当归	味甘温	主咳逆上气	藜芦	味辛寒	主咳逆
白石英	味甘，微温	主咳逆，胸鬲间久寒	麻黄	味苦温	止咳逆上气，除寒热	钩吻	味辛温	主咳逆上气，水肿
紫石英	味甘温	主心腹咳逆	紫菀	味苦温	主咳逆上气，胸中寒热结气	射干	味苦平	主咳逆上气
菖蒲	味辛温	主咳逆上气	白鲜	味苦寒	主咳逆	恒山	味苦寒	主胸中痰结吐逆
防葵	味辛寒	主咳逆	款冬花	味辛温	主咳逆上气，善喘	蜀漆	味辛平	主疟及咳逆
远志	味苦温	主咳逆	竹叶	味苦平	主咳逆上气溢筋急	狼毒	味辛平	主咳逆上气
细辛	味辛温	主咳逆	吴茱萸	味辛温	主咳逆，寒热	荩草	味苦平	主久咳上气喘逆
白芝	味辛平	主咳逆上气	\	\	\	芫华	味辛温	主咳逆上气
蘼芜	味辛温	主咳逆	\	\	\	蜀菽	味辛温	主邪气咳逆
五味子	味酸温	主咳逆上气	\	\	\	黄环	味苦平	除咳逆寒热
沙参	味苦微寒	益肺气	\	\	\	蠮螉	味辛平	主咳逆
淮木	味苦平	主久咳上气	\	\	\	杏核仁	味甘温	主咳逆上气
牡桂	味辛温	主上气咳逆	\	\	\	\	\	\
茯苓	味甘平	主胸胁逆气……咳逆	\	\	\	\	\	\
龙骨	味甘平	主咳逆	\	\	\	\	\	\
海蛤	味苦平	主咳逆上气，喘息烦满，胸痛，寒热	\	\	\	\	\	\
瓜蒂	味苦寒	主大咳逆上气	\	\	\	\	\	\

毋庸置疑，随着各种知识尤其是现代生命科学技术知识的不断丰富，现代中医的思维方法传承于古代，必须秉承中医学原初思维这个"核"，但也不可因循守旧，不思创新，应"考之古，验之今"（清·朱彝尊）。可以认为，目前中医学因对现代医学的认识和接受程度的不同而有着不尽相同的外在表现，这种不同多体现在科学观念的差异、现代医学诊疗方法的参照以及由此产生的临床诊治思维的不同。古代中医看到一个疾病首先想到的是阴阳、表里、寒热、虚实的变化，对应的是中药四气五味、升降沉浮和方剂的君臣佐使配伍关系，其不会考虑患者宏观表现之外的内在病理机制变化。而部分现代中医在治疗疾病的时候，首先考虑的却是这个"病"是否确诊了，对于这个病现代医学怎么看、能解决什么问题，中医学怎么看、又能解决什么问题。而且，对于疾病的思考也是中医学和现代医学合璧的，既考虑阴阳、表里、寒热、虚实等中医学辨证要素，又考虑其病理生理机制等现代医学诊断依据；同样的处方用药，却在传统中医学认识的基础上，又考虑了现代药理的研究成果在里面，即所谓"传统药理与现代药理相结合"。如减少使用虽有中医学功效记载但却无明显药理作用的中药，增加虽无此方面中医功效记载但却有明显药理作用的中药，在中药毒性的鉴别方面更是在中医学记载的基础上将现代毒理学研究结果予以吸收利用。当然，目前绝大部分医家采用的是现代医学病名诊断而用中医方法进行治疗（约占82.8%～97.2%），而极少采用中医病名进行辨证论治。而且，目前大部分用于验证中药复方疗效的疾病动物模型是没有经过中医辨证的疾病模型，更不用说体外实验，即这些研究的结果呈现的是中药治疗现代医学疾病的疗效，体现的是中医"辨病论治"的价值，也即中药复方的动物实验主要为"辨病论治"服务。但中医"辨病论治"并非中医本身的固有优势特色，更非传统，故而基于动物实验尤其是体外实验的中药疗效并不等于其临床实际疗效，其临床实际疗效则有待于进一步的研究和揭示。这一定程度体现出中医学动物实验与中医学临床实际的吻合度尚有待进一步提升，这方面也是需要在研究中予以特殊关注的。同样，随着现代生命科学的发展，对疾病的认识也越来越深入，采用中西医"病证结合"的模式，病证结合研究证候实质，更容易使中医与现代科学找到契合点。同时，各种现代诊疗技术的引进和各项检查、检验结果的丰富，使得现代中医学的辨证论治方法与古人已有较大不同，如张仲景遣方用药的依据是基于邪气性质基础上的正气的强弱，而目前中医临床辨证论治遣方用药的依据则重在邪气的性质，而这个邪气的体现不仅在宏观层面，更在微观的病理生理机制上。同时，现代中医学辨证论治尤其在病房治疗中考虑的中医学特色内容也较以往简单，一些古代中医较为重视的内容目前却不为部分现代中医所知，更谈不上重视。部分医家忽视古方在临床中的应用定位，其实"昔在圣人，垂好生之德著《本草》，作《黄帝内经》，仲景遵而行之以立方，号群方之祖。后之学者，以仲景之心为心，庶得制方之旨"（《卫生宝鉴·古方名实辨》）。这些"简化"中医诊法和辨证用药是否会影响中医辨证论治的准确性，抑或古人这些内涵丰富的辨证论治过程是否可以被现代医学的检查手段、治疗措施所弥补？这些都是需要通过研究予以揭示的。

当然，对于古代流传的验方和经方的成方，现代中医要做的不仅是记住，更重要的是要透视和继承这背后的组方规律，通过其形探其要义。即古人是如何由患者的症状体征，转换成四诊信息，而又由四诊信息对应到病证诊断，进而组方用药的。临证过程中对于具体的成方却不可过于拘泥，古方治今病是需要变通的，一如明末清初医家李中梓在《医宗必读》中所言："用古方疗今病，譬之拆旧料改新房，不再经匠氏之手，其可用乎……若执成方，或矜家秘，惟知尽剂，不顾本元，惟知古法，不审时宜；皆读书而过，未窥元会运世之微者也。""唯执前人一定之方，以待病者用"，则极有可能出现"往往以古人最良之法，治之今人而不效者"。当然，也有认为"仲景以《伤寒论》师表万世，施诸今病无不合者"（清·费延厘），"而《金匮》《伤寒》亦万病之通例也"（清·唐容川），将法与方对应起来，即"夫方因法立，法就方施"（清·沈金鳌）。当然这里面有个度的问题，所谓"师心者废谱，拘方者泥谱，其失则均"（明·唐顺之），"离经、泥古，厥罪惟均"（《温病条辨·序》）。但继承什么、如何取舍就需要通过规范的研究予以确认，比如是否有必要及如何建立中医学等传统医学独特的证据级别体系，历史上中药复方以及针刺被医家的反复应用以及无数患者的疗效验证如何体现为现今临床证据的级别？历代医籍相对简单的描述如何还原成PICO（患者类型、干预措施、对照措施、结局指标），又如何建立中医药独特的文献系统综述方法体系等，是需要中医药临床文献研究者予以关注和考虑的。

综上，对于中医辨证论治来说，不论采用何种模式，中医的思维方法和"谨候气宜，无失病机"（《素问·至真要大论》）是"常"；"四诊"延伸和诊断要素却"常"中有"变"，尤其是现代医学"病""表型"概念的引入，为中医学辨证论治的"微观同质性"作了一定程度的保障。以后中医学辨证论治的趋势应是模糊与明确、整体与局部、宏观与微观的结合，但疾病内在病理生理相对同质化后的中医宏观辨证论治可能是提高中医疗效和可重复性的前提条件之一，而中西医结合"疾病-表型-证型"辨证论治可能是其重要临床实践之一。

第二节 "微观辨证"的提出与发展

任何医学体系的发展与完善都是其与周边相关学科优势互补、协同创新的结果，多种学科主动或被动的互补和结合促进了学术水平的提升。中医学的产生和发展离不开中国各地原初医疗实践和用药经验，更离不开优秀中华文化尤其是中国传统哲学，其熔铸了中华传统文化中的儒、道、释部分内容，以及天文、地理、自然百科、心理，甚至语言文字学等知识，并通过阴阳、五行等理论予以构建，在此过程中中华文化是中医学的源泉所在。现代医学则是建立在解剖学、生物学、生理学、病理学、物理学、化学以及统计学等学科成果基础上的，从组织、器官、细胞、分子等层面对构成人体的局部状态进行检测观察，发现其异常状态并给予治疗，并从时间、空间和人群中揭示疾病的分布状态。而中医学则是建立在精气、阴阳、五行等学说基础上的研究人体生命活动变化过程及防病治病养生方法的完整体系，具有人文科学和自然科学两种属性，"不谙天理，不可与言医；不解人情，不可与言医"（《四时病机》）则是其最直观的写照。中医学所具有的自然科学属性决定了我们可以借鉴和利用现代生命科学技术对其进行深入研究和揭示，但其人文科学属性又提示我们过分的微观解构不符合中医学自身发展的规律，可能影响中医学自身的学术发展。因为中医学是在"中医临床实践 - 中医理论 - 中医临床实践"的过程中实现自身的发展和学科的进步，而其他学科先进技术、方法和理念的引进和吸收则是促进中医学发展必要条件。观察角度的不同、思维方式的殊异、文化背景的差别以及终极价值观的不尽一致是中西医理论体系分歧的主要原因所在。但由于其治疗疾病（患者）的同一性，不同医学也只是从不同角度予以阐释，只有哲学视角下的人和生物学视角下的人统一起来才是完整的人，彼此在很长一段时间内可以相互补充、相互促进，直至实现两者的互补融合统一。

一、中医"微观辨证"理念的超前与科学技术的限制

1986 年，复旦大学附属华山医院中西医结合科沈自尹院士提出中医学微观辨证

和辨证的微观化，意在将现代医学的检测指标作为中医学辨证素材，通过一段时间的反复验证，以期逐步建立辨证的微观标准，赋予现代医学指标中医诊断的意义，以期解决中医学"四诊"受限于感官直觉观察的问题。"微观辨证"依然是在中医思维指导下的辨证论治，其目的是延伸中医"四诊"，客观化中医辨证信息。一定程度补充了中医学辨证（宏观）的主观性强，定量分析困难，统一标准难以形成的问题。但单一的或一组微观指标难以全面揭示中医证候的本质，有些指标在不同的中医证候中存在交叉，比如表 2-4 中的尿 17- 羟类固醇在肾阳虚证和脾气虚证中均下降，血浆促肾上腺皮质激素在肾阳虚证、寒湿痹阻证、肝肾阴虚证、肾气虚寒证中均降低。又或者研究某指标在不同群体相同证候中的表达，其结果趋势并不相同，如同样针对肾阳虚证的检测，其红细胞 Na^+ 泵活性一个升高，一个降低；而 CD8 在肾阳虚证中则有的升高，有的变化不明显。"微观辨证"具有超前的理念，但由于中医证候本身的复杂性和时空多维性，决定了目前的科学技术水平很难对其进行全方位阐释，只能是某种程度、某种范围的反映，同时也证明了探寻所谓中医证候诊断微观"金指标"的艰难曲折性。由于中医证候本身构成要素的复杂性，比如证素是证的基本诊断单元，如心、肝、阳虚、血瘀等，不可再分；但证素又可分为病性证素和病位证素，有 50 项左右。那么即使中医证候确实是存在现代医学指标支撑的，其诠释也需要很多个微观指标的共同呈现，类似肿瘤有共同的肿瘤标记物，更有不同类型或部位的特殊表达标记物。所以中医证候本身有可能存在一个共同的基础"证候标记物"，这个标记物或以病位分类或以病性分类或以病因分类。当然在这个共同的基础"证候标记物"之外也可能还存在一种与某单一证型高度对应的"证候标记物"。那么是否可以先对这些基本诊断单元进行研究，继而在明确证素组合规律的基础上对微观辨证特点进行组合呢？看似梳理出了一条线，但每一步都是极其复杂的过程，且能否组合存在极大的未知数。比如有研究发现中医的"上火"与能量代谢状态、氧化应激状态、机体免疫功能、机体肠道菌群功能，甚至与食用辛热性质的药物和食物关系密切。但"上火"又分肝火、心火、胃火等，肝、心、胃作为病位证素是否也有对应的微观指标？尚未可知。这种思路方法是否可行，也是需要我们予以探讨的途径之一。目前中医学研究多直接进行一个证的微观指标寻找，但截至目前非常成功的证候微观指标研究案例却凤毛麟角，一方面与中医证的内涵丰富关系密切，另一方面是与目前生命科学技术的水平有关，再者是否与中医证本身的复杂性和可再分性相关？都是需要通过科学研究予以解决的。当然，病因（证因）与证候之间的非线性关系也是需要予以考虑的重要因素。

表 2-4　不同证型客观化指标与肾阳虚证的对比

肾阳虚证		变化	与之变化一致的证型	
疾病	指标		疾病	证型
不分	尿 17- 羟类固醇	下降	泄泻	脾气虚弱证
慢性支气管炎	尿 17- 羟类固醇	下降	\	\
	血 11- 羟类固醇	升高	\	\
不分	血浆促肾上腺皮质激素	降低	类风湿关节炎	寒湿痹阻证、肝肾阴虚证、肾气虚寒证
不分	红细胞 Na$^+$ 泵活性	下降	不分	湿阻证
慢性支气管炎	T3	下降	\	\
	T4	下降	\	\
	TSH	升高	\	\
不分	血清睾丸素（男）	下降	\	\
	雌二醇（男）	升高	\	\
	雌二醇（女）	下降	更年期妇女	肾阴虚
不分	5- 羟色胺（5-hydroxytryptamine，5-HT）（女）	升高	\	\
不分	血清游离甲状腺素 T4	下降	\	\
	血清游离甲状腺素 T3	下降	\	\
肾移植术前血透	红细胞 Na$^+$ 泵活性	升高	\	\
	红细胞过氧化脂质活性	升高	\	\
	超氧化物歧化酶（superoxide dismutase，SOD）活性	降低	不分	心气虚证
不分	CD3	降低	\	\
	CD4	降低	\	\
	CD4/CD8	降低	\	\
	CD8	升高	\	\
慢性前列腺炎	CD3	降低	慢性胃病	脾气虚证
	CD4	降低		
	CD4/CD8	降低		
	CD8	无变化		
	睾酮	降低	\	\
	雌二醇（男）	升高	\	\

二、中医"微观辨证"与中药优势／劣势病例的界定

近年来，得益于系统生物医学技术的不断发展，才逐渐把中医学的整体观和辨证论治思想与现代科学技术手段有机结合起来，一定程度补充了之前证候研究的不足。如研究发现常规血液生化、免疫学指标对肾阳虚证的参考意义不太大，而芯片检测技术以及由此获得的差异表达基因谱在中医证候研究中则具有潜在的临床应用价值。同样，随着基因组学、转录组学、代谢组学、蛋白质组学等系统生物学手段的不断发展成熟，高通量数据处理的引进，大大提升了人类研究各种生命科学现象的能力，并将生命科学研究带入了系统科学的时代。不同程度弥补了传统的分子生物学方法对某些因子的时空表达差异、信号传导通路、调控机制等略显不足的问题，也为中医学"微观辨证"提供了可能。但也必须明确，中医学"微观辨证"的出口在治疗，即在中药复方没有"微观化"处理（如明确中药复方的主要成分、结构、蛋白结合途径以及相互之间的关系及作用途径等）之前，"微观辨证"本身的意义会大打折扣。须知，中药的四气、五味甚至部分功效并非出于中药本身的性状，而是由中药作用于人体的反应而获得的，有转化药效学的成分在里面，"若不论病，则药之良毒善恶，何从定之哉？"（《寓意草·先议病后用药》）故而相较于化学药物，中药研究起来就更加复杂。所以，目前可以用这些微观数据来评价中药复方的疗效和不良反应，指导用药，力求实现症状改善与病理变化改善同步，减少失治误治和不良反应。比如治疗高血压，经过治疗后，虽然"四诊"改善了，但高血压依然存在，出现严重并发症的机体"内环境"依然存在，那么就可以利用"微观辨证"对其进行分析，为后续的治疗提供借鉴。

不论在临床上还是在临床试验中，都不可避免地存在中医宏观辨证准确，也基于方证相应的原则进行处方用药，但却没有疗效或收效甚微的现象，如"黄疸之症，仲景原有煎方。然轻者用之俱效，而重者俱不效"（《医学源流论·病有不必服药论》），当然这个现象在现代医学也多有存在。前期我们开展的临床随机对照试验发现中药益气固表丸治疗慢性阻塞性肺疾病频繁急性加重型（肺脾气虚证）在改善患者中医症状、生活质量方面存在较大优势。但在后续数据处理分析的时候发现，虽然患者的现代医学诊断、中医辨证相同，现代医学基础治疗规范，但是中药益气固表丸干预后却显示出不同的治疗结局，有些患者疗效显著，有些患者疗效却较差，当然这种现象也体现在许多其他临床试验中（表2-5），其原因何在，如何区分？这个时候，更要用到"微观辨证"了。通过"微观辨证"，寻找产生疗效差异的可能原因，并初步筛选有苗头的标志物，形成指标群。并将这些指标融进后续的中医辨证治疗中，协助辨识

出现代医学诊断、中医学辨证准确前提下的中药优势组（临床获益大）和劣势组（临床获益小），并总结出不同病证中药复方受益人群、可能受益人群和非受益人群三类患者的微观特征，以据此指导临床用药。即在没有实现中医微观辨证之前，可以将研究重点转向指导中医临床用药，即证的微观指标检测发现某指标群出现或升高／某指标群缺失或降低可能影响患者对中医辨证治疗的敏感度，那么就可以将其根据指标群分为某方药敏感组和不敏感组，指导临床用药。当然，在此除了微观指标外，还包括患者影像学资料、是否合并其他疾病或合用其他药物等。

从表 2-5 中的第 2 个临床试验可以看出活心丸是临床防治冠心病稳定性心绞痛的有效药物之一，尤其适合应用于冠心病陈旧性心肌梗死患者。这是借助于现代医学的诊断方法来辨识中药适宜人群的有效实践之一。再比如，本研究团队后续通过中药益气固表丸治疗慢性阻塞性肺疾病频繁急性加重型（肺脾气虚证）患者临床获益大和获益小组之间的对比发现，获益大／获益小患者组的上调差异表达蛋白质有 55 个，下调差异表达蛋白质 65 个。经过 GO 功能和 KEGG 通路分析发现，这些差异表达蛋白质的功能主要是 antigen binding, protein binding, immunoglobulin receptor binding, receptor binding 和 binding，这些差异表达蛋白质主要参与了 vesicle-mediated transport, protein activation cascade, complement activation, classical pathway, complement activation 和 humoral immune response mediated by circulating immunoglobulin 等重要生物学过程。而这是否可以用来指导我们后续的中医辨证论治方药的选择，还有待进一步的研究，但无疑为中医学精准辨证论治的推进提供了借鉴和参考。

表 2-5　中药治疗不同疾病的有效率

现代医学疾病诊断	中医辨证	药物	总有效率	无效例数（是否分析）
慢性阻塞性肺疾病	肺肾两虚，瘀毒阻肺证	固本祛瘀解毒方 + 西药	86.67%（26/30）	4（否）
慢性稳定性心绞痛	气虚血瘀证	活心丸	有 MI：83.22%（119/143）	有 MI：24（否）
			无 MI：60.93%（92/151）	无 MI：59（否）
白癜风	\	丹归活血合剂	57.30%（51/89）	38（否）

注：MI 陈旧性心肌梗死

三、现代医学疾病表型与中医证型

随着对疾病研究的深入，发现疾病在致病危险因素、临床表现、病理生理学表现、影像学表现、疾病进展、对治疗后的反应及预后方面存在着明显的差异性，即所谓疾病的异质性逐渐引起医学界的关注。对疾病表型进行研究，目的就是明确疾病的异质性，以便确立不同亚组的独特预后和治疗特征。现代医学的表型和中医学的证型有着相对一致的目的性，表型可塑性与证候的形成、演变有着诸多相似之处。那么提倡循证医学的现代医学为什么放着疾病现成的亚型——中医学证型不用，而耗费精力去研究建立疾病表型呢？

论其原因，首先中医学和现代医学两种医学间存在着某些方面"不可通约"的问题，在一定程度上影响了两种医学间的交流和融合。其次，则是两者的出发点不同。现代医学是从微观发病机制出发，在机体内环境揭示的基础上探求其疾病临床表现以及独特预后和治疗特征，总结提炼出疾病"表型"的概念，"表型"与疾病的发病机制关系密切。中医学则是从宏观"四诊信息"出发，在机体证候辨识的基础上推测疾病病机并处方用药、观察疗效，总结提炼出疾病证型，证型与机体的先天禀赋关系密切。其三，则是两者的分类方法的立足点不同。以慢性阻塞性肺疾病为例。目前慢性阻塞性肺疾病表型分类方法繁多，主要包括临床表型、生理表型、影像学表型、慢性阻塞性肺疾病频繁急性加重表型、全身性炎症表型、合并症和多维指数测评七个。虽然有学者建议应根据不同表型来指导急性加重期慢性阻塞性肺疾病的治疗，并根据严重程度来选择治疗强度。但也有学者指出同一位患者的临床表型可能存在重叠，而同一临床表型也可能由不同的生物学机制导致，故而目前根据表型进行疾病治疗尚未达成广泛共识。慢性阻塞性肺疾病的中医辨证方法则有六经辨证、八纲辨证、脏腑辨证、气血津液辨证、卫气营血辨证和三焦辨证六种方法。从分类不难看出，现代医学表型的分类立足疾病，其定义倾向于"临床描述性概念"和"病理学概念"的结合，反映的是一个有机体可观察到的结构和功能的特点，这种结构和功能特点由其基因型等所决定，受其所处培养环境的影响；而中医证候的分类则立足人体，其定义更倾向于"临床描述性概念"，而对机体生物学机制变化与证型的对应关系并无特殊要求，也没有形成基于病理观察的中医证型。中医"微观辨证"走的是从宏观到微观，从"人体"到"疾病"的路；现代医学"疾病表型"走的是从依赖微观到相对宏观，从"疾病"到"人体"的路。现代医学"表型"对疾病的异质性界定较中医学证型更为清晰，易于操作；而中医学证型虽然制定了标准，但或然症太多，辨证要素的特异性也有待进一步提升，导致辨证要素的取舍和组合后意义的判别还得依靠医者本身

（表 2-6，表 2-7），这使得部分中医诊疗标准存在的意义大打折扣，并没能如现代医学的诊疗标准一样在更大范围内有效指导临床。当然，和中医学证型一样，现代医学同一疾病的各种表型之间也并不是独立存在的，而是相互交叉或同时存在的，说明现代医学表型和中医学证型都有进一步研究和完善的空间，那么在通往"完善"的路上两者最终是否可以实现以及何时能够实现疾病中西医"证候表型"的统一，则有赖于中医学、现代医学两种医学的不断发展和交流交融。但无疑中西医"表型 - 证候"的确立可以提高辨证论治的"微观同质性"和"宏观同质性"，提高辨证论治的精准性。

表 2-6　慢性阻塞性肺疾病常见现代医学表型

常见现代医学"表型"	病理机制	临床表现	影像学表现
慢性支气管炎型	以气道慢性炎性病变为主	反复咳嗽、咳痰为主	支气管管壁增厚、管腔狭窄和小气道陷闭
肺气肿型	以肺过度膨胀和弹性回缩力减退为主	进行性加重的活动后气喘为主	肺气肿
慢性支气管炎合并肺气肿型	同时具备慢性支气管炎型和肺气肿型的特点	\	\
频繁急性发作表型	炎症、细菌定植和遗传易感性	每年发作 2 次或以上，且每次发作都需要口服糖皮质激素和（或）抗生素，或需要住院治疗的患者	\
慢阻肺和哮喘重叠型	嗜酸性粒细胞和中性粒细胞共同介导的重叠性气道炎症（可能）	更容易出现呼吸困难、肺部哮鸣音和具有更高的急性加重发作风险，并且生活质量及活动耐力明显降低	\

表 2-7　慢性阻塞性肺疾病常见中医证型

常见中医证型	主症	次症	舌象、脉象
肺气虚	咳嗽，乏力，易感冒	喘息，气短，动则加重，神疲，自汗，恶风	舌质淡，苔白。脉细、沉、弱
肺脾气虚	咳嗽，喘息，气短，动则加重，纳呆，乏力，易感冒	神疲，食少，胃脘痞满，腹胀，便溏，自汗，恶风	舌体胖大、有齿痕，舌质淡，苔白。脉沉、细、缓、弱
肺肾气虚	喘息，气短，动则加重，神疲，乏力，腰膝酸软，易感冒	恶风，自汗，面目虚浮，胸闷，头昏，耳鸣，小便频数，夜尿多，咳而遗尿	舌质淡，苔白。脉细、沉、弱

续表

常见中医证型	主症	次症	舌象、脉象
肺肾气阴两虚	咳嗽，喘息，气短，动则加重，乏力，自汗，盗汗，腰膝酸软，易感冒	干咳，痰少，咯痰不爽，口干，咽干，耳鸣，头昏或头晕，手足心热	舌质红，脉细、数；舌质淡，苔少、花剥，脉弱、沉、缓、弦
风寒袭肺	咳嗽，喘息，恶寒，痰白、清稀	发热，无汗，鼻塞、流清涕，肢体酸痛	舌苔薄白。脉紧、浮
外寒内饮	咳嗽，喘息气急，痰多，痰白稀薄、泡沫，胸闷，不能平卧，恶寒	痰易咯出，喉中痰鸣，鼻塞、流清涕，无汗，肢体酸痛	舌苔白、滑，脉弦、紧、浮
痰热壅肺	咳嗽，喘息气急，胸闷，痰多，痰黄、白黏干，咯痰不爽	胸痛，口渴喜冷饮，发热，大便秘结	舌质红，苔黄、腻、厚，脉滑、数
痰浊阻肺	咳嗽，喘息，痰多，痰白黏，口黏腻	气短，痰多泡沫，痰易咳出，胸闷，纳呆，食少，胃脘痞满，腹胀	舌苔白、腻，脉滑；舌质淡，脉弦
痰蒙神窍	喘息气促，神志恍惚、嗜睡、昏迷、谵妄	痰鸣，肢体瘛疭甚则抽搐	舌质黯红、绛、紫，苔白、腻、黄。脉滑、数

第三节　中医精准辨证论治的探索

精准医学是人类医学共同追求的目标，也是中医学未来发展的方向。精准医学的概念是在现代医学临床微观检测，包括生物化学、影像学、功能学等检查，甚至疾病各种组学分析等层面相对完善的基础上提出的，其目的是实现疾病的个体化诊疗，提高临床疗效。而中医学的诊疗模式本身就是宏观层面的个体化诊疗，提倡整体观念和辨证论治，整体观念即认为人体是一个有机整体、人和自然环境也是密不可分的，即所谓的"机体统一""天人相应"，所以中医诊病时不仅要参考患者四诊信息，还要结合节气、地域以及当地民俗等，对患者进行所处时空、自身症状和体征等的网格化分类处理；而辨证论治则是整体观念下的辨证论治，是对患者四诊信息及辨证治疗的精细化处理。《素问·至真要大论》中指出"知其要者，一言而终，不知其要，流散无穷"，可以看作是中医精准辨证论治思想的发端。《伤寒论》记载："太阳与阳明合病者，必自下利，葛根汤主之"，"太阳与阳明合病，不下利，但呕者，葛根加半夏汤主之"，"太阳病，下之后，其气上冲者，可与桂枝汤。方用前法。若不上冲者，不得与之"，说明中医辨证论治的外在依据是症状的变化，每味药皆加减有据；而且会根据疾病严重程度和所在部位的不同选择对应的治法，如"疾之居腠理也，汤熨之所及也；在血脉，针石之所及也；其在肠胃，酒醪之所及也；其在骨髓，虽司命无奈何也"（《史记·扁鹊仓公列传》）；同样对药物本身的性状和服用方法也有界定，如"补汤宜用熟，泻药不嫌生"（《审视瑶函》），"病之愈不愈，不但方必中病，方虽中病，而服之不得其法，则非特无功，而反有害，此不可不知也"（《医学源流论》）。凡此种种是当时所能做到的所谓"精准辨证"，但由于理念的不同和缺少科学技术方法层面的支撑，解剖学没能成为中医学的正宗，中医学最终走上了宏观辨证、司外揣内的道路。但毋庸讳言，由于中医学在对生命和疾病本质规律（基于现代生命科学技术）认识上的欠缺，中医学在精准辨证的道路上走得并不平坦。即使有精准的辨证论治也都掌握在穷理尽性的医界翘楚之手，缺乏普适性的推广方法。但也要明确，中医学的优势在临床疗效，中医学的特长在整体观念和辨证论治，其所使用的干预手段也多是由君、臣、佐、使构成的一个"方阵"，其间相须、相使、相畏、相杀、相恶、相反关系明确而复杂。所以笔者认为在目前条件下，中医学所提倡的精准辨证论治，精准对应的可能不是一个点，而是一个"状态"，是这个"状态"趋势和偏向的当下和未来；当然也包括用药后机体的反应，是一个闭环。如《伤寒论》所载："服桂枝汤，大汗出，脉洪大者，与桂枝汤如前法；若形如疟，一日再发者，汗出必解，宜桂枝二麻黄一汤"，又如"太阳病，下之后，脉促胸满者，桂枝去芍药汤主之"，"若微寒者，桂枝去芍药加附子汤主之"，即中医学对疾病服药后的机体反应基本上都会有一个预判，并根据可能出现的病机转化作适当推测和方药准备。当然，恰如"再兼服药参机变"（《医学实在易·四诊易知》）之原则，这个预判是建立在"四诊信息"准确反映中医学病机的刻下和可能变化的推测上的。随着现代医学的引进则可以部分引入其微观指标的检测，借鉴中医学微观辨证和辨证微观化成果，部分实现中医预判的客观化以提高准确性。

辨证论治，"辨"是分辨、鉴别，"证"是证据、现象，"论"是讨论、考虑，"治"是治则治法。其中，"证"和"治"是现实的、固定的，"辨"和"论"是灵活的，要通过分析和思考的。但目前的中医临床辨证论治过程中存在"三个变量""两个容易产生模糊的概念"、基于"三分法"的中医临床证据归类不明确，以及在中医临床或中医临床试验过程中存在的中西药交互作用，一定程度困扰着中医临床辨证论治。

一、三个变量

三个变量即中医诊断要素的模糊化和辨证论治方法的非唯一性、"自体感"和"他体感"的主观性、中医处方组成及剂量依据的模糊性（目前科学技术水平下）。下面予以分别阐述。

1. 中医诊断要素的模糊化和辨证论治方法的非唯一性

中医学诊断不像现代医学，中医辨证要素存在宏观模糊性、多维时空性、演变渐进性的特征，并且有很多或然症，取舍很大程度取决于医者。目前中医教材或一些中医书籍多出现一些主症、次症和必然证、或然症等的概念，有的会将舌象、脉象分列其中，有的则单独列出。那么哪些诊断要素是证候判别的必备指标，哪些诊断要素是证候轻重程度判别指标，虽有交代但在中医临床中的具体可操作性却有待进一步加强。这样会给初学者带来一定的识别困难，是"主症＋舌象＋脉象"完全符合才能诊断该证候，还是"主症"出现就可以诊断？同时，诊断要素本身也存在一定的模糊化描述的问题，比如对于脉诊的描述以"观物取象"为起点，以"立象尽意"为目的，以"取象比类"和"制器尚象"为实践，重感觉而轻定量。"浮脉，举之有余，按之不足"（《脉经》），"浮脉法天，轻手可得，泛泛在上，如水漂木"（《崔氏脉诀》），"浮脉惟从肉上行，如循榆荚似毛轻"（《濒湖脉学》）；又如对于望诊"五色"的描述，"夫精明五色者，气之华也，赤欲如白裹朱，不欲如赭；白欲如鹅羽，不欲如盐；青欲如苍璧之泽，不欲如蓝；黄欲如罗裹雄黄，不欲如黄土；黑欲如重漆色，不欲如地苍"（《素问·脉要精微论》），这些形象化的拟物描述的确促进了中医四诊的发展和传播，是与当时的社会环境、认识水平和语境分不开的。但曾经模糊的四诊信息描述都需要进一步具体化，与时代相适应，因为对于现代部分中医来说，可能对于"苍璧之泽"和"罗裹雄黄"本身即比较陌生。"杂病重脉，温病重舌"，其实界定了不同病种对"四诊信息"的倚重程度，说明历代医家在这方面也有考量，为中医四诊合参以谁为主作了方法学层面的说明，所以如何更好地继承创新颇为重要。目前针对中医四诊进行了望诊、脉诊等的客观化以及问诊流程的规范化研究，有些已经研制出相关的产品，且已经显示出一定的临床价值。如通过对脉诊客观化临床试验研究的文献进行分析发现，脉诊仪作为中医脉诊客观化的诊查手段，可以为中医临床辨证论治提供辅助依据，但贡献度几何却很难给出客观的评价。目前现状是绝大部分中医师不会像认可心脏彩超报告一样认可这种中医客观化的脉诊等检测结果，这个也需要通过研究予以回答。

　　由于中医辨证论治方法多样，且没有形成统一、公认的辨证体系和辨证标准，所以对于同一批诊断要素，思维方法和定势不同，所辨出的证候结果也可能不尽相同，处方亦非完全一致，但往往皆能取效，这里面的原理同样需要通过研究予以揭示。辨证所依据的思维方法不同，辨证的理论依据多元化，其得到的辨证结果也就不同，比如中医有阴阳五行学说、藏象学说、经络学说、七情六淫病因学说、运气学说、子午流注等，辨证方法有六经辨证、八纲辨证、卫气营血辨证、三焦辨证、脏腑辨证等，但却没有形成统一的辨证体系，也缺乏统一的辨证标准。即同一疾病在中医辨证时往往存在着较大的分歧。这或许也是"读方三年，便谓天下无病可治；及治病三年，乃知天下无方可用"（《备急千金要方·大医精诚第二》）的原因之一。因为没有明确哪类或哪种疾病更适宜哪个中医辨证论治体系，而往往依据医者自身的学术背景和经验导向。这方面也是需要我们结合中医流派特点予以具体总结和描述的。从这方面看，中医流派不仅代表着特色优势，也代表着诊疗疾病时关注点的不同。但需要说明的是中医并非一症（证、病）一方的机械组合，而是有着一套通用的组方用药规律，如中医"七方""十剂"等。

　　随着现代生命科学技术的发展，对于一些疾病的危险因素和发病机制有了较深入的认知，同时中医学自身也对证的辨证因子和"证本质"进行了探索。现有证据表明，引进吸收现代医学和生命科学的有益成分，可促进中医学在新时代的创新发展。作为传统中医学辨证的有益补充，中西医病证结合、西医"疾病-表型-证型"相结合的中医证候概念和诊断标准的提出，"宏观辨证"与"微观辨证"相结合、中医证候诊断要素客观化和定量化，将极大推动中医学精准辨证论治的开展，但在具体操作层面也迫切需要通过中医研究予以揭示。

2."自体感"和"他体感"的主观性

　　传统中医临床是以基于望、闻、问、切所获得的宏观诊断要素进行辨证论治为主，这个过程主要由患者"自体感"的表达和医者"他体感"的感知来获得，是医家就现象层面研究具体的感官经验，并进行辨证地取舍的结果。但由于患者"自体感"表达的灵动性和丰富性，医者"他体感"就需要通过不断的训练进行充实，而辨证论治的信息取舍就更为复杂。在辨证论治过程中，牵涉到患者的表述方式（如对于疼痛的忍耐程度等），医家本身的临床经验、知识的全面性与倾向性，以及对信息的敏感性，甚至医家的成长经历［包括曾经患病的经历，所谓"九死之病，可以试医"（《默觚下·治篇七》）等］和地域文化也有影响，当然也包括临证时医者自身的健康状态，正如《素问·平人气象论》所谓"常以不病调病人"。"医不三世，不服其药"（《礼记》），就说明医家必须掌握大量的医学知识，耳濡目染，形成本能，才能保持对临床线索的敏锐性。清代医家徐灵胎更是直言："夫经方之治病，视其人学问之高下，以为效验"（《医学源流论·禁方论》）。同时，由于"四诊"手段不同，其所获得的信息有时并非都能反映疾病真实病机，彼此间关联不大甚至相互矛盾，而且"其间标本异治，虚实瞬易，损增互换，歧中之歧，变外之变"（《寿世保元·自序》），所以临床诊疗中或"舍脉从证"，或"舍证从脉"，或"但见一证便是"，目的皆在于辨识出疾病的真实核心病机，而这个权衡的结果很大程度也取决于医家经验的多寡和完整性。再者，中医辨证论治思维还需要"顿悟"，顿悟的基础是长期的临床经验积累、细致的总结提升和宽广的理论知识，三者的丰富和互动程度决定了对同一种疾病、同一种药物的看法与临床决断。所以，"自体感"的灵动性、"他体感"的间接性和主观性也会一定程度影响中医辨证论治的准确性。

所以在临床上，医者要大量参加临床实践，不断增强处理"辨证要素"的能力，形成一种辨证取舍"下意识"。在研究上，一方面要加大"微观辨证"和"辨证微观化"的研究力度，另一方面，要在中医学整体观念和辨证论治思维的指导下，将更多的现代医学检查和检验结果赋予中医"辨证要素"的意义。以便提供更多的可替代"指标"，作为患者"自体感"和医者"他体感"的有益补充。同时在诊断和疗效评价中必须引进现代医学客观化的指标体系，以防止漏诊而失治误治。在疗效评价时适当引入临床通用的客观指标作为有益补充，中西医互补，避免因患者"自体感"和（或）医者"他体感"的个体差异而引起对疗效的误判，贻误病情。

3．中医处方组成及剂量依据的模糊性

中医处方用药的重要模式之一是模仿实践，即将患者出现的临床表现和中医经典著作中的某一汤证或方证比对，如果是师带徒则会不自觉地和老师的辨证论治方法进行对比，如果基本吻合则可径直采用该方。即"欲用古方，必先审病者所患之症，悉与古方前所陈列之症皆合。更检方中所用之药，无一不与所现之症相合，然后施用，否则必须加减。无可加减，则另择一方"（《医学源流论·执方治病论》）。张锡纯则认为"凡用古人成方治病，其药味或可不动，然必细审其药之分量或加或减，俾与病机相宜"（《医学衷中参西录》），这段话一则说明辨证论治的依据是患者"所现之症"和背后的"病机"，其二说明中医治病讲究的是"方证相应""药症相应"，组方要义对应的是病机，但如果主要病机之外尚有额外之症状则必须对方中之药进行加减。主症体现的是"病机"，是辨证的关键；次症体现的是外在，是药味加减的依据。当然必须要明确的是病因是致病的根源，病位是发病的所在，而症状则是病情的具体表现。

秦伯未教授提出："重要的环节在于治疗症状不能离开病因和病位。因为病因、病位是本，症状是标。"并据此总结出中医的处方公式：（病因＋病位）＋症状。目前部分中医师方子越开越大，见"症"加"药"，但疗效却是平平，除了药材质量等原因外，说明"药症相应"的前提和基础是"方证相应"。而疗效平平的原因是迷于表象，割裂了中医学辨证论治思维的整体性特点，没有抓住疾病的"病机"，没有做到"以我知彼，以表知里，以观过与不及之理，见微得过，用之不殆"（《素问·阴阳应象大论》）。"病机"是症状出现的原因，症状是辨证论治的主要依据，但辨证论治不等于"辨症施治"，里面有一个思维升华的过程。所以中医辨证不仅要学会做加法，更重要的是学会做减法，在充分考虑病因的基础上，从一堆复杂的症状中抽提出能体现病证"核心病机"和"特殊病机"的症状，唯此才可以获得满意的辨证论治疗效。

中药本身的功效和四气、五味、升降浮沉、归经关系密切，而四气的寒热温凉并非中药本身性状的体现，而是从药物作用于机体所发生的反应概括出来的，是与所治疾病的寒热性质相对应的；五味的确定一是药物的滋味，二是药物的作用，后一种也是通过药物作用于人体的功效概括出来的；升降浮沉反映了药物作用的趋向性，其产生依据与四气基本相同；同样，归经是以脏腑经络理论为基础，以所治疾病为依据而确定的。而这和中药理论形成时期所治疗人的体质以及用药后反应关系较大，即当时所抽样的人群虽然具有高度的内部真实性，但随着社会的发展，饮食气候、人体体质与平均寿命等的变化以及中西药并用，是否也影响了四气、五味、升降浮沉、归经等中药特性的外部真实性？这类由患者服药后的反应总结出来并赋予中药的特性是否具有群体间差别也是需要关注的方面之一。正是由于中药所具有的复杂性、多面性特点，导致补气类中药所补脏腑经络的气虚部位的不同性。同样，不同的人由于对中药的敏感性不同，相同病证对于同一方药治疗的疗效未必相同；恰如《医学源流论》所云："然一药不止一方用之，他方用之亦效，何也？盖药之功用，不止一端。在此方，则取其此长，在彼方，则取其彼长。"说明相同的中药经过不同的配伍后，其功效是有所不同的。但随着西药唯功效论的传入，一些年轻医家已然完全将中药进行"西药化"的应用，忘记了中药在不同处方中功效不同，比如"去性存用""载药上行""引火归原"，又如"益火之源，以消阴翳；壮水之主，以制阳光"；更忘记了中医性、味、归经理论的意义。对中药仅限于知其"可解者"，"如性热能治寒，性燥能治湿，芳香则通气，滋润则生津，此可解者也。如同一发散也，而桂枝则散太阳之邪，柴胡则散少阳之邪；同一滋阴也，而麦冬则滋肺之阴，生地则滋肾之阴；同一解毒也，而雄黄则解蛇虫之毒；甘草则解饮食之毒；已有不可尽解者"（《医学源流论·药性专长论》），而这些"不可尽解者"则可能是提升中医疗效的关键，也是需要予以深入研究揭示的。如曾有一患者表现为多发性项部疮肿，红肿灼热，伴有心烦小便黄赤，纳尚可，舌质红，舌苔根部黄腻，脉象细数，左尺滑。某医曾施以蒲公英、地丁、连翘、败酱草之类清热解毒药，久治不愈。方药中教授分析不效的原因与药物的归经有关，患处为项部，属足太阳膀胱经，膀胱与肾相表里，根据"脏腑相关""病在表者治其里"，应从肾着手，予滋阴降火的知柏地黄汤，2天后好转，7天痊愈。

翻阅中国古医籍不难发现，部分中医复方标有方剂组成却没有注明药物剂量，或虽标有药物剂量但并未确切标明，如"马齿草一束""上研匀，和稀米糊丸如皂角子大"。此即所谓"中医不传之秘在剂量"。中药的使用剂量主要从临床经验中获得，中药剂量的确定可分为初始治疗剂量和后续调整剂量。一般来说，后续维持剂量的确定主要依据患者服药后的疗效及服药过程中的病机转变情况来确定，前者如"一剂不愈者，可重与也"（《外台秘要·诸论伤寒八家合一十六首》）以及"用药中病不必尽剂"（《仁斋直指方论·用药中病不必尽剂》）；后者如"麻黄解肌汤，疗伤寒三四日，烦疼不解者方……取二升半，绞去滓，分服八合，以汗出为度"（《外台秘要·深师方四首》）。显然，此处汗出与否是决定调整用药量的依据；再如"小承气汤方……上三味，切，以水四升，煮。取一升二合，去滓，分温再服。若一服得利，谵语止，勿服之也"（《外台秘要·千金方六首》），此处得利与否、谵语止否是决定剂量调整的依据。但初始剂量的确定却没有如此明确的参照指标，一般参照方域、年岁、体质等确定，如"又，疗伤寒或始得至七八日不大便，或四五日后不大便，或下后秘塞者，承气汤方……取二升，体强者服一升，羸者服七合，得下必效止"（《外台秘要·崔氏方一十五首》）；"凡治小儿病，药味与大人同，只剂料等差少"（《医学启源·主治心法》），如"急风方……上末之，研和。大人尽剂，用薄荷泡汤调下，小儿分半，用乳汁调下"（《仁斋直指方论·治猝中法》），但具体操作却鲜有描述。多数中药在临床实践过程中缺乏相对明确的药理学和毒理学指标揭示，或者即使有也很难被使用饮片为主的传统中医师们注意和采用。当然，现有的中药剂量研究，绝大部分属于描述性和验证性研究，并未形成现代科学意义上的中药剂量确定体系。目前中药剂量依然存在着两层含义，即复方中单味药的单日剂量和复方中单味药的分量比例。中药独特的"量效关系"决定了中药研究的复杂性。部分中药具有双向调节作用和功能随剂量改变的特性，即同一味药物会由于剂量的不同而体现出不同甚至相反的功效，比如麦芽小剂量健胃消食、生乳、催乳，大剂量则能回乳。中药剂量的确定如此重要，那么古代中医是如何确定剂量的呢？除上述几种原因外，也应注意，中药的质量与产地、采收时间、炮制和煎煮方法等密切相关，这些也会影响中药活性成分的提取。现代中医确定剂量的方法与古人虽有差别，但并不大，这与中药饮片本身成分的多样性与相对稳定性有关。中药剂量精确定量的困难一者在于辨证要素的非定量，二则是中药本身成分的波动性，更与前述的产地、采收时间、炮制和煎煮方法有关，复方中不同药物在煎煮过程中彼此间发生了怎样的相互作用以及产出了什么新的成分目前也都在研究中。所以说，上述这几组变量不量化，药物剂量的绝对定量就无从谈起。还有一个要注意的问题则是不同朝代的气候环境、土壤质地、药材质量等与现今有别，是否也影响了药物自身的成分构成，随之而来的问题是以哪个朝代的剂量为主要参考，从古至今中药剂量的变化趋势是什么，是否也要分析借鉴当时的气象资料并与现今对比？加之计量单位的古今变化。这些也都是需要在研究中予以解决的关键问题。

二、两个容易产生模糊的概念

1．异病同治

异病同治是中医学最重要的特色之一，其作为一个主要的治则、治法被广泛应用于中医临床，疗效确切。而中西医学"辨病"与"辨证"相结合应该是"异病同治"的前提和基础，只有"异病同证"才能"同治"。但是不是所有的"异病"只要"证"相同就可以同治呢？答案显然不是。通过表2-8我们看到，虽然同属于肺脾气虚证，但是只有同属于肺系病的慢性阻塞性肺疾病和支气管哮喘处方相同或相似，即"同治"。而对于脾胃病和肾病，虽然辨证相同，但处方用药完全不同。所以，"异病同治"必须凸显"异病"的指导作用，"同治"的基础是这些"异病"必须具备相同或近似的病理生理学基础，异病同治的"病"也必须有其特定的内涵，只有存在共同病理过程的特定的某类疾病或某系统疾病才适合"异病同治"，即特定的某类疾病或某系统疾病。如董竞成教授团队课题组之前研究的肾气虚型哮喘、慢性阻塞性肺疾病和衰老等，发现它们共有的病理生理特点常是炎症、免疫紊乱、下丘脑 - 垂体 - 肾上腺轴功能低下甚至是致炎 / 抑炎平衡调控机制紊乱等，且这也是补肾益气方干预的靶位群之一，这就为"异病同治"采用同方同法治疗不同疾病和状态的经验和实践提供了现代生命科学的基础。

表 2-8　不同疾病肺脾气虚证的临床表现及治法方药比较

病种	症状	舌象	脉象	治法	方药
慢性阻塞性肺疾病	主症：咳嗽，喘息，气短，动则加重，纳呆，乏力，易感冒。次症：神疲，食少，脘腹胀满，便溏，自汗，恶风	舌体胖大、齿痕，舌质淡，舌苔白	沉、细、缓、弱	补肺健脾，降气化痰	六君子汤合黄芪补中汤加减。党参15g，黄芪15g，白术12g，茯苓12g，杏仁9g，川贝母9g，地龙12g，厚朴9g，紫菀9g，紫苏子9g，淫羊藿6g，陈皮9g，炙甘草6g
支气管哮喘	气短声低，自汗，怕风，易感冒，倦怠无力，食少便溏	舌质淡、苔白	细弱	健脾益肺，培土生金	六君子汤加减。党参20g，白术10g，山药10g，薏苡仁10g，茯苓10g，法半夏10g，橘皮10g，五味子10g，甘草6g
IgA 肾病	少气乏力，易感冒，面浮肢肿，面色萎黄，纳差腹胀或大便稀溏	舌质淡暗，苔白	沉细弱	活血养血祛瘀，益气健脾利湿	肾乐胶囊。水蛭、党参、茯苓、当归等药物
功能性便秘	主症：排便费力、困难；用力努挣后汗出气短；排便次数减少；便质正常或干结。次症：神疲乏力、便后更甚；少气懒言；肢体倦怠；自汗；纳谷不香	舌质淡胖或有齿痕，苔薄白	脉细弱	益气润肠	黄芪汤（《金匮翼》）。黄芪30g，麻仁15g，白蜜10g，陈皮9g，白术30g，当归12g，莱菔子12g，太子参10g

2．同病异治

同病异治的内容可分为如下三点，一是症状同，病因病机不同，治疗不同；二是症状病因病机相同，患者体质年龄性别不同，治疗不同；三是症状病因病机相同，患者体质年龄性别相同，发病季节地域不同，治疗方法或先后有别，如《灵枢·师传》所谓"春夏先治其标，后治其本；秋冬先治其本，后治其标"。还可以补充的是，由于疾病部位不同，药物归经、四气五味不同，所以即使相同的病机其治疗也不同，如表 2-9 所示的治疗血瘀证的五个逐瘀汤。单纯地将"同病异治"归结为是由于在疾病发展过程中出现了不同的病机引起的显然是不全面的，不利于研究的开展。因为"根据同一诊断，（中医）可以提供多种治疗方法"，即针对同一个病进行辨证论治，从不同方面（如六经辨证、八纲辨证、三焦辨证等）入手，有时也可收到异途同归之效。这个应该也属于"同病异治"的内容之一。"目前的情况是：同一疾病在中医辨证时往往存在着较大的分歧。甲说肝脾，乙说心肾；甲说气虚，乙说血虚"（秦伯未），还有一个例子是"我们在工作中邀集几位老中医会诊时，诊断统一了，而在治法上不一致的情况是极为常见的，这就是由于各人的论治角度不同而治法亦多种多样"（蒋洁尘）。当然，会诊最终诊断和治疗方案的确定并不意味着所有参与会诊的中医师具有真实的一致，而是说在这个问题上谁的方案暂时最能为参与会诊的中医师所接受。这个与现代医学并不完全相同。

诚然，形成于不同时代的辨证方法（六经辨证、八纲辨证、脏腑辨证、气血津液辨证、卫气营血辨证和三焦辨证等）丰富了中医临床对疾病的治疗，但这些辨证方法有的抽象、笼统，有的具体、贴切，有的以病位为纲，有的以病因病性为纲，各有特点，并未形成一个完整统一的体系。具体到某一类疾病到底哪一个辨证方法的效果最好，是需要我们进行客观评价并作出推荐意见的，更是需要与时俱进予以发挥的。"故仲景伤寒，先分六经；河间温热，须究三焦"（《临证指南医案·暑》），即伤寒派以"六经"和"八纲"为辨证治疗的纲领，而温病派以"卫、气、营、血"和"三焦"为辨证治疗的纲领，而且叶天士在其《温热论》中还特别指出温病"若论治法则与伤寒大异也"。

随着中国居民的生活方式、环境变化、人口老龄化以及医疗卫生服务等因素的改变，中国人疾病的死亡谱也发生了重大变化，逐渐演变为以心脑血管病、恶性肿瘤等慢性非传染性疾病为主。病因的日趋复杂性（环境、饮食、心理等）、症状的缺少特异性（现代医学的全程或间断尤其是提前参与），加之患者体质和用药反应的改变都为中医学辨证论治的与时俱进提出了新的挑战。一些医家发现单纯的一种辨证论治思路很难适应复杂疑难病的诊断治疗，转而在统一性上下功夫，希望做到整体辨证。在"九五"国家医药卫生科技攻关计划中明确提出了开展中医药防治重大疾病的研究，其中即包括心脑血管疾病、恶性肿瘤、老年期重大疾病以及中医药戒毒等。从其结题的成果来看主要体现在研制现代中药制剂及探讨中医药治疗部分重大疾病的机理上，对于辨证论治方法的选择和创新却鲜有提及。但辨证方法的选择与创新恰是中医学疗效的起点，也是中医先贤予以特别关注的，即医之道"不难于得方而难得用方之医，不难于立法而难得行法之人"（《默觚下·治篇四》）。比如三阳实证发热的主要不同为外感病发热恶寒属太阳，往来寒热属少阳，但热不寒属阳明；三阴恶寒的主要不同为恶寒而手足温多属太阴，恶寒而手足常清多属少阴，恶寒而手足厥冷多属厥阴。这便是将八纲辨证与六经辨证两种方法结合起来对发热、恶寒进行相对精确的分类，为同病异治提供参考和依据。当然，上述是否是"同病异治"的一个体现尚有待商榷，但根据疾病谱的变化总结其发病规律和特点，形成与之适应的中医辨证论治方法却不容忽视。而且这个过程不仅需要如八纲辨证的思想源于《伤寒论》六经辨证之类的继承发扬，同时需要引入循证医学理念、现代数理统计和生命科学技术方法，以及推进理、工、农、医等不同学科的交叉与融合。

表 2-9　王清任五个逐瘀汤对比

方名	功效	部位	组成	现代研究
血府逐瘀汤	活血祛瘀，行气止痛	"胸中血府血瘀之症"	桃红四物汤合四逆散：当归、红花、赤芍、生地黄、桃仁、枳壳、桔梗、川芎、柴胡、川牛膝、甘草	凡瘀血内阻、血瘀气滞之证皆可运用本方，而病位偏于胸胁者更加适宜
膈下逐瘀汤	活血祛瘀，行气止痛	膈膜以下，上腹部血瘀积块	五灵脂、当归、川芎、桃仁、牡丹皮、赤芍、乌药、延胡索、甘草、香附、红花、枳壳	广泛用于治疗心脑血管、肝胆、脾胃、肠道、胰腺、妇科疾病及各类肿瘤等
少腹逐瘀汤	活血化瘀，温阳散寒，行气止痛	"瘀血积于少腹之证"	当归、赤芍、延胡索、五灵脂、生蒲黄、没药、川芎、小茴香、官桂	主要用于治疗血瘀少腹之积块、痛经、月经不调等
通窍活血汤	活血通经，芳香开窍	"头面四肢周身血管血瘀之症"	麝香、葱白、桃仁、红花、赤芍、大枣、当归、生姜、川芎、黄酒	用于治疗颅脑外伤、酒糟鼻、脱发、头痛、白癜风等病症
身痛逐瘀汤	活血祛瘀，通经止痛，祛风除湿	用于治疗瘀血痹阻经络所致的肢体痹痛或周身疼痛	秦艽、川芎、桃仁、红花、甘草、羌活、没药、当归、五灵脂、香附、牛膝、地龙	用于血栓性静脉炎、软组织损伤、恶性肿瘤骨转移疼痛、糖尿病并发症及神经炎等疾病

三、基于"三分法"的中医临床证据

中医学是一个开放包容并不断发展着的医学，思维方法一以贯之，但其内容历代皆有增减。如张仲景确立辨证论治思维后，明代张景岳首倡八纲辨证、清代叶天士创卫气营血辨证、吴鞠通创三焦辨证等。当然由于方法学的局限性，多以增补为主，删减较少。时至今日，对中医的研究也多采用"二重证据法"，即古籍记载结合基于现代生命科学技术和方法的实证。在目前中国医学界中西医二元格局下，临床疗效无疑是中医最大优势，也是关注焦点。秉承中医临床证据"三分法"，笔者认为有必要对传统医学知识进行技术层面和文化层面的分类整理，将之分为不自觉领先于现代医学的、已和现代医学形成共识的、需要重新认识或加以摒弃的三个部分。在研究院所着重进行前两项的深入研究，以求提供最佳证据，实现中西医互补。在基层及广大临床一线首先是进行第三项的宣传，避免医者大包大揽，贻误病情；继而进行第一、二项研究成果的推广，或者三者同时进行。建立"三分法"综合数据库，以中医古籍、临床研究、基础研究、药物研究等资料建立数据库，进行整理加工形成完善的数据链。

中医临床证据"三分法"作为一种分类方法在中医有着多方面的体现。体现在诊断上，可以将中医诊断要素分为与现代医学诊断指标重叠的部分、需要重新认识或加以摒弃的部分和领先于现代医学诊断的部分（此部分目前鲜有被发现）。比如有研究发现肺胀的常见病因有痰邪、久病，常见病机有气虚、痰热蕴肺，病位证素主要为肺、多涉及他脏。这和现代医学发现慢性阻塞性肺疾病的主要临床表现是咳嗽、咳痰、喘息等相吻合，痰邪→咳嗽、咳痰，（肺脾肾）气虚→喘息（肺功能下降），主要为肺、多涉及他脏→慢性阻塞性肺疾病也引起肺外远隔脏器的异常改变，这些属于与现代医学指标重叠的部分。最后一条中医认为肺胀"病位证素主要为肺、多涉及他脏"的认识远较现代医学发现慢性阻塞性肺疾病具有全身效应和并发症为早。当然，也有一些诊法，如在肺痈中医诊断中有"验口味"这一项，"用黄豆，予病人口嚼，不觉豆之气味，是肺痈也"（《寿世保元·肺痈》），在现代来看已经有了更好的替代诊断方法，在有条件的地方可以予以摒弃。

中医临床证据"三分法"体现在治疗上，则可以分为三个方面。

（1）根据目前医学进展情况将传统中医学中的疗法分为：①理念及技术皆可继承并发扬部分，如整体观念和辨证论治指导下的处方用药。②理念先进，但技术需要改进或已经改进部分；如"如喉中痰盛，用绵纸捻一长条，密密打成疙瘩，插入喉中、转动，扯出痰来，频频将痰引出，急用香油灌之，或生姜自然汁，或竹沥皆可"（《种杏仙方·中风》），对比后不难发现，现代医学的吸痰术及化痰疗法组合的理念与此基本一致；在这方面应通过研究，挖掘形成新的治疗理念以指导疾病治疗方式或药物研发。③理念及技术皆不可取部分；如"治鼻中生疮方……又方偷孝子帽以拭之"（《备急千金要方·七窍病》）。

（2）若以目前现代医学治疗疾病的能力和水平为参照，则可将中药分为以下三类：①对于疾病尤其是新型人类传染病，目前现代医学无药可用但中医学可能有或已被证明有疗效的；②对于疾病尤其是慢性复杂性疾病，目前现代医学疗效不满意，与中医合用可以提高疗效的；③对于目前现代医学机制和治疗疗效明确的，与中医合用意义不大的。依据这三种分类，明确中药在某疾病治疗中的地位，属于主导地位、并列地位、辅助地位，还是现代医学治疗后的善后处理。比如针对慢性阻塞性肺疾病，在稳定期，中医药可以减少其疾病发作次数、延长稳定期时间、提高患者生活质量而发挥主导治疗作用；但在急性发作期则仅可作为辅助治疗；再比如针对化疗后患者出现的恶心、呕吐、乏力等的治疗，则属于现代医学治疗后的善后处理。

（3）体现在对中药复方组成中药的研究上，明确在一个复方中哪味药是起主要作用是必须保留的，哪味药的存在是值得商榷的，哪味药完全就是没有必要的？这样不仅有利于新药研发和节约医疗成本，提高药物疗效，还有利于药物不良反应的控制。比如张亭栋教授等调查发现民间用于治疗淋巴结核与癌症的有效验方中多含有砒石、砒霜、轻粉、蟾酥等药物，经过筛选只保留了砒霜，但疗效并未下降，后续实现了标准化的治疗。

中医临床证据"三分法"体现在疗效指标的评判上，则必须立足疾病本身，如中医治疗慢性阻塞性肺疾病的疗效指标咳嗽、咳痰、喘息，已经与现代医学对于慢性阻塞性肺疾病疗效的评价达成一致；改善气虚症状则基本与患者肺功能的改善达成了某种程度的一致。但有些评价方法，如对高血压患者的一些辨证要素（头痛、眩晕等）的改善则不能作为中医治疗高血压的主要指标，必须要关注血压值，否则有可能贻误病情。当然，还有一些所谓的疗效指标在现在看来已经没有什么科学依据，要果断的予以摒弃。

四、中西药交互作用

中医学以中药复方治疗病证，讲究复方中药间的配伍规律和用药禁忌，总结出六个方面的配伍关系，即相须、相使、相畏、相杀、相恶和相反；同时将用药禁忌总结为配伍禁忌、妊娠用药禁忌和服药时的饮食禁忌等方面，目前中医药界共同认可的配伍禁忌有"十八反"和"十九畏"。提示不同药物之间进行合用，产生的"效果"复杂，这种情况不仅发生在复方内的中药之间，也会在中西药联合使用时出现。因为在现代疾病诊疗环境下，中医学与现代医学先后或同时治疗一个疾病的现象极为普遍，虽然医学界也意识到并有部分研究证实了中西药之间存在表现形式不同的交互作用，但由于中药海量的排列组合，无疑增加了研究的难度，正如中药间巧妙的配伍一样，单味中药可能与西药产生这样或那样的反应，但经过配伍后的中药是否会产生另一种反应也未可知。目前该方面的研究证据尚未成体系，有待进一步的深入揭示。但这方面却是目前进行中医临床或中医临床研究必须考虑的现实问题。如何推进该项研究则是未来中医学和中西医结合领域必然要面对和解决的问题之一。

现有中西药联合使用所产生交互作用的分类主要有如下四种：①依据现代药理学所阐述的药效学理论；如石膏、瓦楞子、石决明、海螵蛸、龙骨、牡蛎等含有钙离子中药，滑石、磁石、代赭石等含有铁、镁、铝金属离子的中药与四环素类抗生素

（Tetracyclines）、异烟肼（Isoniazid）、利福平（Rifampicin）同时服用时，容易产生难溶性化合物或螯合物而影响疗效，甚至失去作用。②依据临床药物动力学概论所阐述的药物动力学基础理论；如桃仁、白果、杏仁、枇杷叶等氰苷类中药与中枢抑制剂、中枢镇咳剂、镇静安眠药合同时服用，可能造成氰苷类所引起的中枢抑制作用增强。③依据药剂学所阐述的基础理论；如酸性中药与碱性西药、碱性中药与酸性西药并用时，易造成酸碱中和反应及结晶石。④依据"Up To Date（基于循证医学原则的临床决策支持系统）"资料库查询结果；如抗凝血类中药与华法林（Warfarin）、阿司匹林（Aspirin）并用时会增加出血性风险。

小　结

　　"如果不能理解某个语言的全部历史和性质，我们也不能理解该语言的某个时期，并且如果不知道一般语言，我们也不能理解一个语言时期。"中医的原初理念中即含有精准辨证论治的思想，但受限于当时的科学技术，在今天看来已有不足。目前，中医辨证论治的特点常中有变，即"谨候气宜，无失病机"是"常"，"四诊"手段和诊断要素却"常"中有"变"。困扰中医精准辨证论治的主要有三个变量、两个容易产生模糊的概念和基于"三分法"的中医临床证据归类不明确。本章据此提出：①深入梳理研究传统中医学的辨证论治方法，总结演变规律，将之与疾病互参，发皇古义、融会新知，界定与不同类型疾病相契合的辨证论治方法。②充分利用现代生命科学技术深化对中医"证候"的认识，一方面加大"微观辨证"和"辨证微观化"的研究力度，另一方面在中医思维指导下，将现代医学检查和检验结果赋予中医"辨证要素"的意义。梳理借鉴现代医学"表型"研究成果，宏观与微观相结合，群体与个体互参，争取实现中西医通用的"证型表型"概念，以期提高辨证论治的"微观同质性"和"宏观同质性"，提高辨证结果的精准性。③根据"三分法"将已有的中医临床证据分为不自觉领先于现代医学的、已和现代医学形成共识的、需要重新认识或加以摒弃的三个部分，分别有目的的进行研究。④根据辨证论治后病人患者表现提出"疗效优/劣势病例"概念，利用现代数理统计对其进行宏观判别，同时运用系统生物学的手段和方法进行微观揭示，以期总结出中药复方受益人群、可能受益人群和非受益人群三类患者的微观特征，实现中医辨证论治的精准化，促进中医学学术的发展。

第三章
中医文献研究

在我国传统四大学科（农学、医学、天文、算数）中，中医学是流传至今、持续传承创新发展并在实践中逐步完善屹立于世界科学之林的唯一传统学科，在几千年的历史发展中文本记载和民间流传的理论、经验和方法汗牛充栋。当然其间也不乏糟粕，需要我们予以辩证的扬弃，尤其在技术层面要秉承"三分法"的理念进行粗整理、细分类、深挖掘。进行中医文献研究不仅是对中医历史的回顾与总结，更是积极参与中医临床、科研和教学，为中医发展提供理论指导、临床借鉴和科研方法、素材乃至思维基础的必要途径。而且，随着现代数据处理技术的不断发展，更加显出中医海量文献资源的巨大优势。众所周知，临床疗效是中医生存和发展的关键，所以进行中医临床文献研究要紧密围绕和服务于中医临床诊疗，真正把中医临床文献中蕴含的中医科学思维和行之有效的方法、技术、手段与经验，明确、完整、系统地表达出来，并且由中医医师创造性地转化运用到中医临床诊疗中去，以期提高临床疗效，彰显中医学的特色和优势，这才是中医临床文献的生命力所在。但"医学不是纯科学，也不是纯艺术，医学是艺术与科学之间一门独特的中间学科"（《医学实践的哲学基础》），"医道，古称仙道也，原为活人"（《万病回春》），所以任何时候都不能忽视中医所具有的人文学科属性，这也是中医学研究的重要方向之一，部分研究方法见本书第七章。

一、中医临床文献研究的范围和种类

中医文献包括中医古籍文献和现代中医学文献两类，其数量巨大，种类庞杂，且随着中医医疗实践的不断发展，中医文献的数量与种类也在与日俱增，当然以现代医学的眼光看，这些渐次出版的大部分中医临床文献质量也在逐步提升。如由单纯的病案记录发展到设计良好的对照试验，并以动物实验和体外实验作补充，但曾经中医学书籍和文献所具有的"大容量""多学科"特点也在近年来陆续出现的一系列报告规范、声明的框架下被逐渐削弱和剥离，应引起注意。历史上，中医学古籍文献不仅包括专门的、完整的医学著作，也包括散见于历史书籍、说部杂录、地方志等里面的片段记录，还有古代金石器物、书画、拓片等记载医药卫生知识的一切资料。当然历代文献也包括现实主义派的小说、杂文、新闻报道等，如曹雪芹所著《红楼梦》等，受此影响，现代所出版的现实主义作品也不乏中医学的身影，如路遥所著《平凡的世界》、张炜所著《九月寓言》，都有民间中医生存状态的记载。狭义的中医临床文献是逐渐从"经方（方书）"中分离出来的临床各科文献。与狭义的中医临床文献相比，《中国国家图书馆分类法》中中医临床文献的含义更加准确，它是在临床各科的基础上增加了中医诊断学、中医治疗学、中草药治疗学、外治法、针灸法、中医护理学、医案、医话等内容。中医临床文献研究即是以中医临床文献为对象所开展的各项研究的统称。一方面中医文献研究具有继承和发展的双重性质，有利于更好地利用已有成果，让沉睡的文字变为却病的工具；另一方面中医文献研究对中医临床具有较好的指导意义，中医诊疗标准、指南、共识的制定均离不开中医文献数据的挖掘和整理。所谓数据挖掘，即从大量的已有文献数据中，抽提出潜在的、有价值的知识并尽可能形成系统的认识、技术和方法等，供中医临床参考。总体来说，中医临床文献研究内容包括古代中医药文献的整理研究和现代中医药文献的检索利用两个方面。

二、中医临床文献研究的方法

古代医家整理研究文献有校正、注释、修订、训诂、选评、丛书类书籍的编纂、删繁补阙等很多途径，而目前利用现代信息技术与数理统计学方法对中医海量文献进行处理并对统计结果进行合乎中医学规律的综合分析已成为中医现代文献学的重要方法学支撑。其主要任务包括以下3个方面：①强化中医文献学理论研究，逐步建立与完善中医临床文献学；②利用中医临床文献学，指导中医临床文献研究；③利用中医临床文献研究成果，为中医临床、教学、科研等提供可靠的学术资料借鉴和参考。目前中医临床文献研究多集中在疾病的中医病因病机梳理、中医证-治规律探寻、中医养生保健探究、中医学术流派异同、不同朝代医家中医医案医话内涵以及历代名中医辨证论治规律等方面。由于中医的主要优势在于临床疗效，故而中医证-治规律（辨证论治）阐释在目前的中医临床文献研究中占到了较大比重，而方法则多采用方剂计量学的研究方法。当然，由于中医学^{狭义}各组成部分文化背景、发展过程、方法及治疗疾病取材的相对一致性，决定了基于中医学^{狭义}特点开发的文献处理方法与分析软件同样适用于中医药内部各组成部分，如有研究采用中医传承辅助平台（TCMISS）揭示了藏医药治疗脾胃病的用药规律及作用，同样，在数据挖掘妇科病单验方文献整理的方法选择上，傣医所采用的数据处理方法与中医学^{狭义}也如出一辙。

古代著名医家辨证论治疗效卓著，"疗效卓著"这个结果背后肯定藏着导致这一切现象发生的原因，从流程来看不外乎诊断准确、辨证用药精当，那么古人是如何做到的呢？概言之，古代中医经典著作，其组方用药考究，加减有据，而且"古人著方，必为当时抱病者设也"（《局方发挥》）。正如清代医家徐灵胎在《医学源流论·方剂古今论》中所言："昔者圣人之制方也，推药理之本源，识药性之专能，察气味之从逆，审脏腑之好恶，合君臣之配偶，而又探索病源，推求经络，其思远，其义精，味不过三四，而其用变化不穷。"这些为后世研究中医学组方用药规律提供了最直接的临床证据。那么，具体到某种疾病，中医治疗与临床结局之间存在何种关系，其干预方法精当在何处，恰是需要通过文献研究给予解答的。

"穆勒氏方法"是英国穆勒关于确定现象因果联系的五种归纳方法，即求同法、差异法、同异并用法、剩余法、共变法，这五种方法是以消除非相干因素为基础，以演绎思想为补充的求因果归纳方法，可作为实验探索的方法论准则，在科学假说的构建与确证中起着重大作用。可以用来研究中医病因与证候、中医方药与证候、中医症状与证候之间的对应关系，如有研究以穆勒五法研究张仲景用方（药）规律，并取得有意义的结果，故而在此对该文献研究通用方法予以介绍。求同法是通过不同场合的比较，找出其中的相同情况；差异法把在前项中排除不掉的现象看作被研究现象的原因；同异并用法实质上是两次运用求同法，然后在两组求同法之间运用差异法，所以它是求同法和差异法的联合运用，穆勒因而没有把它看作一种独立的方法；穆勒把剩余法看作差异法的一种特殊变形，剩余法的实质还是差异法；共变法没有被看成是一种在任何情况下都可行的方法，当被考查的现象在两组或两组以上的场合中不能消除，而它们之间只有量的变化时，它才被应用。其形式如表3-1。

表3-1 穆勒氏方法

求同法 （A 是 a 的原因）	场合	先行现象	被研究对象
	（1）	A，B，C	a，b，c
	（2）	A，D，E	a，d，e
	……	……	……

续表

差异法 （A 是 a 的原因）	场合	先行现象	被研究对象
	（1）	A，B，C	a，b，c
	（2）	B，C	b，c
	……	……	……

同异并用法 （A 是 a 的原因）	正面场合	先行现象	被研究对象
	（1）	A，B，C	a，b，c
	（2）	A，D，E	a，d，e
	（3）	A，F，G	a，f，g
	……	……	……
	反面场合	先行现象	被研究对象
	（1）	B，C，D	b，c，d（-a）
	（2）	D，E，F	d，e，f（-a）
	（3）	F，G，H	f，g，h（-a）
	……	……	……

共变法 （A 是 a 的原因）	场合	先行现象	被研究对象
	（1）	A1，B，C	a1，b，c
	（2）	A2，B，C	a2，b，c
	（3）	A3，B，C	a3，b，c
	……	……	……

剩余法 （A 是 a 的原因）	场合	先行现象	被研究对象
	（1）	A，B，C	a，b，c
	（2）	B	b
	（3）	B	b
	……	……	……

　　数据挖掘技术的深入发展促进了中医证候规范化、中医证候模型的研究，更是在中医证治规律研究方面大放异彩，有利于中医"方、药、证、病、症、效"之间错综复杂关系的梳理，合适的研究方法的选择一直是之前中医研究者关注的热点。当前得益于统计学家、流行病学家等的积极参与，开发出了一系列适合中医诊断、证治规律等数据挖掘的软件，如中国中医科学院中药研究所和中国科学院自动化研究所联合开发的中医传承辅助平台软件、中国香港科技大学研制的孔明灯隐结构分析软件等，可

以实现中医证候诊断以及方证对应关系等的方便统计分析，所以目前重要的是要掌握如何寻找好的切入点和研究过程的规范化。

　　本章所介绍的中医临床文献研究不同于中医医史文献学研究，并不是"运用目录学、版本学、校勘学、文字学、音韵学、训诂学等文献学方法对中医文献资料的整理研究"；而主要以中医临床文献的应用为主，即从临床出发以文献为抓手，从中探寻方法以解决中医临床发展中存在的问题。鉴于"又况古人之书，或议证而无方，或存方而略证，或阐脉而遗药，或论药而置脉，神明变化，每纷见杂出于残编剩简中"（清·沈金鳌），故而在此过程中首先要关注的问题是：所选取的古籍版本是否可靠和全面、病（证）名称的古今内涵是否一致、中西医是否可以互通、是否有证候描述及处方名、如何确定处方、方剂名称雷同但无明确组成者的药物及剂量如何确定、地方医学书籍中记载的没有明示的药物其具体种类如何确定。其次应该关注中医病证的诊断标准如何明确、治疗过程如何体现、疗效指标和水平如何体现等，都需要通过临床文献研究予以确认，并需要基础及临床研究予以佐证。正因为"药有数名，今古不同"（《本草纲目·凡例》），如"续随子，《纲目》集解下所载不甚明晰，卢氏辨别精详，即土人所谓半枝莲也"；当然不仅药物，就连中医证候乃至中医经典的注释亦有古今演变，如"《内经》惟圣医张仲景运用最熟，自隋唐杨氏、王氏，至近世马氏、吴氏，注释几十余家，经旨反为所掩"（《黄帝内经素问集注·凡例增补》），故而此类文献研究的重要性不言而喻，古之谓"一字舛错，动即杀人"（《本草新编·凡例十六则》）。本章将从中医病证的命名、理论源流和内涵，不同中医流派特点的文献研究，病证特点及证治规律研究，医家学术思想及临证经验研究，历代医学典籍研究，中医医案研究，中医临床随机对照试验的系统综述和 *Meta* 分析 7 个方面对中医临床文献研究作一介绍。本章但凡涉及证治规律等方面的研究，其后续分析可参考本章第三节所述研究方法，依托中药系统药理学分析等平台并利用网络药理学分析的方法进行"活性成分 - 作用靶标 - 通路"网络的深入分析研究，以期揭示药物治疗病证的可能机制。

第一节　病证的命名、理论源流和内涵

　　中医学对疾病的诊断或表述一般分为病、证和症三种概念，三者有一定的层次性。症是诊病、辨证的基本元素和主要依据，任何一个证都是对一组症状进行总体概括而确立的；证是病的某一方面，仅代表疾病在不同时期主要矛盾的变化；病是反映疾病全过程的本质属性、特征或规律的概念，是由病因、病机、病位、特征症等某一方面或多方面综合后得出的，是多个证总体的具有一定规律的基本矛盾的演变。进行中医学的病名、证候名、症状的规范化研究是进行中医学规范化、标准化研究的前提。中医学疾病的命名有的以症状言，如咳嗽、呕吐、心悸、便秘等；有的以病因言，如伤寒、蛔虫病、温病等；有的以病机言，如肺痿、痹证、悬饮等；有的以疾病性质言，如寒厥、温疟、热痹等；还有就是上述不同方式的综合命名。总体来看，上述命名方式存在病、证乃至症使用方面的混淆，存在一病多名或多病一名的问题，同时，有些中医病证的定义过于简单，缺少对于该病证的本质特征或内涵与外延的确切而简要的说明，需要进行综合判定、定义归纳。如对五脏绝候之一心绝的描述，"仲景云：直视摇头，此为心绝"（《伤寒发微论·论伤寒七十二证候》），《华氏中藏经》卷上描述为"面黑，无左寸脉者，心绝也"，《注解伤寒论·辨脉法》则认为"阳反独留，形体如烟熏，直视摇头，此心绝也"。当然，"心绝"除了指心气绝而出现的危重脉证外，还被描述为中风脱证之一，如《医林绳墨·中风》谓"设若口不能言者，心绝也"。故而首先需要对中医学病、证、症的命名及内涵做出确切的界定，以利于学术体系的贯通性和准确性，也为后续的防治研究提供准确的前提。朱文锋教授将传统中医病证的主要命名依据总结为病因病理、主症或体征、形象比喻、特殊寓意，以及它们之间的相互组合等。《中医诊断学》（第十版）认为病名是对该疾病全过程的特点与规律所作的概括总结与抽象。而现代医学对疾病的命名，一般包括病因、病位、病性等因素，有的则以综合征或症候群命名，一般不以某一症状命名。因而中医学、现代医学病名比照在层次上存在着差异。同样，由于认识方法的差异，中医学病名多趋于总体化、概念化、分化不够，现代医学病名多趋向具体化、专名化、分化较多，两者很难做到一一对应，大多数病种交叉渗透于中西医多种疾病之中。例如现代医学的冠状动脉粥样硬化性心脏病，可比照的中医学病名有胸痹、心痹、真心痛、厥心痛、卒心痛、厥心痹等；又如中医学的胃脘痛，可比照的有现代医学的急慢性胃炎、消化道溃疡、胃癌等，其治疗和预后完全不同，需要我们分别进行中西医结合的诊断和治疗，以避免失治误治。现代医学进入中国并中国化的过程中，必然经历且至今并未完全超越的"格义"阶段，也一定程度导致了上述问题的复杂化。

另一方面，在中医学漫长的发展历程中，存在着不同的中医学流派和各地不同的语言表述习惯，对同一个内涵的疾病其命名本身也存在着差异，或者同名异病，或者同病异名，因此必须对所研究疾病的概念、范围、内涵等进行界定。比如关于不寐的最早记载见于马王堆汉墓出土的帛书《足臂十一脉灸经》和《阴阳十一脉灸经》，始称不卧、不得卧和不能卧，《黄帝内经》记载为不得卧、卧不安、目不瞑、夜不瞑等，《难经》始将本病成为不寐。《伤寒论》和《金匮要略》以不得眠、不得卧、卧起不安等名称来称谓。又如"麻证之名，各方不同，在京师呼为瘟证，河南呼为稃疮，山西、陕西呼为糠疮，山东、福建、两广、云贵、四川俱呼为疹子，江南呼为痧疹，浙江呼为瘄子，湖广、江西俱呼为麻证，又呼为艄子，闻人氏呼肤证"（《麻疹全书·四方麻名论》）。即不仅不同医书记载病症名不同，不同方域的称呼亦有别。所以进行疾病的历代文献研究，无法绕过去的就是对这一病名所包含的"历史曾用名""异名""方言名"等问题的阐述，否则势必会遗失大量的诊疗信息和临床经验，不利于该病病因、发病及诊疗特点的整体揭示，甚至发生误治现象。故而，需要对疾病的命名、理论源流和内涵进行研究，而这种研究目前主要包括基于中医病名（包括证候名、症名）的研究和基于现代医学病名的研究两种。

此类文献的研究方法为：

（1）确定所要研究的问题：在全面查新的基础上提出所要研究的疾病或临床疑难问题，前提要明确所研究问题的现代表述与对应的古文献病名及相关名词术语的关系，因为病名和名词术语有其自身的含义、使用特点和范畴，若不能进行明确的界定，则势必会影响对其的准确性把握，如慢性阻塞性肺疾病与"肺胀""喘病"，找准历代文献对相关学术问题的文字表述，探究学术内涵。认真研读上下文，在文本解读的基础上确定古代中医文献记载的病证归属。即实现：①将历代多样的、不规范的医疗术语进行规范化整理，以达到中医诊断术语的统一和规范，以实现古今医学在病名诊断上互通、规范乃至标准化。②将历代医学文献描述转化为可以和现代医学诊断标准的条目相对应的范畴，以实现中西医学在诊断上的对应，以利于现代医学诊断模式下中医学治疗的规范开展。③对于仅有病名但并无详细诊断过程和诊断要素描述的内容，要慎重对待，不能以现代中医学或现代医学的名词概念来机械对应，可借助知识考古学等方法进行研究后确定。

（2）全面准确收集原始资料，鉴定珍本和善本：①根据研究目的制定原则，以确定研究涉及的文献范围，比如时间跨度、地域范围和医家选择等，在保证准确的前提下所收集的资料越全面，结论相对越客观、准确。②要注意第一手资料的获得与鉴别，"辨章学术，考镜源流"（《校雠通义》）。所谓善本，若按张之洞的"简易法"则为"初学购书，但看其序，是本朝重，校刻而密行细字、写刻精工者即佳"（《𬨭轩语·语学》）。

（3）确定文献的纳入和排除标准，取舍有据，综合分析：综合运用古文学、古哲学、古医学、考古学、民俗学、语言学、地理学等知识，最大限度地还原中医学古文献本意，并据此来决定取舍，从而上升到研究主体本质的学术内涵研究。如"哕"，在先秦至两汉间其义为声徐有节的声音、呃逆及深黯貌，南北朝是"哕"字义衍变之始，至唐朝"哕"既有"呕"义也有"呃逆"义，但至宋金元民间以"哕"为"干呕"义，凡此在文献研究中不得不察。

（4）根据研究目的，确定文献的研究方法。文献源流探讨主要是根据朝代的更迭和文献的嬗变，明辨其传承源流；医家学术思想提炼主要是根据医家著述结合时代背景及其师承渊源等文献资料，对某位医家或某个医学流派的学术思想或特色进行提炼，以考辨其学术源流。具体如图 3-1 所示：

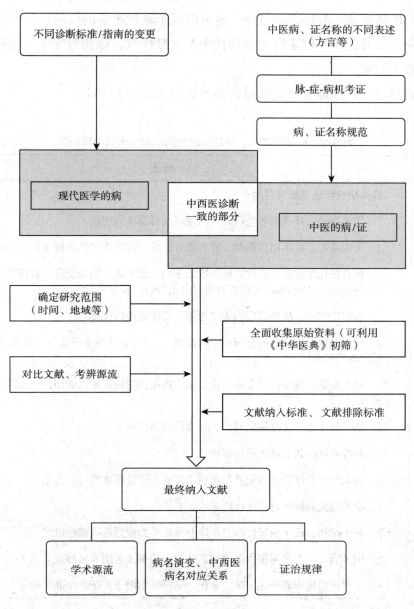

图 3-1　病证的命名、理论源流和内涵研究流程图

　　此部分研究内容主要为中医医史文献专业研究生所关注。一般情况下，中医学专业研究生选择研究对象时，应该优先选择目前临床上的疑难诊疗问题或者临床疗效不佳的疾病进行研究，辨明病机，明确内涵，准确理解每个中医学病名的确切含义，以便更好的为临床服务，因为只有病名确切才能做到病机明确和可靠治疗。建议确定主题词后先利用《中华医典》进行初步检索，再结合图书原文进行考证。当然，也有一些研究者事先将某现代医学病名涵盖下的中医病、证、症、治进行综合分析，但凡有涉及，无论理、法、方、药都予以纳入，建立相对完整的中医学数据库，这个数据库除可以进行中医学证 - 治规律研究外，还可以基于现代医学的诊断进行中医治疗的归类分析研究。每月或每季度定时更新现代中医文献研究，以相对缩小后续研究的检索范围，节省人力物力。

　　笔者通过梳理对该部分研究的报告条目提出如表 3-2 建议：

表 3-2　病证的命名、理论源流和内涵研究报告书写建议

内容	描述
文题	具体研究病证及研究目的
研究背景	1. 简要描述选择此病名进行研究的原因及目前研究现状
	2. 该病是否存在不同的称谓、异名或方言等，注意语义是否存在演变和含义的变化
	3. 研究现代医学疾病名称对应的中医学病（证）名，则应交代其对应的一个或一组中医病证名、依据和两者相互对应部分的特点，反之亦然
研究方法	1. 确定检索词：准确界定检索主题词，交代语种的选择
	2. 检索范围：交代时间范围和空间范围*，尽可能获得选定范围内的文献，并对文献选本进行交代
	3. 重点检索：详细检索专著专论、该疾病流行时特定年代著作，以及现当代专题研究等
	4. 纳入和排除的文献均应列出，并交代判别标准
	5. 对检索到的条文进行质量评价
	6. 双人背对背评价文本记录与疾病（证候）诊断标准的对应关系
研究结果	1. 学术源流的演变过程（可用图示）
	2. 对中医病（证）名进行命名规律的分类（如根据症状或病机等）
	3. 中医病（证）名与现代医学病名的对应关系（可用表格形式）
	4. 中医证治规律的描述（某一著作、某段时期内著作还是全部著作）

续表

内容	描述
讨论	1. 病名初次出现及后续内涵的演变
	2. 分朝代进行相关著作记载的描述，并探讨变化规律
	3. 对重点著作或重要医家进行单列分析
	4. 根据检索文献明确异名同病的考辨
	5. 根据疾病本身特点对文献的记载进行综合分析，理顺学术源流、病名演变及中西医对应关系
	6. 结合临床和（或）现代研究进行比对分析
	7. 评价纳入条文的质量及研究优缺点
结论	1. 概括性结论
	2. 对后续研究的启示与借鉴
其他	研究资助来源与致谢

　* 由于历史上中医学所具有的巨大影响力，故除国内中医典籍、文献外，还应注意对日本、韩国、越南等海外的中医学文献的检索。

第二节　不同中医流派特点的文献研究

　　"医之治病也，一病而治各不同，皆愈何也？岐伯对曰：地势使然也"（《素问·异法方宜论》）。中医学的发展历史渊源，不仅形成了系统的学术体系，而且一些颇有建树的医家将中医学的基础理论与其所在地域特点及自身体悟融会贯通，并通过师承与私淑的方式进行传承发展，逐渐形成相对稳定并有传承的疾病、药物认识及防病治病思想，这些思想学术特色鲜明。即由于对中医某一方面的研究深入翔实而产生了众多的医学流派，这些流派或对方域的高发、疑难病有较深的认识且疗效显著，或对某一疾病的发病、诊治或药物使用有专门的见解，或对某些理论见解独到。任应秋教授认为"大凡一门科学的发展到了一定的阶段，必然要产生多种认识的方法，以致发展成不同的流派，可以说所有学术文化的进展都是如此"。中医学发展至金元时期形成了以刘完素为代表研究外感火热病的河间学派，以张元素为代表研究脏腑辨证的易水学派，以李杲为代表研究脾胃内伤学说的补土派，以张子和为代表研究攻邪理论的攻邪派，以朱丹溪为代表主张滋阴的滋阴派等派别，《四库全书总目提要》评价为"医之门户分于金元"。任应秋教授在《中医各家学说》中提出中医医经学派、经方学派、河间学派、易水学派、伤寒学派、温热学派和汇通学派七大中医学派。有调查显示针对古代中医学术流派的理论研究主要集中在中医学术流派概念内涵、判定标准、发展历史、形成因素、特色优势、海内外影响、传承发展规律、经验教训等领域。传统学术流派主要整理研究了扁鹊学派、寒凉学派、温补学派、伤寒学派、温病学派、河间学派、易水学派、丹溪学派、攻邪学派、中西汇通学派等。除了传统学术流派外，一些地方性医派、医学流派，如新安医派、孟河医派、吴中医派、钱塘医派、龙砂医派、龙江医派、齐鲁医派、海派中医、岭南医派、绍派伤寒等能突出地域性医学特色和地区流派特色，可通过整合各流派资源，丰富流派建设内容，有效彰显地域流派特色。也有一些地方性医学流派由于代表性医家不足、流动性大、传承挖掘不够等原因，没能在全国产生一定的影响，但由于其环境特殊、地域发病特点明显，针对性治疗疗效显著，也不妨碍自成一家。

中医学术流派的形成与发展、争鸣与渗透，是促进中医学术传承发展、临床疗效稳步提高、理论体系不断完善的重要推动力，是中医学术特色的重要体现形式。实践证明，自古争鸣出大家，中医学术的发展需要学术流派。纵观中医学术的发展历程，本身就是一部充分运用学说进行医学科学研究的历史，对研究过程中各种学说的科学论证是中医学理论发展创新的源泉动力和主要途径之一。正如国医大师裘沛然先生指出："中医学术流派是医学理论产生的土壤和发展的动力，也是医学理论传播及人才培养的摇篮。"另一个不能忽视的问题就是，如果把众多中医流派的学术思想不加分析，不能结合流派产生的背景，而全部作为一个统一的整体加以研究，貌似反映了全貌，实则抹杀了"矛盾"的特殊性问题，没有很好地处理"矛盾的共性和个性的关系"，很难促进中医学术的发展。所以有必要将中医学的普遍原则方法与各流派的具体实践结合起来分析，唯有如此才能真正促进中医学术的繁荣创新。近年来，以上所列各个学术流派的学术观点、证治规律、组方用药特色、甚至对某一味药物独特的用药经验等已为目前中医学研究所广泛关注，这也是中医学研究应该关注的主要内容之一。

此类文献的研究方法为：

（1）立足临床问题或某中医流派诊疗优势特色，通过查新，确定研究目的。

（2）确定研究对象，即确定研究的是传统学术流派还是地方学术流派中的哪一支，是哪个代表医家的哪一方面，比如是理论渊源还是临证用药特色等。

（3）明确研究对象来源，即通过什么途径获得此流派所著的书籍，并确定检索策略和文献的纳入和排除标准，确定最终的纳入文献。当然在现有文献的基础上，亦需要结合最新的考古等各学科的研究成果，采用二重证据法，以"地下之新材料"补正"地上之材料"。如果是健在的代表性医家，则要明确研究病种及对应的信息采集方法，并明确时间段。

（4）根据研究目的，确定文献等资料的研究方法。确定是进行历时性研究、共时性研究，还是二者的结合。制定信息提取表，提取信息后，输入对应的数据库，然后导出数据，利用现代信息技术与数理统计学方法对其进行处理，最后对统计结果进行合乎中医学规律的合理分析。如医家健在，则应将基于数据的分析结果与医家本人进行充分探讨，在此基础上得出研究结果并推导结论。具体流程如图 3-2：

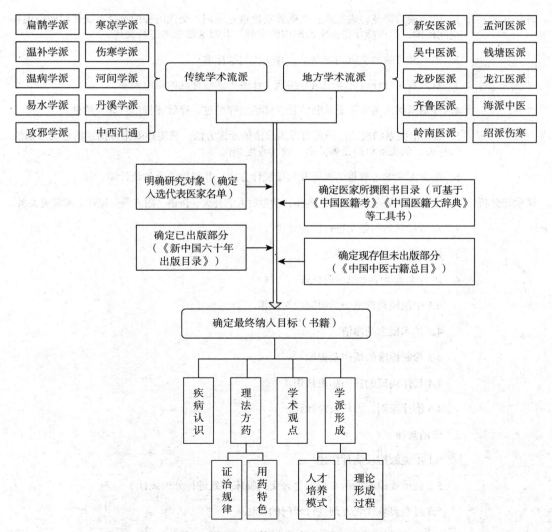

图 3-2　基于不同中医流派特点的文献研究流程图

笔者通过梳理对该部分研究的报告条目提出如表 3-3 建议：

表 3-3　不同中医流派特点的文献研究书写建议

内容	描述
文题	1. 中医流派名称或代表性医家姓名
	2. 流派整体特点研究还是某一方面
	2.1 若为某一方面研究应写明病证名称或具体的研究方面
	2.2 若为整体研究则需写明学术思想的主旨词
研究背景	1. 确定所研究的中医学派，进行该学派特点和传承关系简介
	2. 交代研究对象（如医家、医书等）并明确研究的科学问题
研究方法	1. 确定检索词及检索范围：准确界定检索主题词，交代语种的选择；交代时间范围和空间范围，尽可能获得选定范围内的文献，并对文献选本进行交代
	2. 纳入和排除的文献均应列出，并交代判别标准
	3. 双人背对背评价文本记录与疾病（证候）诊断标准的对应关系
	4. 评估所纳入条文重要诊断信息、详细治疗经过、疗效评价信息缺失的处理
	5. 证 - 治关系的梳理，确定有方无疗法的处理方法，确定疗效指标描述的含义（如效如桴鼓，到底针对的是哪方面、改善程度如何等）
	6. 确定医家学术思想的提炼及数据统计方法，并提供适合的统计图、表
结果与分析	1. 交代所研究的医家及纳入著作，参考后人的补著、按语、附方等，理顺学术源流关系
	2. 对所检索到的条文进行质量评价
	3. 该中医学派的传承特点
	4. 进行本流派学术思想的梳理
	4.1 中医经典理论→所研究中医流派
	4.2 学术概念的厘清
	4.3 诊断标准的描述及提取
	4.4 具体病证的病因病机认识
	4.5 治疗原则、方药及疗效评价
	5. 证治规律
	5.1 本流派擅长病种描述
	5.2 证治规律的揭示（根据是否交代临床疗效进行分组统计）
	5.3 对经典或代表方剂进行专门的描述
	5.4 与同时代医家的横向比较、现代中医的纵向对照

续表

内容	描述
结果与分析	5.5 结合现代医学临床和（或）其他研究进行比对分析
	6. 评价纳入条文的质量及研究优缺点
研究结论	1. 概括性结论
	2. 对后续研究的启示与借鉴
其他	研究资助来源与致谢

第三节　病证特点及证治规律研究

史学研究一般有两种模式，一是通史研究模式，二是断代史研究模式。在此，我们不妨将之引入中医学研究中，将某一中医理论或证治规律分为中医学术通史研究模式和中医学术断代史研究模式进行。所谓中医学术通史研究模式即不分朝代、不以某一时间节点为界，按照固定的研究目的如中医病因学、诊断学、脉学、方剂学、本草学等方面某一具体问题尽可能多的搜集文献，站在中医学术发展全过程的角度来阐释所要研究的问题。所谓中医学术断代史研究模式即根据中国历史纪年表（表 3-4）取特定朝代（或时间段）内某一个或一派或整体医家就中医病因学、诊断学、脉学、方剂学、本草学等方面某一具体问题的阐述展开研究。

表 3-4　中国历史纪年简表

夏…………………………约公元前 2070—约公元前 1600 年

商…………………………约公元前 1600—前 1046 年

西周………………………公元前 1046—前 771 年

春秋………………………公元前 770—前 476 年

战国………………………公元前 475—前 221 年

秦…………………………公元前 221—前 207 年

汉…………………………公元前 202—公元 220 年

　——西汉……………………公元前 202—公元 25 年

　包括王莽（公元 9—23 年）和更始帝（公元 23—25 年）

——东汉	公元 25—220 年
三国	公元 220—280 年
——魏	公元 220—265 年
——蜀	公元 221—263 年
——吴	公元 222—280 年
晋	公元 265—420 年
——西晋	公元 265—317 年
——东晋	公元 317—420 年
十六国	公元 304—439 年
南北朝	公元 420—589 年
——南朝	公元 420—589 年
——北朝	公元 439—581 年
隋	公元 581—618 年
唐	公元 618—907 年
五代十国	公元 907—979 年
宋	公元 960—1279 年
——北宋	公元 960—1127 年
——南宋	公元 1127—1279 年
辽	公元 907—1125 年
西夏	公元 1038—1227 年
金	公元 1115—1234 年
元	公元 1271—1368 年
明	公元 1368—1644 年
清	公元 1644—1911 年
中华民国	公元 1912—1949 年
中华人民共和国	1949 年 10 月 1 日成立

引自：中华人民共和国中央人民政府—国情—历史概况—中国历史纪年简表（2020-10-30）

中医学术断代史研究模式可以对某个朝代最有代表性、最有学术成就和贡献的方面做重点研究，深挖史料、全面分析，可以弥补中医学术通史研究模式中研究内容虽多但不够翔实、重点不突出的问题。同时，可以根据史料记载的当地气候、人文、经济发展水平和区域内外交流等分析辨证论治的特色和规律，并研究气候变化与中药的性味、剂量及复方组方的特点等。如夏朝时人们的卫生意识得以提升，商朝时中医药理论成型，春秋时期五行、阴阳学说出现，秦朝时医书得以保留，所以至汉代后名医辈出，魏晋时期中医得以全面发展，唐朝出现了世界最早的医学校，宋朝医学知识得以全面的普及。金元时期是我国各地和各民族医学进行广泛交流和融合的重要历史时期，明代中医学获得长足发展，清代开始中医学与现代医学相互交流，但民国时期中医学事业被严重摧残，直到新中国成立中医学重获新生，获得前所未有的发展。

部分朝代特点简单介绍如下，魏晋南北朝是我国历史上一个动荡和分裂的时期，兵连祸结、战乱频繁、政权更迭频频，研究显示魏晋南北朝时期自然灾害的发生频度与严重性也远远超过前代，这一时期古代疫病的流行呈现出第一个高潮。所以这一时期医家更加注重临床实践，重视临床实效，注重师承家传，推崇医学的经验性、实用性及个性化。至后期医家尤其注重灸法的研究和应用，在传染性疾病、创伤外科以及急症方面取得了杰出的成就。由于当时特殊的社会现状，为灸法的应用、传染性疾病、创伤性疾病的诊治提供了更多临床实践的机会，积累了更多的经验。金元时期，朝廷大兴融儒、释、道于一炉的"理学"，于是理论研究之风兴起，这种潮流也逐渐渗透到中医学研究中，在此风气熏陶下，金元医家们敢于质疑，医学流派之间学术争鸣，医学理论得以进一步发展，产生了"金元四大家"为代表的一大批优秀医家，从而推动了医学的进步。明清时期是中医学书籍创作的活跃期，是中医学较为繁荣的时代，这个时代产生的医学著作较为丰富。所以对于中医学专业研究生选题来说，首先要明确所选时段的社会背景和中医学术的发展特点，进而选定研究病种、代表性医家、理论或方药等进行深入研究。既要注意不同年代关于理论和观点研究的传承性和创新性问题，又要对不同时代独具特点的片段性知识进行关注。

此类文献的研究方法为：

（1）确定所研究的朝代时期，结合这个朝代的政治、经济、文化、社会、气候环境、疾病谱等特点，确定研究目标是基础理论、是学术内涵、是辨证特色、还是用药规律。

（2）在查新的基础上，明确研究目的，确定主题词和关键词。

（3）明确研究对象来源，即通过什么途径获得这些书籍，并确定检索策略以及文献的纳入和排除标准，确定最终的纳入对象。

（4）根据研究目的，确定文献等资料的研究方法。是对某疾病开始认知或认知加深形成体系的分析，是对某学说、理论的产生、发展、学术分支等情况进行梳理研究，是对这个时期出现的方剂、本草学著作进行分析，还是对这个时期医家对某病的辨证论治规律进行研究，不同的研究方面选择对应的研究方法。如对某病的证治规律进行研究，那么首先要制定信息提取表，提取信息后，输入对应的数据库，然后导出数据，利用现代信息技术与数理统计学方法对其进行处理，最后对统计结果进行合乎中医学规律的合理分析。特别要指出的，在数据收集过程中需要将疗效评价信息进行收集，哪怕只言片语，如欲解、坏病、死、瘥、已、如常等，作为后续亚组分析的依据，即在后续的分析中将研究数据分为有明确疗效的组和未明确记载明确疗效的组，并进行比对分析。如果对现代医学所命名的疾病进行研究，则可分为辨病治疗和病证结合治疗两种情况进行具体分析。同时，由于古今患者接受中医治疗的方式不同，古代基本只接受中医治疗，而现代则同时接受了中西医不同药物或方法的治疗。故而建议不仅可以根据历史朝代进行分期研究，更要根据中医学的自身发展特点进行分期研究，尤其是现代医学进入中国并得以普及后，现代医学作为中医学最大的"沾染"因素必须予以重点关注和考虑，即分别统计并进行对比分析，这也是现代诊疗模式下的另一种真实世界临床研究。当然，在亚组分析的时候也要注意疾病方域化特点、四时用药的不同以及不同患者群体的用药宜忌，如李东垣在其《内外伤辨惑论》一书中专门讨论了"四时用药加减法"；许叔微在《伤寒九十论》中对不同年龄用药做出分析，如"大黄乃是快药，至尊年高，不宜轻用。上弗从，服之，遂不起"；基于《古今图书集成·医部全录》的研究发现，成人平均每方的用药数目高于小儿，且温性药、酸味药明显高于小儿。故而对于此类有分类的治疗要单独进行整理和分析。

随着各种数理统计方法的引入，中医文献的数据挖掘研究成为热点。所谓数据挖掘，其实质就是对历史上出现的中医学防病治病知识进行整理再利用，在没有明确假设的前提下，对所收集到的文献资料进行数据统计分析，以寻求不同数据之间可能存在的潜在性关联，找出被忽略的要素，从而得出隐性、未知信息。其主要内容有关联分析、演变分析、聚类分析、分类分析和异常分析五大类。随着研究数据的不断完善和检索分析技术的发展，目前的研究一般在通过数据挖掘得出结果后，还可以依托中药系统药理学分析平台（TCMSP，http://tcmspw.com/tcmsp.php）、中国台湾中医药资料库（TCM Database@Taiwan，http://tcm.cmu.edu.tw/index.php）、TCMID（Traditional Chinese Medicine Integrated Database，http://119.3.41.228:8 000/tcmid/）、KTKP（http://www.koreantk.com）和 KAMPO（http://www.kampo.ca）等数据库对核心药物进行检索，检索核心药物的化学成分和作用靶点，同时构建其所主治疾病的蛋白互作网络。即使用 GeneCards（https://www.genecards.org/）数据库筛选所研究疾病靶标基因，借助 STRING 在线数据库（https://string-db.org/）获取靶标基因互作关系，采用 DAVID 数据库（https://david.ncifcrf.gov/）进行 GO 生物学过程分析和 KEGG 通路功能富集分析，并利用 cytoscape 软件（http://cytoscape.org/）构建 PPI 网络图，将获得的作用靶标输入到 DAVID 数据库并进行相关分析，构建"活性成分 - 作用靶标 - 通路"网络，并进行讨论，以期揭示药物治疗病证的可能机制。即在保证所选择的中药复方治疗某病证疗效确切的前提下，在对病证的发病特点进行揭示的基础上研究中药复方的作用成分、起效途径及规律，反过来优化中药复方的组方来源、剂量、制备工艺、质量控制、服用剂量及途径，以更好地服务临床。这里面的每一个过程都可以成为研究的切入点和方向。随着研究技术的不断发展，对虽无直接活性，但起到增效、增溶、减毒等辅助作用的效应组分和那些通过肠道菌群代谢后发挥作用成分的研究也成为关注点。

当然在此过程中不可将中药复方中每个药味成分或其途径简单叠加，视为中药复方的物质成分或作用途径，而应考虑复方在煎煮过程中不同种类、不同剂量药物的组合是否会影响彼此间物质成分的溶解析出，不同药物的混合煎煮析出物是否会发生化学反应等，提示需要对中药复方物质基础进行相对独立的分析。这个分析的特点可以归纳为，中药复方中的药效成分既是独立的又是统一的，独立性在于每一种药效成分直接或间接的影响病证的某些节点，统一性在于多种药效成分存在相互协同或拮抗的作用关系，并以整体的形式发挥对病证的调控作用。

具体流程示意如图 3-3 所示：

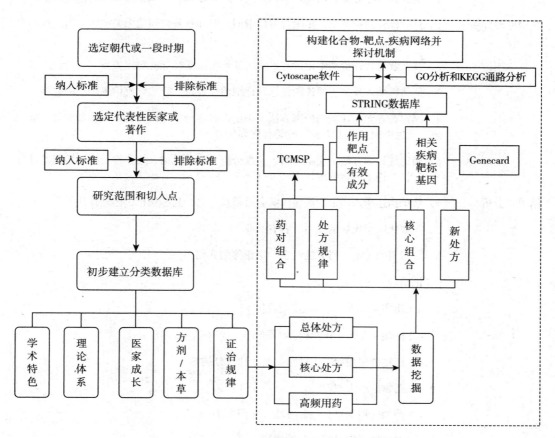

图 3-3　对疾病认识及证治规律研究流程示意图

笔者通过梳理对该部分研究的报告条目提出如表 3-5 建议：

表 3-5 病证特点及证治规律研究书写建议

内容	描述
文题	1. 病证的名称
	2. 确定明确的历史朝代（或时间范围）
	3. 病证的具体研究问题
研究背景	1. 交代研究对象（某一疾病或证候），并简单介绍原因
	2. 交代已有研究的长处或不足，引出本研究的目的和意义
检索策略	1. 确定检索词：准确界定检索词，交代语种的选择
	2. 检索范围：交代时间范围和空间范围，尽可能获得选定范围内的文献，并对文献选本进行交代
	3. 可利用《中华医典》电子丛书进行初步检索，以缩小和明确检索范围
	4. 纳入和排除的文献均应列出，并交代判别标准
数据处理方法	1. 核对检索到的条文，排除含有检索词，但和所研究问题无关或明显违反科学常识的条文
	2. 双人背对背评价文本记录与疾病（证候）诊断标准的对应关系
	3. 评估所纳入条文重要诊断信息、详细治疗经过、疗效评价信息缺失的处理
	4. 确定有方无药疗法的处理方法，确定疗效指标描述的含义（如效如桴鼓、欲解，到底针对的是哪方面、改善程度如何等）
	5. 确定统计学方法（文献分析、定性分析、经验总结、描述性分析、数据统计分析等），并提供适合的统计图、表
结果与分析	1. 简单描述所选病证的源流（病名沿革及定义、病因病机、内外疗法等）
	2. 与现代医学疾病的关系（若有必要）
	3. 一般资料（纳入研究的医家、书籍等的介绍）
	4. 证治规律描述
	4.1 疾病 - 方药（有 / 无疗效评价）
	4.2 证候 - 方药（有 / 无疗效评价）
	4.3 药物的使用频次、性味归经、功效分类等
	4.4 药物的组方规律
	4.5 药物使用剂量、炮制方法、服药方法
	4.6 对经典方剂进行专门的描述

续表

内容	描述
结果与分析	5. 与同时代医家的横向比较、现代中医的纵向对照
	6. 研究结果的中医理论基础及与现代药理学分析
	7. 评价纳入条文的质量
研究结论	1. 概括性结论
	2. 对后续研究的启示与借鉴
其他	研究资助来源与致谢

第四节 医家学术思想及临证经验研究

临证经验丰富的中医师在治疗疾病时，会因为传统惯例和自身知识背景而使他给别人带来某种其辨证论治是经过深入分析和巧妙设计的印象，然而，其本人可能既非有意也非无意要造成这种印象。故而，揭示其学医和行医过程是一个方面，对于其业已形成的诊疗经验更需要在中医学自身学术理论的框架下进行基于现代统计学方法和科学技术的整理和挖掘，以更好促进中医学的发展。

一、著名医家学术思想及临证经验研究

中医学在几千年的发展历史中，涌现出众多的临证水平高超和推动中医理论进步的著名医家，正如《张氏医通·医通序》所谓"古之圣人如神农、黄帝，首先创制，为功万世，下逮三代，秦汉唐宋金元，莫不代有名医照耀记载"。纵观这些医家的读书（阅读的图书种类及先后）、识药、自学、跟师过程，无不包含着某一方面的规律性，大体反映了中医的成才路径。研究发现不论是通过师带徒、医学教育，还是子承父业和自学成才，其共性的规律是无论哪种模式都非常重视中医学经典的学习，注重跟师临证口传心授，注重在临床实践中探索提升，而且也特别重视中国传统文化的学习，并以之为学习中医学的前提。"欲治方术活人者，须先精研六经子史，然后参究《素问》《灵枢》家言"（《伤寒括要·序》）。因为良好的中国传统文化功底是读懂中医

典籍，阅读和理解好中医原创思维的前提之一。

　　本书"历代著名医家"专指中国古代至中华人民共和国成立这段时间的医家。具体名录及其著作可以参考《中医人物词典》《中国科学技术史·人物卷》《中国人名大辞典·历史人物卷》《中医文献辞典》以及《辞海》等。据山西师范大学李惠丽博士学位论文（2010年）统计：中国历代共产生中医人才5 795人，其中先秦两汉时期103人、魏晋南北朝时期99人、隋唐五代时期195人、宋朝388人、辽金元时期175人、明朝时期1 275人、清朝前中期2 912人、近现代648人。这些医家对中医学发展做出了重要贡献，是目前研究中医学和发展中医学的巨大财富。《明医杂著·医论》有言："外感法仲景，内伤法东垣，热病用河间，杂病用丹溪"，《医宗必读·四大家论》将医家特点总结为"盖尝统而论之，仲景治冬令之严寒故用药多辛温；守真治春夏之温热，故用药多苦寒；东垣以扶脾补气为主，气为阳，主上升，虚者多下陷，故补气药中加升麻、柴胡，升而举之，以象春夏之升；丹溪以补气养血为急，血为阴，主下降，虚者多上逆，故补血药中加黄柏、知母，敛而降之，以象秋冬之降"。近代著名医家岳美中也总结说："从临床疗效方面总结，治重病大证，要注重选用经方；治脾胃病，李东垣方较好；治温热及小病轻病，叶派时方细密可取"，说明不同的医家在中医诊病发挥方面有着自己的特长与专攻，若要取其精华，那么对医家的系统研究不可或缺。同样，为促进中医学术的发展，有必要理清脉络，"知其然"的同时弄清其"所以然"，明白这个理论或方法产生的原因是什么，当时自然和社会背景又是什么，为什么是这个人为主提出的，他的学习经历、知识背景和人生经历又是怎样的，即他们之所以对中医学术发展贡献巨大的内外部因素和内在动力到底是什么。对一个具体的医家进行研究，有利于系统总结该医家某一方面、某一学说或者对某一病认识及证治规律的学术思想，找到演变规律，为后世中医学术思想的形成或中青年中医师的成长提供有益借鉴。该类研究需要将医家个体置于某一学术脉络的发展全过程来考察，强调整体视野下的个体研究，总体规律下的个性化特点。

　　一般来说，医家的学术思想和临证经验研究应该在充分考虑医家学术特点的基础上，对其学术见解和临床经验进行研究提炼，研究其辨证思维特点，分析挖掘其取得疗效的共性规律和个性化的特点，"看方须要知其立意，取其所长，去其所短"（《医经小学·医之可法为问》），总结其用药规律。诚如《医学传心录·用药传心赋》所说的"用药之妙，如将用兵。兵不在多，独选其能，药不贵繁，惟取其效"，这是进行中医学历代医家研究时所首要侧重的。对于基于某一个具体医家的研究一般包括医家学术思想的研究、医家对病证的独到或深入认识研究、医家治则治法研究、医家用药特点研究、医家对某一具体疾病的证治规律研究、医家对某一单方或单味药的使用研究以及用药剂量研究 7 个方面，或者将此 7 个方面结合起来进行研究。包括学术思想在内的这 7 个方面都是需要提炼总结的，难点在于创新，在于从共性的理论之中找出个性的东西，在于从看似平常的描述中总结特点，并将之与之前共性的理论对比，佐证或补充这些共性的治则治法。有些医家的学术思想就是身后整理出来的。如清代温病大家叶天士，他当时并没有提出系统的络病理论，"久病入络""治络九法"等，只是在识证、论治、处方用药中零散地涉及。叶天士的久病入络学说，就是他的学生及后人整理出来的。这也为以医家学术思想为研究的中医学专业研究生们提出了更高的要求，如何从点滴的语句中发现亮点，进而对该切入点进行相关的检索式编写，获得信息的基础上进行总结提炼升华，弥补中国古代科技重经验积累和传承而疏于理论升华的不足。

此类文献的研究方法为：

（1）根据不同的专业研究方向，借助《中医大辞典》《中国医学大辞典》等工具书，确定所要研究的医家，继而搜集资料，对其生平、社会背景、学习和从医经历，乃至当时的学术影响范围等进行确认和描述。

（2）在查新的基础上，立足已有研究成果，明确本次研究目的和研究重点。

（3）根据研究目的和重点，明确研究对象来源，确定哪些著作入选，明确通过什么途径获得这些医家的代表性著作，并确定检索策略和文献的纳入和排除标准，确定最终的纳入对象即哪些著作入选。

（4）根据研究目的和重点，确定文献等资料的研究内容和方法。研究内容主要包括医家学术思想、病证认识、治则治法、用药特点、单方/单味药的独特应用经验、证治规律、用药剂量等方面，所选研究方法要与研究内容相对应，如进行医家学术思想探讨时要结合其生平、社会背景、学习和从医经历进行分析。总结证治用药规律时要注意数据库的建立，及一些分析软件和现代数理统计方法的适时引入和合理应用。具体流程如图 3-4 所示。

二、名老中医学术经验研究

名老中医是将中医学的基本理论、前人经验与当今临床实践相结合，解决临床疑难问题的典范，代表着当前中医学术和临床发展的最高水平，他们的学术思想和临床经验是中医学术特点、理论特质的集中体现，与浩如烟海的中医古籍文献相比，他们更加鲜活，更具可视性。在名老中医学术经验的传承中要正确把握医术、医道、医理三个不同层次，所谓医术主要是传承名老中医的临床诊疗经验、独特的技术手法等；

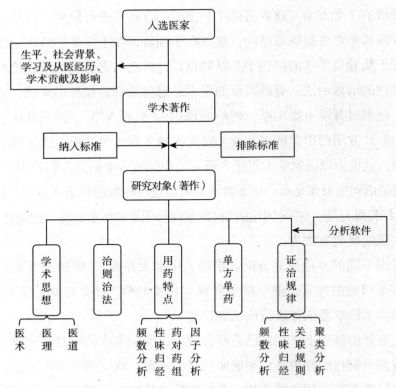

图 3-4　历代著名医家学术思想及临证研究流程图

所谓医理主要是传承中医理论知识和名老中医的学术思想；所谓医道主要是传承名老中医的医德修养和独特的认知方法（如临证思辨特点等）。研究认为名老中医的临床复方的配伍规律主要体现在三个层次，第一层次为临床医生一般以经典复方（包括经方、时方和验方等）为基础进行临床处方，第二层次为在药证或药症关系基础上的药物随症加减处理，第三层次为名老中医的个人用药特点，如对"三因制宜"的认识和把握。名老中医的临床用药原则和规律研究也是目前中医临床研究较为关注的内容之一。世界中医药学会联合会李振吉教授总结提出的四步研究法可供大家参考，即第一步是由名老中医自己将多年的临证经验及其学术观点用一段理性文字进行概括描述；第二步是由课题组将名老中医提出的理论观点，与历代中医学家的观点和现有的中医理论进行比较研究，发现其创新点；第三步是将名老中医的理论创新点应用于临床，扩大临床试验，验证其理论创新点的科学性和有效性；第四步是运用现代科技手段和方法，对名老中医理论创新点的科学内涵，进行现代科学的阐释与说明。当然，名老中医学术经验呈现的载体就是由其学术继承人撰写并经其本人审阅定稿的总结性报告、病例报告／病例系列报告等，因为这些报告包含了名老中医在行医过程中的医道和医术以及两者在具体临床实践中的取舍和结合。目前鲜见就同一个疾病以不同名老中医治疗为分组依据开展的临床研究，但设计良好的现代医学临床研究结果为我们开展名老中医的临床研究提供了目标值和靶值，即可以通过设计单臂临床试验等方式来为名老中医的临证疗效提供证据。

目前名老中医学术经验传承与挖掘的主要方法有：

（1）某位名老中医的学术思想研究（包括整体的和某一方面的）。

（2）某位名老中医对某病证发病的独特或深入认识，以及治疗某病证的学术经验和（或）用药规律研究。

（3）名老中医经验方的临床与实验研究。

（4）名老中医对成方/经方的独特应用经验研究。

（5）多位名老中医对同一病证的用药规律研究。

（6）名老中医的医案研究。

（7）名老中医临证思维研究。

（8）以地域或时间为界定的名老中医学术思想研究。

（9）将名老中医的治疗方案作为干预因素的临床研究。

医家学术思想及临证经验研究书写建议如表 3-6 所示。

表 3-6　医家学术思想及临证经验研究书写建议

内容	描述
文题	1. 医家的年代及姓名（或医家群体范围的界定），近现代医家可写荣誉称号
	2. 医家整体学术思想研究还是某一方面研究
	2.1 若为某一方面研究应写明病证名称或具体的研究方面
	2.2 若为整体研究则需写明学术思想的主旨词
研究背景	1. 对所选医家的生平、著作及学术贡献进行简介
	2. 交代要解决的科学问题
	2.1 医家学术思想
	2.2 临证经验
研究方法	1. 研究对象：确定所要纳入研究的医家著作、相关研究及报道的名录或临证处方、手稿等
	2. 检索方法：确定检索词和（或）关键词及检索步骤
	3. 确定医家学术思想及临证经验的产生方法，如所采用的文本分析和数据统计方法
	4. 临证经验重要诊断信息、详细治疗经过、疗效评价信息缺失的处理
	5. 确定医家学术思想的提炼及数据统计方法，并提供适合的统计图、表

续表

内容	描述
结果与分析	1. 医家学术思想及临证经验形成的原因、特色与影响
	2. 具体学术思想及支撑材料，临证经验的描述与数据支撑
	3. 从理、法、方、药认识四个方面进行分析总结
	3.1 如属于综合研究则分病种进行学术思想及临证经验的阐释
	3.2 如针对某一方面的研究则需要说明选题的原因及具体研究结果
	3.3 名老中医如健在，其本人对研究结果的意见及建议
研究结论	1. 概括性结论
	2. 对后续研究的启示与借鉴
其他	研究资助来源与致谢

第五节　历代医学典籍研究

中医学就像一方精美的织锦，历代医家和医学著作则如一道道的经线和纬线编织其间。从《神农本草经》《黄帝内经》《伤寒杂病论》到《本草纲目》《温病条辨》《医学衷中参西录》，中医学经典著作的不断涌现催生着中医学术的进步与发展，也构成了中医学术的根基。据《中国中医古籍总目》收载1949年以前中医书籍即有13 455种，山西师范大学李惠丽博士学位论文（2010年）初步统计了先秦两汉到近现代的6 419部中医学著作，其中先秦两汉时期39部、魏晋南北朝时期92部、隋唐五代时期204部、宋朝422部、辽金元时期224部、明朝时期1 174部、清朝前中期3 174部、近现代1 090部。大体可分为医经、基础理论、伤寒金匮、诊法、针灸推拿、本草、方书、临证各科、养生、医话医论、医史、综合性著作12类。除了《中国中医古籍总目》外，尚可以从历代目录著作、地方志中查找中医药类书籍对其进行补充，历代目录著作如《七略》《汉书·艺文志》《隋书·经籍志》《旧唐书·经籍志》《新唐书·艺文志》《宋史·艺文志》《明史·艺文志》《清史稿·艺文志》《四库全书总目》等，地方志所载医籍可参阅《中国分省医籍考》（郭霭春主编）。这些书籍中的古代与近代之分，一般以1919年的五四运动为分界线，在此之前成书者为古代文献，之后成书者则属近代文献。

如研究中医诊断学，则需要明确关于中医诊断的历代文献情况，经过梳理大致有如下几类：（1）中医经典著作：如《黄帝内经》《难经》《伤寒杂病论》中涉及诊法的部分；（2）中医经典著作的注疏：如《金匮要略浅注》《内经知要》《难经悬解》等；（3）脉学专著：王叔和《脉经》、滑伯仁《诊家枢要》、李时珍《濒湖脉学》、周学霆《三指禅》、周学海《脉义简摩》和《重订诊家直诀》、陈士铎《脉诀阐微》等；（4）四诊专著：《医宗金鉴·四诊心法》、曹炳章《辨舌指南》、林之翰《四诊抉微》、《古今图书集成医部全录》诊断之部等；（5）散在各家著述及医案、医话的诊断资料：如顾靖远《顾氏医镜》、徐荣斋《重订通俗伤寒论》等。

而在中医治疗学术发展贡献方面，张仲景在《伤寒杂病论》中建立了从单味药到复方、从复方到辨证论治的体系，理论紧密联系实际，初步创立了一个伤寒杂病相结合的理、法、方、药系统。这个系统在中医系统中是一个继往开来的突破。《伤寒论》《金匮要略》虽是划时代之巨著，但随着时代的发展也需要历代医家的不断补充发展。比如在明末清初才开始真正成为一个学科的温病学在理、法、方、药上都开一代新风，有许多新观点、新理论、新方法。历史上，浩如烟海的中医学著作各具特色，或是对某一种或某系统疾病作一深入探讨，如《温病条辨》之与温病、《疡医证治准绳》之与骨伤病证、《妇人大全良方》之与妇科病证、《幼幼新书》之与儿科病证；或是对疾病治疗方法进行重点论述，如《石室秘录》；或是对方剂药物做一系统整理论述，如《太平圣惠方》《时方妙用》《本草通玄》等；或是对病证治疗进行阐释，如《辨证录》；或是对某一时期的疾病研究进展进行总结，比如《种杏仙方》即是对某一病证治疗方药的总结。当然，大部分是综合性著作，如《杂症大小合参》《外台秘要》《赤水玄珠》，有些奠定了中医学发展的理论和实践基础，有些为中医学的发展和进步提供了良好借鉴，需要我们借助现有的方法技术和统计手段对其进行深入地挖掘分析。具体方法可分为个人体悟、频数分析、回归分析、聚类分析、因子分析、判别分析等。

传统的中医文献研究一般不外整理、校勘、注释、考证、汇集、编纂等，侧重的是文献研究，本节所论述的方法则以直接服务中医临床或中医临床研究为目的，此类文献的研究方法为：

（1）将中医临床问题转化为可以研究的学术问题，初步明确该临床问题在中医学术发展史上研究高潮或有代表性医家及著作产生的时段，重点在此时段内检索相关历史文献。

（2）根据问题的类别确定所要研究的书籍名目，在此要注意在遴选书籍时是专论还是综合性著作。

（3）在通读全书的基础上，了解其学术特色和收录内容，以第一步检索到的相关历史文献作为佐证，并进行网络查新，明确研究目的。

（4）明确研究对象来源，确定某一著作后，要进行一定的版本学考证，选择学界公认的版本，其他版本和疏注等著作作为参考。

（5）根据书籍内容和特点，制定研究方案（包括信息提取表），制定纳入标准、排除标准，对所采集的信息进行数据库的录入和核查。并确认利用什么方法来分析和处理这些信息。具体流程如图 3-5 所示：

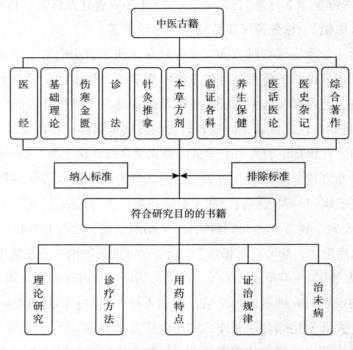

图 3-5　基于中国古代医学书籍的系列研究

历代医学典籍研究的撰写建议见表 3-7。

表 3-7　中国古代医学书籍研究书写建议

内容	描述
文题	1. 所研究医籍的名称或系列书籍范围及时间的界定
	2. 交代是医籍的整体研究还是某一方面的研究
	2.1 若为某一方面研究应写明病证名称或具体研究的内容
	2.2 若为整体研究则需写明研究内容的主旨词
研究背景	1. 对所选医籍进行介绍，并可对作者进行简介
	2. 交代要研究的具体内容及原因

续表

内容	描述
研究方法	1. 研究对象：确定所要纳入研究的医家著作及版本沿革
	2. 检索方法：确定检索词和（或）关键词及检索步骤
	3. 文献的梳理及归纳提取方法，纳入、排除标准
	4. 临证经验重要诊断信息、详细治疗经过、疗效评价信息缺失的处理
	5. 确定医书学术思想的提炼及数据统计方法，并提供适合的统计图、表
结果与分析	1. 所纳入的书籍名录及简单介绍
	2. 所要研究学术思想/病证的理论源流及内涵
	3. 与现代医学疾病对应关系的探讨（如有需要）
	4. 具体学术思想及支撑材料，临证经验的描述与数据支撑
	5. 从理、法、方、药认识四方面进行分析总结
	5.1 如属于综合研究则分病种进行学术思想及临证经验的阐释
	5.2 如针对某一方面的研究则需要说明选题的原因及具体研究结果
研究结论	1. 概括性结论
	2. 对后续研究的启示与借鉴
其他	研究资助来源与致谢

第六节　中医医案研究

　　医案古代叫脉案、诊籍，是医家诊治疾病的记录，是中医理、法、方、药综合运用的具体反映形式，直接反映医家辨证论治时的思维活动和随着"证"的变化而变化的个性化的治疗方法。医案是医家将中医思维理论体系落实到具体的临床实践中，以结果来证明中医学理论及方药等疗法的可靠性。医案的内容是中医临证个案的记录，包括初诊和复诊的四诊资料、证候演变、辨证论治、处方用药、护理、医嘱、疗效及预后的记录，是中医理、法、方、药综合运用的整体表述，而不是记录某法、某方、某药临床治疗若干病例的临床观察报告的文本，是中医治疗原生态的文本。其不仅可为中医理论提供实践支撑，成为推动中医理论发展的动力；也可为中医治疗学和历代名中医经验研究提供第一手的经验。医案反映了医家诊疗的具体策略思路及对疾病的认识与把握，以及解决实际病症的方法途径，具有重要的指导价值和实践意义，因此阅览、琢磨并领略中医医案里所蕴含的学术内涵、思路方法是中医临床人才培养的重要手段和途径之一。同时，医案研究是促进中医药学科发展、切实提高临床疗效的重要的智库资源。诚如章太炎所说的"中医之成绩，医案最著"。医案按其形式可分为追忆式、实录式和病历式三种。我国第一部富有医案性质的专著是宋代许叔微《伤寒九十论》，第一部总结历代医案的专著是明代江瓘和及其子江应元、江应宿整理编写的《名医类案》。

由于医案的原生态文本属性，缺乏规范的结构，有些存在记录个性化、缺乏标准的问题，但也并非无理可循。"就一门而论，当察其病情、病状、脉象各异处，则知病名虽同而源不同矣。此案用何法，彼案另用何法，此法用何方，彼法另用何方，从其错综变化处细心参玩"（《临证指南医案·凡例》），"其古方加减一二味处尤宜理会，其辨证立法处，用朱笔圈出，则了如指掌矣。切勿草草读过，若但得其皮毛，而不得其神髓，终无益也"（《名老中医之路·学无止境 锲而不舍》），提醒研究者不能一味寻求共性的规律，而忽视细节，往往这些细节才更需要进行重点研究。当然，虽然不止一位医家指出："行医及开首发药，当依经方写出药贴，不可杜撰药名，胡写秘方，受人驳问"（《杂病治例·兰室集·医家十要》），但也不排除极少部分医案由于保密方、代号方等不愿外传的原因，其记录的药方尤其是药味多的复方可能基本都由两部分组成，一部分是确实有效的核心处方，另一部分药物则是"烟幕弹"，这是为了保护该方不得已而为之。当然，还有一部分医案存在记录不全的现象，故而医案作者如健在，可将医案研究和名老中医经验的传承和发展研究联合起来进行。

医案的基本研究方法如下：

（1）确定研究目的，并明确检索策略。

（2）根据研究目的的不同，确立拟纳入研究医案的范围和种类。明确是研究某一病的证治规律，还是研究某一医家的学术思想和辨证论治规律，目的的不同决定了研究布局和表达形式的不同。

（3）明确研究对象来源。确定医案的具体来源，并制定纳入和排除标准，不能将所有医案纳入分析，要进行相应的分类。比如有效组和无效组，取有效组进行具体数据分析，而不是全部纳入分析。如果医案本身有关于患者年龄、性别、发病季节乃至方域等的记载，也可以作为研究亚分类的依据。比如"至于妇女之病，年高者但将一妪字，中年者以一氏字，年少用一女字别之"（《临症指南医案·凡例》），这就要结合当时的文献及作者的记录习惯对这些标识的年龄段进行大概的区分，正如唐·王冰所谓"其中简脱文断、义不相接者，搜求经论所有，迁移以补其处。篇目坠缺、指事不明者，量其意趣，加字以昭其义"（《重广补注黄帝内经素问·序》），但要予以说明。

（4）在专家问卷或共识的基础上制定统一规则，对医案尤其是古代医案中存在的共性问题进行规范化处理，如病证名称的地域化表述、剂量及炮制的模糊化语言、疗效评定术语的解读，丸药与水煎剂混用、四时季节及方域的漏记等的佐证和处理等。

（5）基于所要研究的医案特点制定数据信息采集表，建立电子数据库的基础上，进行交叉核对，锁定数据库。

（6）根据研究目的选择相应的统计学方法进行数据的统计分析，在研究设计中可将数据挖掘的多种方法结合使用，基于数据的、信息化的、量化的研究方法，尽可能多的丰富医案挖掘手段，更多、更可靠地挖掘医案中潜在的规律和不成规律的特色内容。现有的资料也表明利用中医数据挖掘技术确实挖掘到了很多隐匿于医案中的规律。但要注意的是在基于医案撰写体悟、规律的时候，如果医家尚在则必须请当事人进行点评确认，如果是已故医家则须通过该医家其他著作进行佐证。具体流程如图3-6所示：

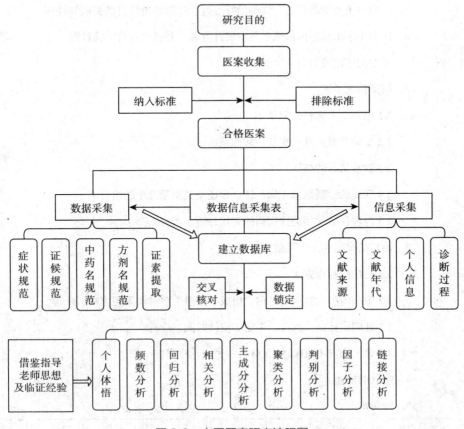

图 3-6　中医医案研究流程图

中医医案研究的书写建议见表 3-8。

表 3-8　中医医案研究书写建议

内容	描述
文题	1. 包含"医案研究"及具体研究方向
	1.1 如果确定为某医家或某时间段和（或）地域范围内医家则应标出
	1.2 如为某病证的医案研究，则应该标明中医病证名，建议注明对应的现代医学病名；如为现代医家的医案也可单独写现代医学病名
研究背景	1. 所针对病证的特点及与现代医学相关疾病的关系
	2. 医案选择的依据、范围
研究方法	1. 所研究病证或侧重点的检索与处理（纳入、排除标准）
	1.1 纳入标准：有明确的病证诊断、处方描述及疗效的描述
	1.2 排除标准：无明确诊断或处方无药物组成且无从考证出处
	2. 所检索条目的梳理及归纳提取方法
	3. 医案中重要诊断信息、详细治疗经过、疗效评价信息的提取与处理
	4. 医案中学术思想的提炼及数据统计方法，并提供适合的统计图、表
结果与分析	1. 医案的来源及简介
	2. 病证情况描述
	2.1 患者个人资料的记录
	2.2 发病特点（发病季节、病因及诱因）
	2.3 四诊信息的描述
	2.4 病证的诊断结果（病、证、症还是其中某几个的组合）
	2.5 与现代医学相关性疾病的对比分析（若有需要）
	3. 治疗情况描述（干预措施）
	3.1 治疗原则与方法
	3.2 中药内服：方剂的名称、组成、剂量、煎煮和服用方法，疗程
	3.3 针刺：针具、选穴、手法、留针时间、疗程
	3.4 灸：选穴（或位置）、材料、手法、疗程
	4. 疗效的描述
	5. 随访情况

内容	描述
讨论	1. 明确历代医家诊断或治疗本病例的意义和难点，突出本病案的优势和特点
	2. 阐述处方的基本原理
	3. 从医案中得到的启示，如治则、治法等
研究结论	1. 概括性结论
	2. 对后续研究的启示与借鉴
其他	研究资助来源与致谢

第七节　中医临床随机对照试验的系统综述和 *Meta* 分析

循证医学即"遵循证据的医学"，是近 30 年来在临床医学实践中发展起来的一门新兴学科，其核心要义在于真正理解其内涵并处理好三个要素（证据、医生的经验和环境、患者的意愿和价值观）与临床决策之间的关系，目前循证医学强调在给患者做决策时，医生必须根据临床经验，在考虑患者不同的环境状况下，将证据与患者价值观及意愿相结合，即共同决策（shared decision making，SDM）。系统综述是一种全新的文献综合方法，针对某一具体医学及相关问题（如临床、卫生决策、基础医学、医学教育等问题），系统、全面收集已发表或未发表的相关研究，采用循证医学与临床流行病学严格评价文献的原则和方法，筛选出符合质量标准的文献，进行定性或定量合成，得出当前最佳的综合结论。系统综述可以是定性的，也可以是定量的即包含 *Meta* 分析过程。"*Meta* 分析是一种统计分析方法，将多个独立、可以合成的临床研究综合起来进行定量分析。"但若无明确、科学的方法去收集、选择、评价临床研究资料，仅单纯采用统计方法合成多个临床研究并不能保证结论的真实性和可靠性。系统评价和 *Meta* 分析的制作步骤是基本一致的。

一、证据的分级与推荐

面对数量众多、质量良莠不齐的临床研究，医疗决策者和临床医生很难花费大量的时间和精力去筛选出真实而适用的证据，于是证据分级体系应运而生，其目的在于对不同来源的证据进行质量分级。循证医学对于证据强度的认识有一个渐进的过程，因此在循证医学文献中，常出现不同的证据质量和推荐强度分级标准，但其目的都是帮助临床医生确定证据的质量，以方便确定干预措施的利弊。最佳证据应该具有真实性、重要性和适用性三大特征。目前被广泛接受和使用的证据等级划分标准有牛津大学循证医学中心制定的证据等级标准（表 3-9）、美国纽约州立大学下州医学中心制定的证据金字塔（图 3-7）和"推荐分级的评估、制定与评价"（Grading of Recommendations Assessment，Development and Evaluation，GRADE）工作组推出的将各个分级标准综合而形成的 GRADE 标准（表 3-10）。从这里不难看出，其证据级别最高的是基于同质性良好的随机对照试验（randomized controlled trial，RCT）所进行的系统综述，所以系统综述一经引入中医学领域，便引起了中医学工作者的关注，也成为中医学文献研究的一部分。具体操作和细节可参见《Cochrane 干预措施系统综述手册》，本节主要对基于中医 RCT 的系统综述作一介绍。

表 3-9　牛津大学循证医学中心证据水平分级和推荐级别（2009 年）

推荐意见	证据级别	描述
A	1a	同质性 *RCTs 的系统综述
	1b	单一的 RCT（可信区间较窄）
	1c	"全或无"（有治疗之前，全部患者都死亡；有治疗之后，有患者能存活。或者在有治疗之前，一些患者死亡；治疗之后，无患者死亡）
B	2a	同质性队列研究的系统综述
	2b	单个的队列研究（包含低质量的 RCT，如随访率＜80% 者）
	3a	同质性病例 - 对照研究的系统综述
	3b	单个的病例 - 对照研究
C	4	病例系列（和低质量队列研究及病例对照研究）
D	5	没有严格评价的专家意见，或完全基于生理学和基础研究

注：* 同质性是指包括在一个系统综述中的各项研究，其结果的方向和程度一致；RCT：随机对照研究，由 Bob Phillips，Chris Ball，Dave Sackett，Doug Badenoch，Sharon Straus，Brian Haynes，Martin Dawes1998 年 制 作。2009 年 3 月 由 Jeremy Howick 更新。注意：使用者可增加一个"–"来表明不能提供一个肯定结论的水平，包括：一个单个结果，但可信区间宽；或者：同质性有问题的系统综述。因此这些证据是非结论性的，因此只能给予 D 级推荐级别：A：同 1 级研究一致；B：同 2 或 3 级研究一致，或者来自于 1 级研究的推导；C：同 4 级研究一致，或者来自 2 或 3 级研究的推导；D：同 5 级证据，或者任何水平的研究的结果，但这些研究有一定程度的不一致或无法得出肯定结论。

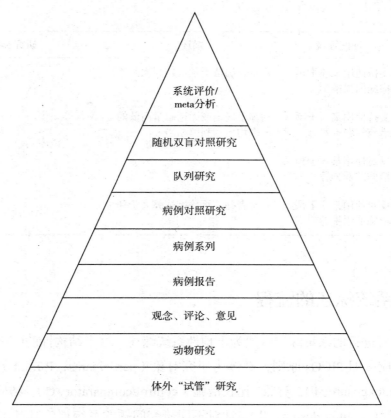

图 3-7　证据金字塔

表 3-10　GRADE 证据质量分级标准及推荐强度

	证据等级	描述	研究类型
证据分级	高级证据	我们非常确信真实的效应值接近效应估计	RCT 质量升高二级的观察性研究
	中级证据	对效应估计值我们有中等程度的信心：真实值有可能接近估计值，但仍存在二者大不相同的可能性	质量降低一级的随机对照试验 质量升高一级的观察性研究
	低级证据	我们对效应估计值的确信程度有限：真实值可能与估计值大不相同	质量降低二级的随机对照试验 观察性研究
	极低级证据	我们对效应估计值几乎没有信心：真实值很可能与估计值大不相同	质量降低三级的随机对照试验 质量降低一级的观察性研究 系列病例观察 个案报道

续表

证据等级		描述	研究类型
推荐强度	支持使用某项干预措施的强推荐	评价者确信干预措施利大于弊	
	支持使用某项干预措施的弱推荐	利弊不确定或无论质量高低的证据均显示利弊相当	
	反对使用某项干预措施的弱推荐		
	反对使用某项干预措施的强推荐	评价者确信干预措施弊大于利	

二、系统综述的流程

中医学所进行的系统综述一般为干预性系统综述，这个结构性的临床问题一般由5个部分组成，即 PICOs 原则，具体为研究对象（participants，P）、干预措施/暴露（intervention/exposure，I）、对照/比较措施（control/comparator，C）、结局（outcome，O）、研究设计（study design，S）。针对不同研究问题的系统评价其基本方法和步骤相似，通常由以下8个步骤构成：

1. 基于临床问题提出具体的科学问题，确定系统综述的题目 系统综述的选题应遵循有意义、有争议、有研究和无重复的"三有一无"原则。有意义即所选题目应解决或回答医疗和卫生领域关注的重要问题，能改变我们对某些问题的认识、改变或更新当前临床实践指南、或者规范临床实践行为。有争议即系统综述特别适合回答某些有争议或有疑虑的医疗和卫生问题，如针对同一个临床问题的研究较多，但结论不一致，靠单个临床研究难以确定，或在临床应用过程中存在较大争议等问题的探讨。有研究即所选题目应有一定数量、质量较高的原始研究。无重复即要避免不必要的重复。确立题目时应围绕研究问题明确 PICOs 要素，如针对治疗性研究的PICOs 要素包括：研究对象类型（P）：所患疾病类型及其诊断标准、研究人群的特征和所处环境，研究的干预措施及实施细节（I）、进行比较的措施及实施细节（C）、主要研究结果的类型（O）：包括所有重要的结果及严重的不良反应、研究的设计方案（s）。

通过文献分析，目前的中医临床研究大体可以分为以下四种模式：①基于病证结合的临床研究模式（即现代医学疾病诊断的基础上进行中医辨证，其描述方式为某病某证，如慢性阻塞性肺疾病肺肾气虚证）；②基于现代医学病的临床研究模式（即没有通过传统的中医辨证，而是采用"病"的临床研究模式，采用中医理论辨现代医学疾病之基本病机论治，强调评价干预措施对于现代医学疾病的有效性和安全性。如中药补肾法治疗稳定期慢性阻塞性肺疾病）；③基于中医证的临床研究模式（即传统的中医辨证论治模式，不论现代医学疾病是什么，单纯进行中医辨证治疗，类似于"异病同证"，如气虚证的中医治疗）；④基于中西医"疾病-表型-证型"的研究模式（即将现代医学的疾病诊断、表型和中医学的证型判定结合起来，细化分类治疗，如频繁急性加重型慢性阻塞性肺疾病肺脾气虚证）。所以我们在进行系统综述时就要注意这一点，在题目中可以点出是基于什么模式研究的系统综述，比如《基于现代中医辨病论治思想的补肾中药治疗慢性阻塞性肺疾病稳定期随机对照试验的系统综述》。

2. 根据科学问题，制定详细的研究设计方案，撰写计划书（计划书的撰写条目可参考表 3-11 PRISMA-P2015 清单制定）并进行注册（注册网址举例：www.crd.york.ac.uk/PROSPERO，注册首页如图 3-8 所示）。方案内容包括系统综述的题目、背景、目的和方法（包括文献检索及策略、文献筛选标准制定、文献质量评价工具选择、数据收集方法和内容确定、数据分析方法等）。

表 3-11　PRISMA-P2015 清单：系统综述与荟萃分析计划书优先报告
——适用于系统综述计划书的推荐条目

章节和主题	条目编号	清单条目
管理信息		
标题		
甄别	1a	能甄别出是系统综述计划书的报告
更新	1b	如果该计划书是之前一篇系统综述的更新，也应该可以从题目中甄别
注册	2	如果已经注册，提供注册处的名称（如 PROSPERO）和注册号
作者		
联系	3a	提供参与计划书撰写所有作者的名字、所属机构、电子邮箱；提供通信作者的通信地址
贡献	3b	描述参与计划书撰写每个作者的贡献并明确担保人
修正	4	如果该计划书是对之前已经完成或发表了的计划书的修正，请确认并列出清单。否则，阐述计划书重大修订的计划

续表

章节和主题	条目编号	清单条目
支持		
来源	5a	标识资金来源或者对该综述的其他支持
赞助	5b	提供该综述的资助者和（或）赞助商名称
资助者或赞助商角色	5c	描述资助人，赞助商和（或）机构在研究方案制定中的作用
前言		
理论基础	6	介绍当前已知的研究理论基础
目的	7	通过研究对象、干预措施、对照措施和结局指标 4 个方面为导向的问题提出所需要解决的清晰明确的研究问题
方法		
纳入标准	8	将指定的研究特征（如 PICO、研究设计、试验场所、时间点）和研究报告特点（如检索年限、语言、发表状态）作为纳入研究的标准
信息来源	9	描述所有信息来源（如电子数据库、联系研究作者、试验注册或者其他灰色文献）和计划检索的时间范围
检索策略	10	起草至少一个电子数据库的检索策略手稿，包含所有检索策略的使用，使得检索结果可以重现
研究记录		
数据处理	11a	描述综述过程中记录和数据管理的方法
研究选择	11b	说明纳入研究被选择的过程（如两个独立筛选的研究人员），将之贯穿在综述的每一个过程（包括初筛、合格性鉴定及纳入 Meta 分析等步骤）
数据收集	11c	描述计划使用的资料提取方法（例如提取表格、独立提取、重复提取），以及任何向报告作者获取或确认资料的过程
数据条目	12	列出并说明所有资料相关的条目（如 PICO 和资金来源），以及计划前作出的任何推断和简化形式
结局和优先次序	13	列出并定义所有结局指标，包括主要结局指标和次要结局指标的优先次序，并给出基础理论支持
单个研究存在的偏倚	14	描述用于评价单个研究偏倚的预期方法，包括该方法是否用于结局层面和研究层面，或者两者兼有。以及在资料综合中该信息如何被利用
数据合成	15a	描述将要定量合成研究数据的纳入标准
	15b	如果数据适合进行定量综合，请描述计划的汇总措施，处理数据的方法以及将研究数据组合的方法，包括计划进行的异质性检验方法（例如 I^2, Kendall's τ）
	15c	描述任何建议的其他分析方法（如敏感性分析或亚组分析，Meta- 回归分析）
	15d	如果定量合成不合适，描述计划汇总的类型

续表

章节和主题	条目编号	清单条目
Meta- 偏倚	16	明确计划使用的 *Meta-* 偏倚评估方法（如研究的发表偏倚，研究的选择性报告等）
证据质量分级	17	描述如何评估证据的强度（如 GRADE）

note: It is strongly recommended that this checklist be read in conjunction with the PRISMA-P Explanation and Elaboration (cite when available) for important clarification on the items. Amendments to a review protocol should be tracked and dated. The copyright for PRISMA-P (including checklist) is held by the PRISMA-P Group and is distributed under a Creative Commons Attribution Licence 4.0.

PROSPERO
International prospective register of systematic reviews

UNIVERSITY *of York*
Centre for Reviews and Dissemination

Systematic review

1.* Review title.

Give the working title of the review, for example the one used for obtaining funding. Ideally the title should state succinctly the interventions or exposures being reviewed and the associated health or social problems. Where appropriate, the title should use the PI(E)COS structure to contain information on the Participants, Intervention (or Exposure) and Comparison groups, the Outcomes to be measured and Study designs to be included.
英文题目

2. Original language title.

For reviews in languages other than English, this field should be used to enter the title in the language of the review. This will be displayed together with the English language title.
中文题目

3.* Anticipated or actual start date.

Give the date when the systematic review commenced, or is expected to commence.

08/03/2018

4.* Anticipated completion date.

Give the date by which the review is expected to be completed.
系统评价预计完成时间

5.* Stage of review at time of this submission.

Indicate the stage of progress of the review by ticking the relevant Started and Completed boxes. Additional information may be added in the free text box provided.
Please note: Reviews that have progressed beyond the point of completing data extraction at the time of initial registration are not eligible for inclusion in PROSPERO. Should evidence of incorrect status and/or completion date being supplied at the time of submission come to light, the content of the PROSPERO record will be removed leaving only the title and named contact details and a statement that inaccuracies in the stage of the review date had been identified. This field should be updated when any amendments are made to a published record and on completion and publication of the review.

The review has not yet started: No

Page: 1 /10

图 3-8　CRD 方案注册首页

3. 检索文献。确定检索词、制定检索策略和选择数据库或可能的数据源，以达到系统、全面地收集所有与研究主题相关的文献资料。检索时不要对文献进行语种限制，但目前对于中医来说必检数据库一般包括中文的中国生物医学文献服务系统（http://www.sinomed.ac.cn/）、中国知网（www.cnki.net）、维普（http://www.cqvip.com/）、万方数据库（http://www.wanfangdata.com.cn/index.html）和英文的 Pubmed（https://pubmed.ncbi.nlm.nih.gov/）、Embase（https://www.embase.com/）、Cochrane library（https://www.cochranelibrary.com/）、ClinicalKey（https://www.clinicalkey.com/#!/）数据库等。未发表的灰色文献可以从各大学图书馆查询历年的学位论文，也可以在 Open grey（http://www.opengrey.eu/）数据库以及临床试验注册平台如 WHO 临床试验注册平台（http://www.who.int/ictrp/en/）、中国临床试验注册中心（http://www.chictr.org.cn/index.aspx）等数据库检索。为了规范 Meta 分析检索策略，Booth 等人提出了 STARLITE 声明（Standards for Reporting Literature Searches），制定了检索策略报告规范的建议，可资借鉴（表 3-12）。

表 3-12　STARLITE 声明清单

内容	描述
S：采样策略	①全面性：能够鉴定出与研究主题有关的全部研究
	②选择性：能够鉴定出所有相关研究，但只能在规定的范围之内
	③目的性：研究来自于特定的学科、年份及学术期刊
T：研究类型	①充分报告：描述包括了实际的研究类型［如原理（grounded theory）］或研究设计
	②部分报告：给出了诸如定性研究的"伞形结构"，但未定义其具体含义
A：获取途径	①电子主题检索
	②手工检索
	③检索纳入研究的参考文献
R：纳入年份	①充分报告：给出了起始日期，包括所选择时间段的充分理由
	②部分报告：给出了起始日期，但仅包括了可用的数据库而非应该包括的全部数据库
L：限制条件	应用逻辑原理进行功能的限制，但切勿更改主题概念（如人类、英语等）
I：纳入和排除标准	能够显示主题范围的概念上的限制（如地理区位、环境、或特定的专业，等）
T：采用的检索式	①充分展现：以一个或几个数据库为例，给出了主要数据库的检索式；
	②部分展现：仅给出了检索使用的术语，但无相应的检索语法及运算符
E：电子资源	报告使用的数据库，最佳的检索平台及其供应商对求助的响应

4．根据纳入和排除标准进行文献筛选。文献资料的筛选一般包括初筛（根据检索出的引文信息如题目、摘要剔除明显不合格的文献，对肯定或不能确定的文献应查出全文再行筛选）、阅读全文（对可能合格的文献资料，应逐一阅读和分析，以确定是否合格）、与作者联系（若文中提供的信息不全、有疑问或有分歧，需要通过联系作者获得相关信息后再做取舍）。*Meta* 分析的文献筛选流程图见图 3-9。

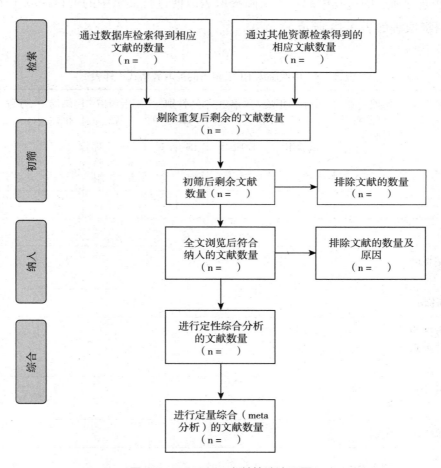

图 3-9 PRISMA 文献筛选流程图

5．对纳入研究的质量进行评估，应包括内部真实性和外部真实性的评估。目前评价文献质量和偏倚风险的方法较多，但仍缺乏共识。使用 Cochrane 协作网推荐采用由相关方法学家、编辑和系统评价员共同制定的"Cochrane 偏倚风险评估"工具，主要包括随机序列的产生、分配隐藏、对受试者和干预提供者施盲、对结果评价者施盲、结果数据的完整性、是否存在选择性报告、是否存在其他潜在的偏倚 7 个方面。系统综述作者根据每个方面的相关描述作出"低风险"、"风险不清楚"或"高风险"

的相应判断，并以文字或偏倚风险图展示（详见 Cochrane 手册）。

6. 提取文献的数据信息。主要包括研究基本信息（如纳入研究的题目和编号、引文信息、提取者姓名、提取日期等）、研究基本特征（如研究的合格性、研究的设计方案和质量、研究对象的特征和研究地点、研究措施或暴露因素的具体内容、结局指标测量方法等）、研究结果（如随访时间、失访和退出情况、数据资料）。一般可以在对文献进行筛选的过程中制定出文献提取表以便进行文献中的资料提取（中医干预试验资料提取表如表 3-13 所示）。

表 3-13　中医临床 RCT 报告的提取表格式（样表）

纳入研究	例数（试验组/对照组）	平均年龄/病程（岁/年）		性别（男/女）		干预措施		结局指标	疗程	有无中医辨证
		试验组	对照组	试验组	对照组	试验组	对照组			
文章题目										
现代医学诊断标准										
中医诊断标准										
试验组方剂组成（或针灸选穴等）										
对照组具体治疗方法										
结局指标疗效	组别									
	试验组									
	对照组									
随机方法										
分配隐匿										
盲法										
患者不良反应										
描述失访和退出										

7. 分析和报告结果，根据纳入资料的性质可分为定性分析和定量分析两种。

（1）定性分析是采用描述方法，将纳入的每个临床研究特征按研究对象、干预措施或暴露因素、研究结果、偏倚风险和设计方法等进行总结并列成表格，以便浏览纳入研究的情况、研究方法的严谨性和不同研究间的差异，计划定量合成和结果解释。定性分析是定量分析前必不可少的步骤。

（2）定量分析：①异质性检验。异质性包括由不同研究中研究对象、干预措施或暴露因素和测量结果等存在的差异而导致的临床异质性，由试验设计和质量在不同研究中存在的差异而导致的方法学异质性，和由不同研究中效应指标存在的差异而导致的统计学异质性等 3 类。确定异质性方法有二，一为作图观察各研究结果的效应值和可信区间是否有重叠，若可信区间差异太大，则放弃合成分析或分析异质性原因后再考虑是否合成；其二为异质性检验，在此基础上借助 I^2 定量估计异质性大小，I^2 越大、异质性越大。② *Meta* 分析。分类变量可选择比值比（odds ratio，OR）、相对危险度（relative risk，RR）、危险度差值（risk difference，RD）和多减少 1 例不利结果需要治疗的患者数（number needed to treat，NNT）等作为效应量表示合成结果；对连续性变量，当采用相同度量衡单位测量结果时应选择均数差（mean difference，MD），而当结果测量采用不同度量衡单位，则应选择标准化均数差（standardized mean difference，SMD）。③敏感性分析。指改变某些影响结果的重要因素如纳入标准、偏倚风险、失访情况、统计方法和效应量的选择等，以观察异质性和合成结果是否发生变化，从而判断结果的稳定性及其程度。

由于中药复方的复杂性，应该在系统综述中列表给出复方的组成、剂量，以及中药的药用部位，如有有效成分鉴定和质量控制也一并放入（表 3-14，表 3-15），这个内容一般放在研究结果的森林图之前。

表 3-14　系统综述纳入研究的方药组成（样表）

纳入研究	方剂名称	组成

表 3-15　复方的组成剂量及质量控制（样表）

纳入研究	方剂名称	复方组成（g）			每天剂量（ml）	复方浓度（g/100ml）	复方的处理方法	复方的质量控制	复方的有效成分分析
		药物 1	药物 2	……					

8. 解释结果，撰写研究报告。此部分包括总结和解释结果、评价证据的总体质量、说明证据的适用性以及本系统综述的局限性，并在此基础上得出结论。当然，还可以包括与干预措施相关的动物实验或体外实验等的佐证性说明。文章发表后，也可以定期（如 2 年）收集新的原始研究资料，按照之前的步骤再次进行分析和评价，即更新系统综述。

当然，在进行干预性系统综述的全文写作时，我们可以借鉴表 3-16 中 PRISMA 声明对写作的系统综述进行优化完善，以帮助作者改善系统综述/Meta 分析的报告质量。PRISMA 声明适用于各类型系统综述，特别是干预性研究的系统综述。

表 3-16　PRISMA 条目及细则

内容/条目	#编号	条目清单	页码#
标题			
标题	1	明确本研究报告是系统综述、Meta 分析，还是两者兼有	
摘要			
结构式摘要	2	提供结构式摘要包括背景、目的、资料来源、纳入标准的研究、研究对象和干预措施、研究评价和综合的方法、结果、局限性、结论和主要发现、系统综述的注册号	
前言			
理论基础	3	介绍当前已知的研究理论基础	
目的	4	通过研究对象、干预措施、对照措施、结局指标和研究类型 5 个方面为导向的问题提出所需要解决的清晰明确的研究问题	

内容／条目	# 编号	条目清单	页码 #
方法			
方案和注册	5	如果已有研究方案，则说明方案内容并给出可获得该方案的途径（如网址）。并且提供现有的已注册的研究信息，包括注册号	
纳入标准	6	将指定的研究特征（如 PICOs 和随访的期限）和报告的特征（如检索年限、语种和发表情况）作为纳入研究的标准，并给出合理的说明	
信息来源	7	针对每次检索及最终检索的结果描述所有文献信息的来源（如资料库文献，与研究作者联系获取相应的文献）	
检索	8	至少说明一个数据库的检索方法，包含所有的检索策略的使用，使得检索结果可以重现	
研究选择	9	说明纳入研究被选择的过程（包括初筛、合格性鉴定及纳入系统综述等步骤，据实还可包括纳入 Meta 分析的过程）	
资料提取	10	描述资料提取的方法（例如预提取表格、独立提取、重复提取）以及任何向报告作者获取或确认资料的过程	
资料条目	11	列出并说明所有资料相关的条目（如 PICOs 和资金来源），以及作出的任何推断和简化形式	
单个研究存在的偏倚	12	描述用于评价单个研究偏倚的方法（包括该方法是否用于研究层面或结局层面），以及在资料综合中该信息如何被利用	
概括效应指标	13	说明主要的综合结局指标，如危险度比值、均值差	
结果综合	14	描述结果综合的方法，如果进行了 Meta 分析，则说明异质性检验的方法（如 I^2）	
研究偏倚	15	详细评估可能影响数据综合结果的可能存在的偏倚（如发表偏倚和研究中的选择性报告偏倚）	
其他分析	16	对研究中其他的分析方法进行描述（如敏感性分析或亚组分析，Meta 回归分析），并说明哪些分析是预先制定的	
结果			
研究选择	17	报告初筛的文献数，评价符合纳入标准的文献数以及最终纳入研究的文献数，同时给出每一步排除文献的原因，最好提供流程图	
研究特征	18	说明每一个被提取资料的文献的特征（如样本含量、PICOs 和随访时间）并提供引文出处	

续表

内容／条目	#编号	条目清单	页码#
研究内部偏倚	19	说明每个研究中可能存在偏倚的相关数据，如果条件允许，还需要说明结局层面的评估（见条目12）	
单个研究的结果	20	针对所有结局指标（有效性或有害性），说明每个研究的各干预组结果的简单合并（a），以及综合效应值及其可信区间（b），最好以森林图形式报告	
结果的综合	21	说明每个Meta分析的结果，包括可信区间和异质性检验的结果	
研究间的偏倚	22	说明研究间可能存在的偏倚的评价结果（见条目15）	
其他分析	23	如果有，给出其他分析的结果（如敏感性分析或亚组分析，Meta-回归分析，见条目16）	
讨论			
证据总结	24	总结研究的主要发现，包括每一个主要结局的证据强度；分析它们与主要利益集团相关性（如医疗保健的提供者、使用者及政策决策者）	
局限性	25	探讨研究层面和结局层面的局限性（如偏倚的风险），以及系统综述的局限性（如检索不全面，报告偏倚等）	
结论	26	给出对结果的概要性的解析，并提出对未来研究的提示	
资金支持			
资金	27	描述本系统综述的资金来源和其他支持（如提供资料）以及资助者在完成系统综述中所起的作用	

附1：观察性研究 *Meta* 分析报告规范

观察性研究目前主要包括病例对照研究和队列研究两种类型，其中最多见的是病例对照研究，为提高此类观察性研究的 *Meta* 分析报告质量，美国疾病预防与控制中心、JAMA、牛津大学等单位的流行病学家和统计学家联手制定了用于提高观察性研究 *Meta* 分析质量的报告规范 MOOSE（*Meta*-analysis of observational studies in epidemiology），具体 MOOSE 声明清单见表 3-17。

表 3-17 MOOSE 声明清单

研究背景

定义研究问题

陈述研究问题假设

确定研究结局

暴露 / 干预因素

研究设计

研究人群

文献检索策略

文献检索者的资质（如图书管理员和调查员）

文献检索策略，包括文献检索的时间范围和使用的关键词

尽可能获取所有文献，包括联系研究的作者

检索的数据库及注册库

采用检索软件的名称及版本号，包括使用的特殊特征（如扩展检索）

手工检索（如检索已有文献的参考文献清单）

列出纳入和排除的文献，以及判断标准

处理非英语发表文献的方法

处理只有摘要和未发表文献的方法

描述与研究作者联系的情况

研究方法

描述检索的文献是否符合研究问题

数据整理和编码的基本原则（如有完善的临床编码原则或便于编码）

数据分类和编码的记录（如多个文献评价者，盲法，以及文献评价者之间的一致性）

混杂的评估（如入选研究中病例和对照的可比性）

评价研究质量，包括对质量评价者采用盲法，对研究结果的可能预测值进行分层分析或者回归分析

评估研究异质性

详细介绍统计分析模型，以便能重复该研究（如详细描述采用的固定效应模型或者随机效应模型，采用该研究模型分析研究结果的理由，剂量反应关系模型，或者累积 *Meta* 分析）

提供合适的统计图、表

研究结果

绘图总结入选独立研究和汇总研究结果

续表

列表描述入选各研究结果

研究结果的敏感度分析（如亚组分析）

研究结果统计学稳健性的指标

讨论

偏倚的定量评价（如发表偏倚）

解释排除标准的合理性（如排除非英语文献）

评价入选研究的质量

研究结论

导致观察到结果的其他可能原因

概括性的结论（如根据研究所得的数据，在评价文献涉及的领域，对研究结论进行适当地外推）

公布研究资助来源

小　结

在具体的课题选题中，如果选择了中医临床文献研究，那么可以从病证的命名、理论源流和内涵，不同中医流派特点的文献研究，病证特点及证治规律研究，医家学术思想及临证经验研究，历代医学典籍研究，中医医案研究，中医临床 RCT 的系统综述和 *Meta* 分析七个方面开展，每个方面在共性研究的基础上都有自己的不同特点和方法选择，其研究流程也不尽相同，这个需要在具体实践中予以区别对待。同时，应该加大对中医历代文献自身规律的揭示力度，横向比较与纵向归纳相结合，根据记录文本理法方药的完整程度，以及后代医家对该理法方药的引用和拓展分析情况建立基于中医学特点的证据级别体系，并作出适合的推荐意见。

第四章
中医临床研究

临床是中医学大显身手的舞台，疗效是中医赖以生存的基石，离开了临床就失却了中医学作为医学的一大部分优势，但目前临床研究以及基于此所产生的高级别临床证据却是中医学的一个软肋，其原因主要在于相对缺乏与中医临床特点高度适应的中医临床研究方法学，当然也和目前已存在临床研究方法学的普及并不高有关。

一、中西医临床科研设计的异同

虽然中西医治疗疾病的目的无二，但在理论体系、思维方式、疾病信息采集方法和侧重点、处方用药和临床疗效评价指标，尤其是对临床信息的利用方面却不尽相同。其一，中医学注重整体观念和辨证论治，关注疾病直接症状和体征改善的同时，更加注重改善患者的自身状态和生活质量，注重对"人"的评价，即对患者用药后的主观感受以及医生对患者的四诊表现进行综合评估；其二，中医学在临床实践中强调个体化原则，一人一方（组成和剂量变化以适应证候），而且首诊和复诊所用药方总有加减。现代医学则更侧重于对"病"疗效的评价，比如在前期血压指标的定量检测和后期的各项与疾病直接相关的生理病理指标的检测／检查等；同时，现代医学疾病诊断后所依据的病理过程相对稳定，其疗效指标也相对明确，有些疾病甚至在合并症存在的情况下，对原有疾病特定病理和用药的影响也不大。这些不同一定程度决定了完全按照现代医学的临床试验设计并不能很好地适应中医学证候整体、动态、个体化的特点。甚至在临床疗效指标的选择上也存在争议，因为基于现代医学特点设计的临床试验，在疗效评价指标选择上是按照现代医学的诊断要素确定，其疗效指标的评价方法与此相适应。如果完全与现代医学临床试验设计思想吻合，则中医学临床试验的疗效评价应该为证候的改善或消失、脉象的恢复正常与否，这也是历代中医学医案所记载的疗效指标，但在目前的临床试验中却并未得到很好的体现，或者说并未得到医学界的公认。其实现代医学临床试验设计还有一个前提，即"一种药物针对一种疾病"，而这与具有"异病同证""同病异证"诊疗特点的中医学并非完全吻合，因为"证"才是中医学发展的立足点，而并非现代医学的"病"。因此原国家食品药品监督管理总局药品评审中心于 2018 年 6 月发布了《证候类中药新药临床研究一般考虑》（征求意见稿），以规范中医证候类药物的研究。

二、实现中西医在临床试验设计上的互补

随着现代生命科学技术和临床研究方法的不断改进和发展，中医学需要对现代医学的研究思路、研究方法和临床评价指标进行扬弃，兼顾患者主观感觉、生活质量等多参数分析，将现代医学的客观指标、评分量表、患者报告结局等与中医学的四诊信息评价结合起来进行中医临床疗效的综合评价，将中医学的评价指标拓展为七个层面，即疾病疗效、证候疗效、症状疗效、整体状态（生活质量等）、微观检测和客观检查指标、安全性指标和其他指标（如卫生经济学等）。但现代医学所制定的临床指标是否是中医学关注的核心，或者说患者从疾病治疗的获益是否仅限于现代医学指标描述所反映的方面，目前中医界的认识不尽相同，但现代医学的某些指标与疾病的转归预后所存在的更为直接和密切的关系却毋庸置疑。科学有其普遍规律和论证方法，中医学需要在兼用这些方法的同时进行基于自身特点的吸收和改造研究，研究中药的量效关系、针刺的时效关系，并阐明研究中医干预的有无对患者的影响，形成证据链。

三、中医临床研究的切入点和设计原则

中医学不同于现代医学从实验到临床的一般科研程序，而是建立在几千年的临证过程中已取得的临床普遍实践经验的基础上，有着浓厚的验证性研究特点。进行中医临床研究时应该发挥中医学术在理论体系和方法学方面的特色，注意自觉地运用中医学的辩证观和辩证思维的方法及系统观和系统方法。

中医学到底能解决患者的什么问题以及解决到什么程度，中医学可以和现代医学

互补以提高临床疗效，降低不良反应吗？这是目前中医学需要回答的问题，也是中医学专业研究生进行中医临床研究的出发点和立足点。即进行中医临床试验，首先要明确这个研究到底要解决什么问题，需要结合中药方剂的起效特点和疾病本身的特点综合确定研究目的；并在立项依据中交代为什么要研究这个问题，它的重要性和迫切性在哪里；其次要根据研究目的确定研究方法，即用什么方法构建这个研究，并选择与之对应的合格病例（如确定纳入标准、排除标准、样本量计算等）；然后选择公认并与中医学本身特点相适应的研究结局指标。除了基于临床应用和历代文献记载有效的药物作为研究的起点外，也有一些中医研究是聚焦于名老中医的临证方法和特色，把"病人"作为一个主体来看待，研究名老中医对"病人"的治疗过程和手段方法，而不仅仅限于"病"的层面。这个时候揭示的就是作为名老中医这个个体对于"病人"的整体感悟。其研究结果的呈现方式总中有分、分中有总，也可以将病机类似的病种归类进行综合分析研究。即进行合理的分层，以便条目清晰、说理确凿。

临床试验的基本设计类型可以分为观察性研究和实验性研究，实验性研究包括随机对照临床试验、非随机对照临床试验和非对照试验三类。进行中医临床研究必须遵循人体临床研究的伦理性原则、科学性原则和所在国现行的法律法规，并遵循科研设计的 4 项原则，即随机化、对照、盲法、重复。其研究思路可以采用如下方式：①临床中遇到的问题 / 前期进行临床资料的回顾性总结、个案研究、小样本观察发现的临床问题，提出假设；②在个案病例中开展探索性治疗观察，初步评估新治疗方法的疗效和安全性；③中期以个案研究、较大样本治疗前后对照研究完善和优化新治疗方法；④后期以随机对照试验、大样本队列研究验证新的诊疗方法的疗效和安全性；随后进行或不进行动物实验和（或）药理药效学研究。除了做到随机化原则、对照原则、盲法原则、重复原则外，临床研究实施全过程中的良好的依从性是保证获得真实效应的重要条件之一，但有研究方案就存在方案偏离（protocol deviation）或方案违背（protocol violation）的问题；此外，安慰剂效应、霍桑效应、反安慰剂效应、向均数回归、沾染和干扰问题也是临床研究要注意的问题。

四、推进中医临床问题向科学问题转化

中医学的存在和发展极大推动了医学科学的进步，但中医临床问题如何转换成科学问题并进行研究？首先我们要思考这项中医研究到底要解决什么问题，这个问题重要在何处，以及如何构建这个研究，并确定纳入人群，干预因素，明确需要测

量的临床中点指标和结局变量，以及根据现有资料或预实验确定样本量以及如何进行结果的数据分析。临床问题一般来源于临床发现、病因、疾病的临床表征、鉴别诊断与诊断检查、治疗、预后、预防措施、生病的经验与意义和自我进步9个方面，对此，我们可以借用国际上常采用的PICOs原则进行处理（population/participants，P，患者类型；intervention/exposure，I，干预措施；control/comparator，C，对照措施；outcome，O，结局指标；study design，S，试验设计）。比如"补肾益气方改善慢性阻塞性肺疾病患者呼吸困难 - 慢性咳嗽 - 咳痰症状，降低急性加重风险的随机对照试验"，其中的P即慢性阻塞性肺疾病患者，I即补肾益气方治疗，C不用补肾益气方（在中医一般界定为不用包括干预措施在内的其他中药），O即呼吸困难 - 慢性咳嗽 - 咳痰症状和急性加重风险，S即随机对照试验，这样通过题目就可以一目了然。其实我们在PICOs之前还应该明确两个问题，即研究的临床问题（Clinical issues）和意义（Significant）。在这里，由于中医证候诊断标准的相对主观性和中医自身所具有的个体化诊疗特点，故而在研究解释和推断时必须注意其内部真实性和外部真实性的问题（图4-1）。

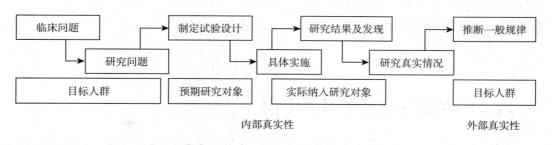

图 4-1　内部真实性和外部真实性示意图

中医临床医研究一般包括中医证候研究、临床病例报告、队列研究、病例对照研究、随机对照临床试验（含单病例随机对照试验）、单臂临床试验、基于大数据和人工智能的临床研究，以及真实世界临床研究范式8种常用设计方法。当然本书这种分类并非为了区别彼此，而是基于临床实际，为了讲解和学习方便。随机对照临床试验通常被认为是建立因果关系和评价临床效果的最优设计，但限于成本、人力、伦理以及中医自身的特点等，在很多情况也许并不可行，故而上述设计方法的选择需要根据研究目的来判定哪一种最优。

五、中医临床试验样本量估计

在进行中医临床研究时确定样本量是必须要面对的一个问题，样本例数估算是在保证研究结论具有一定可靠条件下，确定的最小观察例数，同一个研究设计可能存在不同的样本量计算公式，但得出的样本量结果相差不大。其方法有公式法、查表法，也可使用专门的软件（如 PASS，power analysis and sample size 软件），按照提示输入相应的参数，软件就能给出计算结果，还有一些网站会提供样本量计算器供大家使用。查表法是统计学专家根据公式做出来的，计算机软件是统计学专家联合工程师开发的。三者在本质上是一样的，并无优劣之分。至于其操作过程，首先要确定所研究的临床问题是什么，使用的是什么设计，然后根据设计类型选择对应的样本量计算公式（或查表、或使用软件），最后根据其他人的研究或小样本试验获得公式（表格、软件）中所需要的各项参数，带入数值即可得出样本例数。临床研究应该有样本量计算，如果之前由于种种原因没能计算样本例数，那么文章能否发表，则取决于主要终点指标的差异性，如果 $P > 0.05$，基本无发表价值；如果 $P < 0.05$，说明已经达到阳性结论，可以在讨论中予以解释说明；当然，也可能是目前无相关的样本量计算参数可用，该研究则相当于预实验，可待下一步验证。

六、中医临床试验结果的描述

而对于研究资料，一般分为计量资料、计数资料和等级资料三类。不同资料类型对应不同的统计分析方法。有时为了研究需要可对结果资料进行必要的转换，如将计量资料转化为二分类资料或等级资料。如患者慢性阻塞性肺疾病评估测试（Chronic obstructive pulmonary disease assessment test^{TM}，CAT）≥ 2 分的差异或改变量即可提示具有临床意义，此即合理的最小临床重要差异值（minimal clinically important difference，MCID），可根据中药治疗后 CAT 差异或改变量 ≥ 2 和 < 2 将患者分为有效组和无效组两类，形成二分类变量。同样，有研究显示新加坡华人慢性呼吸系统疾病患者 6 分钟步行距离的 MCID 为 18.6m，可将试验结果分为有临床意义和无临床意义，形成二分类资料。同样，在一秒用力呼气容积（Forced expiratory volume in one second，FEV1）/ 用力肺活量（Forced vital capacity，FVC）< 70% 前提下，可根据 FEV1 ≥ 80% 预计值、50% ≤ FEV1 < 80% 预计值、30% ≤ FEV1 < 50% 预计值、FEV1 < 30% 预计值而将慢性阻塞性肺疾病肺功能分为轻度、中度、重度、极重度四

类，形成等级资料。但也要明确，由于等级分类不能用数据大小精准表示，因而其准确性和客观性不如计量资料。同时，应注意在将连续性变量转化为分类变量进行分析的研究中，有可能存在错误分类（分类变量的测量误差）的问题，而错误分类是偏倚产生的主要来源之一。分析资料则包括统计描述（Statistical description）和统计推断（Statistical inference）两部分。

第一节　中医证候研究

中医证候是辨证论治的起点和核心，古籍关于"证"的内涵认识基本一致，但对其明确的概念和定义却尚未统一，以致相关概念表述有 30 余条。其原因概由对四诊信息的综合及"证"界定的认识是构建在个体判别基础上，故而"证"缺乏统一客观化的精确界定标准。早期如任应秋认为："中医的证候决不同于现代医学的症状，中医的证候，完全是施治用药的标准，而现代医学的症状，不过是描写病人的异常状态，殊非诊断治疗上的关键。"秦伯未也强调："从疾病过程中抽引出客观的自身规律，务使求得症状和病因的统一。"随着现代科学术语的引入，证候概念也随之发生变化，被赋予了新的含义。如王永炎院士提出中医证候是对四诊信息表达的机体病理生理变化整体反应状态的概括，具有内实外虚、动态时空、多维界面的表现特征。证候概念的定语越来越多，但倾向性也趋向明确，即中医的"证"是一种"状态"。目前中医证候学研究一般包括中医证候（证素）调查、中医证候诊断标准的制定、中医证候与现代医学指标的相关性、中医证候分型指导现代医学临床决策、现代医学参与治疗对中医辨证论治的影响 5 个方面。兹分别予以介绍。

一、中医证候（证素）调查

中医认为，病是在致病因素作用下，机体脏腑经络功能失衡，出现气血津液、阴阳失常状态。现代医学认为，疾病是在一定病因作用下，机体内稳态调节紊乱而导致的生命活动障碍，其发生发展的基本机制为神经机制、体液机制、细胞机制、分子机制等。现代医学侧重从病因和病理生理形态对疾病进行本质上的判断，中医则倾向于从宏观整体上对机体四诊信息进行抽提升华。由于两者对于疾病（患者）主体的切入点不同，导致一个现代医学的疾病可能囊括一个以上的中医的病（证）名，如中医古籍记载的白癜风、白驳风、白驳、白癜4个病名与现代医学白癜风最相近；同样，一个中医的病（证）名也对应一个或多个现代医学的疾病，如现代医学的痛风、风湿性关节炎、类风湿关节炎、强直性脊柱炎、骨性关节炎等均属于中医痹证范畴。当然还有一种情况是现代医学的病名与中医学的病（证）名在诊断（主要体现在症状体征）要素上存在少许重叠，但却非常难以据此判别出两者之间的关系。中西医学经过各自不同时间段的发展，各自在自身诊断体系下发展形成了与之对应的治疗体系和疗效评价体系。即现代医学体系下研制的药物是基于现代医学对机体的病理生理认识，其对应的是现代医学的疾病，其疗效评价指标也多以机体生理病理状态的客观检测为主；而中医的方药、针灸推拿等治疗方法是基于中医对人体脏腑经络、气血津液、阴阳等的认识，其对应的是中医的病或证候的概念，其疗效评价指标则以"候"，即某种病机或状态可被观察到的外在表现改善为主。而在循证医学理念下，以患者为本的理念又不允许医者忽略任何一种可能使患者获益的治疗方法，更别说一种医学。所以，在两种医学并存情况下存在的问题就成为如何用中医之方治疗西医之病或西医之药治疗中医之证，于是衍生出中西医结合模式下的所谓"同病异证"和"异病同证"概念，进一步细化则还有中西医结合"疾病 - 证型 - 表型"的模式。如果在治疗一个现代医学的疾病时，置现代医学诊断于不顾，只是依据患者的望、闻、问、切进行中医辨证分型，在当下来看恐有某种程度的偏颇。所以，对某一现代医学疾病进行中医证候规范化研究意义较大。若不进行针对性的研究，势必影响现代医学病名涵盖下中医辨证论治的疗效；同样，由于中医个体化治疗的特点，在进行中医证候（证素）调查时，应特别注意方域、季节和体质等的如实记录。

中医证候（证素）调查一般方法和流程如下：①根据文献和专家共识法制定某疾病的中医证候学问卷调查表（调查表中对暴露的定义、测量的指标等要有明确的界定），调查表一般应包括患者的一般信息、现代医学关注信息（症状和体征、生理生化指标、功能指标、影像学检查等）、中医学关注信息（望、闻、问、切四诊信息）。②选定调查地点，根据疾病的分布规律和研究目的选定拟进行调查的一个或多个地点。③明确研究对象（现代医学疾病诊断标准、中医学证候诊断标准，纳入标准、排除标准等），计算出所需样本量。样本量的足够与否和代表性直接决定了研究结果的可靠性和外部真实性。④在不能做到全面调查的情况下，则要进行抽样调查，抽样方法一般包括概率抽样（简单随机抽样、系统抽样、分层抽样、整群抽样等）和非概率抽样（偶遇抽样、判断抽样、定额抽样等）。⑤实地发放调查问卷，回收后对问卷进行数据库（一般用 Epidata 软件建立数据库，录入时双人独立录入以方便交叉核对）的录入以及后续的统计分析。⑥结果分析，结果一般采用描述性分析、频数分析、构成分析、相关分析、主成分分析及因子分析等。由于证候是对疾病一定阶段病理本质的概括，其随着病情的发展、患者的积极治疗及调护，呈现出一种动态变化的过程。故而，除外针对病证的一次性调查外（得出类似现代医学发病率、罹患率等的数据），还可以根据疾病治疗后的进展情况进行证候特征的多次随访调查，直至证候消失，这样可以相对全面反映疾病证候的演变情况；还可以对同一证候不同干预后证候改变的特点进行对比，以揭示不同干预的疗效特点。

另外，中医证候（证素）调查还包括基于真实世界的研究在调查中的应用，一般来说此类病例多来源于医院信息系统（hospital information system，HIS），HIS 里的数据是临床一线患者信息的原始记录，包括患者刚入院时和用药后的证候特征改变等，是患者发病过程及治疗过程的真实状况反映，而且由于多年的累积，具有样本量大、患者群覆盖广的特点。原则上，此类调查先要明确患者资料的来源（如医院数量及级别，时间跨度等），患者的疾病诊断（是单一的疾病还是只要第一诊断为所纳入的疾病即可等），在抽样调查的基础上设计规范化调查表以明确要收集的内容。同时要注意数据本身的规范化处理，尤其对于多中心的数据采集，须进行数据结构化处理，如参照国际疾病分类（international classification of diseases，ICD）名称或相关指南对疾病和证候名称进行标准化处理等。在此基础上描述患者的证候特征分布，该描述可以包括全人群中医证候分布和分层分析，其中分层分析可以根据年龄段、性别、体质量指数、经济状况等，也可以根据方域特点进行，对比不同方域证候特点的异同。所谓"土地高下，寒温不同，物性刚柔，餐居亦异"（《外台秘要·诸论伤寒八家合一十六首》）。如有研究发现，西部高原昆明地区代谢综合征常见证型有肺虚痰湿、脾虚痰湿、气虚血瘀、痰湿血瘀、脾肺两虚、肾阳亏虚等，甚或夹杂多证；东部沿海南通地区代谢综合征常见的证型有气阴两虚、气滞血瘀、脾虚痰湿（热）、气虚血瘀、阴虚火旺等，甚或兼夹多证，提示两地中医证型分布有所不同。但随着人口流动和迁移，由于纳入群体的异质性大可能导致这种中医证候间的差别程度有逐步减少的趋势，所以在证候调查时要对患者在本地的居住年限等有所界定，以更好地反映当地的真实情况。

二、中医证候诊断标准的制定

传统中医是用"治疗因素"这个特征来对人体状态进行分类，然后却用"症状""体征"等特征对区分出来的类进行描述而形成诊断标准的，又因为"治疗因素"与"症状、体征"间的一一对应关系并非绝对和唯一，故而在这样的分类体系下，每一类下的各个个体之间在可见特征上可能存在着较大的差异、甚至完全不同。同时，由于中医证候本身具有复杂性、模糊性以及多维性的特点，中药复方具有多组分、多靶点、低亲和力的特点，历代对中医证候的认识皆有改进但仍有不足之处。目前中医证候的诊断标准有国家标准、行业标准、中医院校教材标准、专家经验标准等，并未实现真正融通。然而，中医证候的规范化诊断不仅是当前提升辨证论治科学性（可重复性）的前提，是提升不同地区、不同医家中医辨证论治同质性的前提，还是中医药信息化和国际化的前提，更是中医证候类中药新药研发的必要前提。换言之，中医证候规范化诊断标准是提升传统中医学服务范围和水平的必由之路。特别是随着现代医学疾病诊断的规范化和分类诊断的日益精细化，将现代医学的疾病诊断与中医辨证相结合，是目前中医临床诊疗模式的一种重要形式。故而实现中医证候与现代医学疾病诊断的真正融合，并制定明确统一、科学规范、临床可行的病证结合诊断标准可有效提升中西医结合的广度和深度，也是研究的切入点之一。

中医证候诊断标准是一个多指标联合并有权重主次的判定标准，可分为宏观层面和微观层面，其制定一般包括文献研究（古今中医文献）、临床研究（中医证候调查研究）、专家咨询（如专家共识法）、中医基础理论印证和名老中医点评5个方面。当然，随着中医证候模型研究的深入，有必要将这些研究成果作为基于上述方法制定标准的一个佐证。文献研究、专家咨询、符合中医理论以及恰当合理的研究方案设计（包括量表的制定）是开展后续中医证候临床研究工作前期必备的基础性工作。临床研究的一般研究方法是：①明确研究目的，在量表制定的基础上进行大规模、多中心中医证候学调查，获得疾病的症状、体征等无监督数据或有监督的数据，在统计其出现频率、贡献度的基础上提取主要的症状和体征，确定症状和体征的有无及严重程度分级；继而用聚类分析的方法得出证型分类（含各证型典型的症候群）及各类证型的相关程度，再用 Logistic 逐步回归分析进一步筛选证候诊断指标，最后用逐步判别分析进一步补充诊断指标。②确定中医证候诊断指标的主症和次症，可用主成分分析法进一步对诊断指标进行筛选，确定敏感指标。再对确定的敏感指标用因子分析法确定证型诊断的主症和次症。当然也可以借助隐结构分析法等对调查所获得症状、体征进行分析。经过前两步或者隐结构分析，基本构建并从中医理论角度探讨证 - 症、证 - 证、证 - 病之间的非线性关系，从不同角度揭示证候特征，并融入现代医学的各项微观指标检测指标。③在前两步完成的基础上用判别分析法验证所得证候诊断标准的性能，然后找名老中医药专家对所获得的中医证候诊断标准进行把关修订。④根据"方证相应"的理论，设计高质量的临床试验，以方测证，对所制定的证候诊断标准进行评估。当然，这里的介绍只是众多方法中的一种，具体可以根据疾病自身的中医特点选择相应数据处理方法。

三、中医证候与现代医学指标的相关性

中医证候是基于中医学理论的一种疾病分类方法，依据是望、闻、问、切收集的宏观四诊信息，辨证依据是四诊信息反映的内在病机，那么中医内在病机是否和现代医学关注的生理、生化、影像、功能等微观指标相关，是否可以借此预测中医病机的变化特点和规律，是否可以以此辅助中医的辨证和评价辨证论治的效果？这就是中医证候与现代医学指标相关性研究关注的主要问题。比如有针对冠状动脉粥样硬化性心脏病经皮冠状动脉介入治疗术后患者的研究发现，男性、年龄 ≤ 65 岁、不稳定型心绞痛患者术后更容易出现气虚血瘀证，血脂异常患者术后更容易出现痰瘀互阻证；ST段抬高型心肌梗死患者和不稳定型心绞痛患者更容易出现气阴两虚证。提示在后续的中医治疗中可以将此类现代医学指标作为中医辨证论治的有益参考。

除研究现代医学所关注的临床指标与中医证型的关系外，部分研究者还将重点放在生理生化、功能和影像等指标与中医证型关系的研究上，一定程度揭示了中医证候某方面的特点。有研究发现，类风湿性关节炎普遍存在的维生素 D 不足或缺乏与其中医寒热证候有关，热证的维生素 D 水平低于寒证，期望为中医辨证论治提供参考。但这种研究存在的一个问题是，可放难收，即一个证候可以与多个理化指标相关，但却无法说明哪些理化指标或指标的组合是这个证的特异性表现，因为这些指标可能不止和一个证候相关，而且其间关系错综复杂。随着生命科学技术的发展，引入了系统生物学的概念，认为系统生物学（蛋白组学、代谢组学、基因组学、肠道菌群等）的复杂性、多维性和高通量的数据分析技术与中医证候及方药的复杂性相吻合。如有研究发现结合（珠蛋白前体，α- 胰蛋白酶抑制剂轻链，脂肪细胞脂质结合蛋白异构体 3，补体 C4）或［纤维蛋白原 γ 链，α- 胰蛋白酶抑制剂轻链，未确定名称的蛋白（ID1 485）］可能是区分高脂血症及动脉粥样硬化痰证和瘀证的标志蛋白质群。但此类研究虽然区别了两种不同证型，但却没有实现全覆盖，如一个疾病有 5 种主要证型，目前鲜见有研究通过理化指标检测一次区分 5 个证型的，即使检测得到了结果，但在数据的统计和分析上依然难以得到有意义的结论。目前的研究一般定位于二分类变量的研究上，即选择两个相反的证型如阴虚和阳虚、寒证和热证开展对比研究，或者选择一个极为严重的证型和非此证的开展对比研究。

四、中医证候分型指导现代医学临床决策

随着对疾病研究的不断深入，现代医学发现疾病在致病危险因素、临床表现、病理生理学表现、影像学表现、疾病进展、对治疗后的反应及预后方面存在着明显的差异性，即疾病的异质性逐渐引起医学界的关注。中医证型研究在某种程度上就是对疾病异质性的一种分类，那么提倡循证医学的现代医学为何不采纳疾病现成的分类——中医证型，而宁愿耗费大量精力去研究探寻疾病的表型？考究其可能原因：①两者出发点略有不同，现代医学之表型是从微观至宏观，一个表型的概念连接起生物学中的3个重要因素，即内在决定因素、环境影响因素和外在表现因素；而中医证型则以宏观表现为主，微观揭示未成体系且存在争议；②中医此类研究虽有存在，但起步较晚且亦步亦趋。

中医证候是基于中医理论的分型方法，是辨证论治的基础，那么在中西医结合治疗中，既然知道了疾病的中医证型，是否能对现代医学治疗手段的选择起到指导作用？即明确某个现代医学的药物/手术等更适合哪一种中医证型，可以在哪方面获益更多。迄今的相关研究不多，但却显示出一些苗头。有报道，高血压是维持性血液透析患者最常见的并发症，患病率高达90%，且血压达标率低。那么对于维持性血液透析并发症高血压的发生率是否与中医证候有关呢，换句话说哪些中医证型的患者治疗时应更加注意该并发症的防治呢？通过对该类患者中医证候规律的分析，发现湿浊证是透析高血压的高危证候，提示临床上需要更加注意湿浊证透析患者的血压情况。另有研究显示，盐敏感性高血压阳虚水泛证患者肾脏损害程度最严重，提示治疗时应注意肾脏方面药物的选择性应用。研究不同中医证型对疾病预后的影响，或不同中医证型患者接受现代医学干预后疗效有何不同，也是值得关注的科学问题。

五、现代医学参与治疗对中医辨证论治的影响

目前，中西医结合治疗时，西药和中药同时服用。但需要注意的是，现代医学对症治疗起效迅速，患者的症状体征可能很快消失，其内在的生理病理状态也会发生相应的改变，即可能几天后中医辨证论治的有些病证依据消失，或改变了疾病的中医"病机"，那么中医此时的治疗究竟起什么作用？如果单用现代医学治疗对病证有什么影响，治疗前后的中医证候变化规律是什么，到底现代医学的治疗改变了哪些中医"病机"，现代医学治疗可以作为中医辨证论治的哪部分功效体现？这些都是需要

今后研究加以揭示的。如治疗高血压的西药包括利尿剂、β受体拮抗剂、钙通道阻滞剂、血管紧张素转换酶抑制剂、血管紧张素Ⅱ受体拮抗剂等，而且明确了各类药物的降压机制、降压特点、适应证、不良反应、禁忌证及注意事项等。那么，中药与这些西药合用，是否需要斟酌这些西药本身的特点？否则，中医如果仍然以"眩晕""头痛"进行辨证，西药使血压下降，"眩晕"和"头痛"减轻或消失，但却被误认为是中医治疗"眩晕"和"头痛"正确，进而误导中医辨证论治。所以，这方面研究既是中医精准辨证论治的需要，也是中西医结合提高疗效的切入点。同样，该问题也体现在中医善后治疗现代医学手术等疗法上。如症状性颈动脉狭窄患者支架植入前后中医证型出现变化，由颈动脉支架植入术前的以血瘀证、痰湿证、风证为主，转变为术后1周的气虚证、血瘀证和痰湿证为主。同样，急性脑梗死患者经过超早期血管开通治疗后，中医证候特点由风痰瘀血相兼逐渐变成痰瘀阻络合并气虚；且证候要素的组合由复杂逐渐变得简单。所以不论手术还是西药对疾病的中医"病机"都会产生不同的影响，那么，与西药同期服用的中药是相须、相使，还是相畏、相杀，抑或相恶、相反？上述可望成为细化中西医结合证候研究的切入点。当然，须明确进行证候研究的目的主要是为提升辨证论治的水平服务，为提高患者疗效服务（图4-2）。

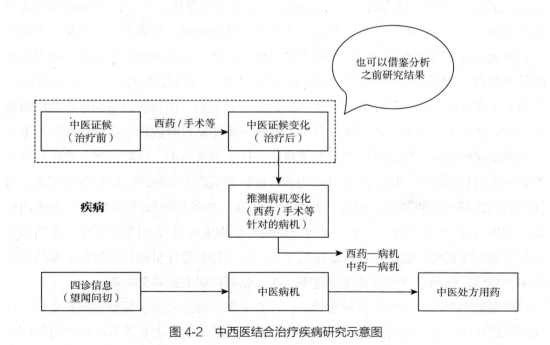

图4-2　中西医结合治疗疾病研究示意图

本节根据中医证候研究现状，提出可从中医证候（证素）调查、中医证候诊断标准的制定、中医证候与现代医学指标的相关性、中医证候分型指导现代医学临床决策、现代医学参与治疗对中医辨证论治的影响等5个方面开展中医证候的系列研究，以期为中医证候的规范化研究和临床中的应用提供借鉴和参考。

第二节　临床病例报告

一、病例报告的定义

病例报告（Case report）是单个或几个病例的详细描述和记录，可以是新发疾病、罕见疾病、疑难疾病、药物不良反应、某些常见疾病的特殊临床表现、疾病的特殊转归、治疗尝试、特殊经验和教训、基因突变检测等方面，其目的是引起医学界的注意。广义的病例报告包括2种类型：单个病例报告，或称个案报告（Report of single case）；病例系列报告（Case series），也称病例分析。一个良好的病例报告应该回答如下6个基本问题，谁、什么、为什么、什么时候、在哪里，以及那又如何？

病例报告的发表可以为医学科研工作者建立疾病（异常表现）与可能风险因素的因果（关联）假说提供重要依据与线索，是临床医学与流行病学的一个重要连接点。比如帕金森病的发现和治疗研究就是从病例报告开始的。而当病例系列报告的例数足够大时，研究者可以对其进行统计分析，并进一步建立科研假设。尽管病例报告本身不能验证这些假设，但却是收集与记录疾病特征、分布频率、危险因素、治疗与预后等第一手资料的研究手段，并且可以为病因机制和治疗方法的研究提供重要帮助，为开展前瞻性研究提供依据，引发一系列深入研究。如张亭栋教授等1973年发表的病例系列报告《"癌灵注射液"治疗6例白血病初步临床观察》，启发了后来一系列的基础研究和临床试验，让医学界广泛接受了三氧化二砷对急性早幼粒细胞白血病的治疗作用。当然，病例报告也是系统综述等二次文献利用研究的资料来源。

医案是中医经验传承的主要途径之一，有个案和类案之分，其报告形式类似于现代医学的病例报告/病例系列。医案在中医学的传承与发展中有着不可替代的作用和地位，从宋代第一部医案专著《伤寒十九论》至《临证指南医案》，再到近现代医家的医学著作，医案作为中医理论和实践的主要载体之一沿用至今。历代中医医家的学术思想除了少数用专著论述外，绝大多数是通过医案反映出他们独特的学术思想和理论见解，这些医案从各方面丰富了中医学的理论体系，也培养了中医人才。章太炎认为："中医之成绩，医案最著。欲求前人之经验心得，医案最有线索可寻，循此钻研，事半功倍"，清代医家周学海甚至说："宋以后医书，唯医案最好看，不似注释古书之多穿凿也。"当代名中医姜春华教授更有现身说法，"我学习每家医案都能收到或多或少的养料，如王孟英的养阴疗法，薛立斋的平淡疗法，吴鞠通的用药剧重，在临床中各有用处。"目前中医学术期刊所发表的个案报告仍以回顾性治疗性病例报告最多，如以中医治疗或辅助治疗疑难病、罕少见病、多种病证伴发的复杂疾病及合并症为主，还涉及中医治疗失误或中药不良反应的检讨、中医治疗新发传染病、中医经典方剂与理论的应用等。中医学历来重视个体化治疗，强调因人、因时、因地三因制宜，而个案报告能详细、准确地记录诊疗过程中的具体信息，因此能更好地对其进行反映。

二、病例报告的现状

当然，病例报告作为最早期的医学传播形式之一，也是产生最早的医学证据之一，之所以在循证医学中证据级别不高，也源于其本身在方法学上的局限性。比如病例不能对暴露（危险因素）与疾病之间的因果关系进行定量评估，结果直接推广的可能性较低。同时，病例报告没有对照而导致结果解释时无法排除非研究因素的干扰，而在发表时，又因为阴性结果的不能发表而导致发表偏倚，导致高估观察结果即夸大疗效等。根据牛津大学循证医学中心的证据等级和传统医学证据分级建议，名老中医经验（医案）属于"未经批判性评估的专家意见"和"未经系统验证的专家观点和临床经验，以及没有长期在临床上广泛运用的病例报告"，属于 V 级，即最低级别的证据。当然，尽管病例报告在循证医学中的证据级别不高，但却有着特殊的临床价值，比如可用于观察临床对照试验排除的患病人群，用于观察特殊疾病、并发症和不良反应。而且其研究花费低廉，容易进行，并可以指明未来研究方向，故仍然是一种受到临床医生普遍欢迎的论文体裁。尤其对于讲究个体化治疗的中医学来说，每一个细节都可能体现着辨证论治的特色，有些细节可能连医家本人都没有注意，但积累得多了就有可能发现其中的奥妙。

清代医家喻嘉言在其所撰写的医案专著《寓意草》"议病式"中对中医医案内容有较为详细的说明（表 4-1），但这个说明基本是限于四诊信息的采集记录，在当时来看内容虽较为翔实但却并非撰写规范。根据目前观点，中医医案报告大体分为以下三种：①基于方剂的医案研究，可能也有同一个方子治疗不同疾病的医案存在，这时就要在分析方子治疗特点的基础上，着重阐释这些不同疾病是否存在共同的病机，是否属于异病同治范畴。②对于基于病证的医案研究，可能存在同一种疾病使用不同方子治疗，这时就要在不同方子方解的基础上，分析同一病证的发病特点有何不同，为什么使用了不同的方子，到底选方用药的依据在哪儿，是否属于同病异治范畴。③对于罕少见病或疑难病的医案研究，要注意汇集不同医家的经验，在撰写医案时要查新，对多个类似医案进行对比研究，找出异同，同时查询其他临床的和非临床的证据予以佐证。

表 4-1 《寓意草》"议病式"中对医案记录要点

条目	清单内容
1a	某年、某月
1b	某地
2a	某人年纪若干
2b	形之肥瘦、长短若何
2c	色之黑白、枯润若何
2d	声之清浊、长短若何
2e	人之形志苦乐若何
3a	病始何日
4a	初服何药，次后再服何药
4b	某药稍效，某药不效
5	时下昼夜孰重，寒热孰多
6	饮食、喜恶多寡
7	二便滑涩无有
8a	脉之三部九候，何候独异
8b	二十四脉中，何脉独见，何脉兼见
9a	其症或内伤，或外感，或兼内外，或不内外，依经断为何病
9b	其标本先后何在
10a	汗、吐、下、和、寒、温、补、泻何施
10b	其药宜用七方中何方

续表

条目	清单内容
10c	十剂中何剂
10d	五气中何气
10e	五味中何味
10f	以何汤名为加减和合
11	其效验定于何时

Pubmed 上收录了近 190 万条的病例报告，但其报告质量却差异很大。有研究发现中国科学引文数据库（Chinese Science Citation Database，CSCD）收录的 7 本儿科期刊发表的病例报告研究的报告质量参差不齐，约 1/3 的病例报告存在严重的信息缺陷，尤其在背景、时间轴、治疗干预的细节以及相关文献的复习等方面。那么如何写好一篇病例报告，是需要我们关注的主要问题。一般说来，病例报告的主要内容可分为两个部分，即临床资料和讨论。临床资料要求有完整的原始记录、充分的诊断依据和最后诊断；但应明确，描述应该以异常资料为主，正常情况则可一笔带过。对病史、诊断、鉴别诊断和治疗方法、结果等要保证真实性。必要时附辅助检查结果及图片等。讨论部分应结合病例撰写，讨论内容要与病例紧密联系，一般可围绕所报道的病例进行必要的说明，阐明作者的观点或提出新的看法等。讨论要有精辟独到的见解，并注意结合已有的报道，并以其他证据来佐证。

三、病例报告规范

有研究发现，目前中医学网络数据资源虽然丰富，但医案内容稍显不足，且很多医案杂乱无章、没有规范、分布散在、内容不突出，不能满足临床医生的需要。一方面反映了临床医生对医案有需要，另一方面反映了病例报告的质量和规范化问题在很长一段时间内没有得到足够的重视。直到 2013 年"病例报告的报告规范（CARE）"（表 4-2）出现才填补了这一空白，随之 CARE 小组发布了 2016 CARE 信息清单更新版（英文版）。旨在提高病例报告撰写的完整性与科学性。同样问题是，尽管中医医案历史悠久、对中医学术发展意义重大，但是长久以来中医医案撰写优劣只与医案作者的学识水平、写作功底有关，却没有一个公认的标准和模板，甚至还存在一些不规范的地方，凡此不仅不利于中医临床疗效的规范表达，也一定程度影响了中医学的认可度。1958年秦伯未提出"尚未达到中西医合流的过渡时期，总结报告之外还应该重视中医的习惯……"至2009年有专家提出了中医临床个案发表与过程规范的建议，提出中医病例报告要体现可溯源性、发表过程规范化与客观化，并提出了10个方面的建议（表4-3）。2016年"基于共识的中医药个案报道建议（CARC）"（表4-4）和《中医病例报告建议条目》（表4-5），才一定程度规范了中医病例报告的撰写与发表。故而中医学专业研究生在开题报告的时候，应该熟练掌握并合理利用以下报告条目，在课题设计之初即明确要采集的相关信息内容，以免因信息的缺失而导致后续论文撰写不规范，或者数据支撑不了结果乃至影响结论的推导，甚至由于信息缺失太多而返工。需要说明的是由于中医病例报告规范尚未达成统一的共识，故而将几种推荐报告条目均列上，供读者参考。

表4-2　CARE信息清单—2013：病例报告写作须知

主题	项目	清单项目描述
标题	1	词语"病例报告"应与本案例中最受关注的内容同列于标题中
关键词	2	用2～5个关键词概括本病例的关键要素
摘要	3a	简介：本病例独特之处何在？为医学文献增加了什么内容？
	3b	患者的主要症状和重要临床发现
	3c	主要诊断，治疗干预和结局
	3d	结论：从本病例中"获取的"主要经验是什么？
简介	4	在参考相关医学文献的基础上进行本病例背景概要性简介
患者信息	5a	人口统计学信息（例如年龄、性别、种族、职业）
	5b	患者的主要症状（他／她的主诉）
	5c	医疗、家庭和心理历史，包括合并症和相关遗传信息
	5d	过去的相关干预措施及结果
临床发现	6	描述相关的身体检查（PE）发现
时间表	7	描述与您的诊断和干预相关的重要里程碑（表格或图）
诊断评估	8a	诊断方法（例如PE、实验室检测、影像学、调查问卷）
	8b	诊断挑战（例如经济状况、语言或文化）
	8c	诊断推理，包括其他已经考虑的诊断
	8d	预后特征（例如肿瘤学分期）如适用

主题	项目	清单项目描述
治疗干预	9a	干预的类型（例如药物、手术、预防性、自我保护）
	9b	干预的管理（例如剂量、强度、持续时间）
	9c	干预的改变（提供理论依据）
随访和结果	10a	临床医生和适当情况下的患者评估结果
	10b	重要的随访测试结果
	10c	干预的遵从性和耐受性（如何评估这点？）
	10d	不良和意外事件
讨论	11a	对作者在处理本病例时的优势和局限性进行讨论
	11b	相关文献进行讨论
	11c	结论的理论依据（包括可能原因的评估）
	11d	从本病例中"获取的"主要经验
患者观点	12	患者是否分享他/她的观点和经历？（在可能时加入）
知情同意书	13	患者是否提供知情同意书？请在要求时提供

表 4-3　个案表达规范的书写要求

条目	解释与说明
①简短摘要	概括性说明诊治方法，结果，意义及病例类型常案，类案，变案，坏案，疑难病例，罕见病例，奇、特效病例
②背景介绍	对该病的既往理论、实验和临床研究进行总结性回顾，指出诊断和治疗难点，说明选择本个案理由，突出病例的代表性与示范意义
③病例一般信息	性别，年龄，婚姻，职业，常住地，发病节气，资料收集方法
④主诉	尽量采用病证结合术语以利于行业内外的理解与沟通
⑤病史	现病史和既往史
⑥诊断	中西医双重诊断，包括鉴别诊断，中医辨证
⑦治疗	初诊：描述详尽的可溯源的中西药治疗，治则治法。对处方组成要提供配伍君臣佐使，气味，升降等配伍的理论依据，给出复方药物的产地、炮制方法、质量控制方法与标准，同时亦应注明给药方法、时间和剂量。自配方需注明方剂组成，成方修改方需提供变更目的、注明使用剂型，尽可能描述制剂过程及药物在成品中的比例，药物的质量控制标准和方法等
	复诊：要记录症状、体征及理化指标等变量的变化，并予以疗效评价还需说明变量的测量方法和标准，提供病例报告可信性证据，随访记录

条目	解释与说明
⑧讨论	解释结果，讨论研究结论的外推程度，分析影响疗效因素、诊治上存在的问题，说明研究者与该病例的有关利益冲突，说明报告者，研究者和患者的关系
⑨专家点评	画龙点睛式地说明病例的临床意见，推广性与局限性
⑩参考文献	必要的文献

注：上述③~⑧项是中医个案表述的主体部分，不可或缺；①、②、⑨、⑩项是辅助部分，有助于对病例的理解与推广。

表 4-4 基于共识的中医药个案报道建议

主题	项目编号	清单项目描述
文题	1a	词语"病例报告"或相近词汇如"病案""病例研究"应列于文题中
	1b	病例/患者的数量在病例系列报告中应该予以说明
摘要	2	简洁描述所纳入病例报告的特征，可以按照结构式摘要形式写上讨论或者评论（患者主要症状，分型和中医辨证，治疗，结局评估，治疗后结局指标，本病例的亮点和特色）
关键词	3	3~5个关键词：包括"病例报告"，疾病名称，中医辨证，补救治疗措施
英文概述	4	题目，摘要，关键词的英语表述
引言	5a	选择报告这个病例原因
	5b	从患者或者其监护人处获得的信息
患者信息	6a	列出患者的名称（使用姓氏代替"患者"一词或代表住院号/门诊号），性别，年龄，就诊日期以及与案例相关的二十四节气
	6b	建议报告患者的身高、体质量、婚姻状况、职业、其他信息（医院名称、住院/门诊病例），谁治疗和报告了病例
临床信息	7	描述主诉，现病史，中医症状和体征，舌象、脉象特点。其他可选信息包括既往史、过敏史、个人生活史、家族/遗传史等
诊断评估	8a	病例的中医诊断 - 报告中医辨证分型，诊断标准（基本原理）并列出参考文献
	8b	用于常规医学诊断的病例 - 报告现代医学检查结果及诊断 - 诊断标准（基本原理）并列出相关参考文献 - 如适用，报告现代医学的鉴别诊断
	8c	经中西医结合诊断的病例 - 同时报告 8a 和 8b 的内容

主题	项目编号	清单项目描述
治疗	9a	中医治疗原则
	9b	中药干预 - 中成药必须报商品名、剂量、给药方法和疗程，并报生产厂家名称和批号。如适用，建议报告质量控制标准 - 自行配制的中药制剂，必须报告其组成、每味药剂量、生产工艺（如煎煮方法）、剂量、给药方法、疗程，如适用，还要报告栽培地点、配制方法和质量控制标准
	9c	针刺干预 - 必须报告使用的穴位（或位置，如果没有标准名称）的名称（单/双侧）、操作程序（如插入角度、刺激）、留针时间和治疗疗程（频率）。建议报告所选穴位的原理、针型（规格、材料、生产厂家）和针刺深度（基于指定的测量单位或特定的组织水平） - 对于电针，还应报告设备的型号、刺激强度、频率和波形
	9d	艾灸干预 - 必须报告使用的穴位（单/双侧）的名称（或位置，如果没有标准名称）、使用的材料、灸法步骤和技术、疗程（频率）。建议报告所选穴位的原理依据、所用材料的质量、艾灸单元的数量 - 对于电艾灸，还应报告仪器的型号，以及刺激强度和频率
	9e	对于包括上述干预措施的综合治疗，请分别参照9b，9c和9d
	9f	对于不包括上述干预措施的综合治疗，需要详细报告治疗过程、疗程和持续时间
	9g	必须报告每个干预的预防措施
结局评估	10	如果适用则用公认的金标准，或使用有详细说明的自己设计的标准
随访	11a	在治疗期间，改变治疗措施的依据不足
	11b	随访日期及结果，如果适用
建议和措施	12	对饮食、情绪、起居等方面提出建议和措施
讨论/评论	13	明确诊断或治疗本病例的意义和难点，突出优势和特点，阐述处方的基本原理，以及从这个案例中得到的启示
致谢	14	致谢对本病例研究有贡献的人
参考文献	15	与本病例相关的文献报道（对参考文献不作具体数量要求）
图/表	16	和本病例有关的图和表（对数量不作具体要求）

表4-5 中医病例报告建议报告条目

条目	编号	描述
标题	1	明确说明"病例报告"或"个案"，将最受关注的内容列于标题中
关键词	2	2~5个关键词

条目	编号	描述
摘要	3a	本病例的独特之处
	3b	患者的主要症状、诊断、治疗措施、结果和重要临床发现
	3c	本病例可获取的主要经验
背景	4a	病例报告的目的，背景信息和相关解释说明
	4b	报告古籍记载内容、文献检索的策略和文献分析的结果，用以证明本病例报告的价值
患者信息	5a	患者的基本人口学特征（如年龄、性别、身高、体质量、种族、职业等），隐藏患者的个人信息（出生日期、姓名）
	5b	描述患者的临床全貌，包括现病史、既往史、家族史、就医经历、生活方式、社会家庭和心理状况、就诊时间、发病时间、发病地点和环境
	5c	相关并发症，包括既往的干预及结果
临床表现	6	描述相关的体格检查结果
时间表	7	描述与诊断和干预相关的重要时间和日期（表格或图）
诊断评估	8	诊断方法、诊断经过、鉴别诊断及变化（报告完整的中医诊断资料），预后特征（例如肿瘤学的分期）（如适用）
治疗措施	9	详细说明治疗的经过、具体处方用药、处方的改变（剂量、疗程）及其理论依据（病因病机）
随访和结果	10a	说明与本病例报告相关的结局指标及具体检查结果
	10b	按时间顺序说明在整个治疗过程中患者都出现过哪些病情变化、不良事件、并发症，或遇到过哪些可能影响诊断和治疗的事件
	10c	治疗过程中患者的依从性和耐受性
	10d	提供其他可以说明病例报告可信性的证据
讨论	11a	撰写本病例报告的原因
	11b	选择此种治疗方法的原因
	11c	与古籍或他人发表的相关文章进行比较，说明诊断或治疗上的异同
	11d	推测患者的最终病因、病机和疗效出现的原因（自然病程、转归等）
	11e	阐述如何将本病例报告提供的信息用于临床实践
	11f	说明本病例报告的局限性
	11g	归纳本病例报告的特点和独到之处
	11h	指出进一步临床科研的可能切入点和意义

条目	编号	描述
讨论	11i	结论的理论依据（包括可能原因的评估）
	11j	从本案例报告获取的主要经验
结论	12	提出基于证据的建议并做出合理结论
患者观点	13	患者是否分享其观点或经验
知情同意书	14	如有要求请提供患者知情同意书
附加说明	15a	说明是否利益冲突
	15b	是否通过伦理审核
	15c	患者信息是否去识别化

四、古代医案的阅读

古代的中医医案不胜枚举，记录于医籍附案、个人医案专著、类案甚至医话等，但往往言简意赅，医案行为缺乏规范，研究方法有限，具有朴素性和单一性的特点。如果不用心则抓不住重点，方法不当亦无所获，所以在此简单介绍一下古代医案的阅读。医案反映的是医家诊疗疾病的过程，是医家学术思想的直接体现，所以首先应该掌握必要的中医基础知识，否则看字是字，却不解其背后的原理。因为不论中医医家学术观点如何独到、个人经验如何丰富，其学术背景总是中医学，即其是在中医理论指导下进行的临床实践。其二，要了解这个医家的学术思想，以对该医家理论见解的阅读作为补充，并结合医家对该病证及方药的认识入手，还应将同一个医家的不同病案进行比较研究，通过对比揭示个性化用药特点。务必要重视医案后面所附的按语，这才是画龙点睛之笔，可以从理论层面和医家认识层面加深对病案治疗的认识。其三，将医案的文字描述进行分步，还原当时的诊疗过程，如哪些文字是描述诊断过程、哪些文字是描述治疗过程、哪些文字体现了临床疗效等，对只言片语进行解读，如效如神、瘥、可等疗效的判定以及具体体现在哪些方面。其四，除了验案，还要对医案中的误案部分进行分析，分析误案产生的原因，举一反三，通过验案和误案的对比才能找出新思路、新理论、新方法。其五，善于联想，推动升华。医案有些时候可为后续的研究提供很好的切入点，所以当仔细地读完一个医案时，最感兴趣、想得最多之处要记下来，这可能是产生新飞跃的起步与象征。其六，可以将之与现代医学的诊断治疗做一个互参，明确到底对应的是现代医学的什么病，解决了现代医学所不能解决或解决不好的什么问题，如何将之应用到现代真实医疗的环境中进行诊疗或启发科研。其七，对于之前治疗不效，但记载以三五剂即收全功者的医案要辩证的看待，即医家周学海所谓"此必前医误药，及病前有伤也……前人医案，多不能分别指出，但自夸功效而已，读者须是觑破"（《读医随笔·旧案有败证收工太速者》）。

五、中医病例报告的切入点

有了上述的撰写规范，下一步要做的就是如何找到好的切入点。在中西医结合的范式下，如何汲取现代医学和现代科技之精华，又保持中医学传统之特色，促进中医临床的发展，是中医现代医案研究面临的新课题。当然，医学现象总是单个发生、只能被个别临床医生"偶然"遇上的。但这个"偶然"遇上需要具备如下条件：首先要具备善于发现特殊、罕见病例或判断是否有药物不良反应的能力。古语所谓知常达变，这也就要求我们必须具备相当的理论基础和临床经验，而且必须将心思放在所诊治的每一个病例上，留出时间思考。其次，要善于记录、总结，找出偶然性背后的必然性，这方面就需要去查资料、咨询更有经验的专家，并反复思考观察、比对。当然，目前中医方面的病例报告多以疾病的治疗为主，如上海中医学院 1977 年编辑印刷的《老中医临床经验选编》就是一本很好的第一手医案材料，里面的医案既有传统中医病证的判别也有现代医学的诊断。其中的刘树农医案，即记载有慢性肝炎的治疗，且将丙种球蛋白的水平作为中医治疗效果的评判标准之一，值得中医后辈学习和参考。

第三节 队列研究

一、定义

队列研究（cohort study）是指选择一个尚未发生所要研究疾病的人群，根据是否暴露于某研究因素（或接受某种治疗）而将其分为暴露组（治疗组，也可根据暴露程度再分组）和非暴露组（对照组），随访观察适当长的一段时间，比较两组之间所研究疾病发生率和死亡率的差异，从而判断暴露该因素与疾病之间有无关联及关联大小的一种观察性研究方法，该方法属于分析性流行病学的研究方法；简单来说队列研究就是指在研究开始时即确定一组特定的研究对象（首先测量预测变量），然后通过一段时间的随访观察结局。同时，研究中还应当收集两组人群的人口学及社会经济状况等资料，以便分析这些因素对疾病发生的影响。自20世纪80年代开始，有国外研究者将队列研究用于评价治疗措施的疗效，即把治疗措施（注意：队列研究可用于评价治疗措施的疗效，但不能直接称之为干预措施，因为干预措施是指人为分组的，而非自然暴露的。在队列研究中组别不是由研究者决定的，而是参与者和医生自身的选择性偏好左右了参与者最终的暴露归属）作为一种暴露因素，通过收集资料及随访评价该暴露因素与结局之间的关系，称为干预性队列研究，该研究属于真实世界研究，是常用的比较效果研究类型之一，其注重临床实际中患者的诊疗过程，更能体现中医药复杂干预、个体化辨证论治的诊疗特点，具有较强的外部真实性。由于参与者队列迁移的存在，使得定义中医药暴露的工作成为研究方案制定阶段需要重点解决的问题。暴露是指研究对象曾经接触过某些因素，或具备某些特征，或处于某种状态，这些因素、特征或状态即为暴露因素；当然，暴露因素可以是危险因素，也可以是保护因素；可以是比较宏观或抽象的因素，如中西医结合治疗与单纯现代医学治疗；也可以是微观或具体的因素，如中药葛根注射剂。当然，也可以根据时间对中医药暴露进行层级划分，如对于每年连续服用中药6个月以上或累计服用7个月及以上，定义为高暴露；对于每年连续服用中药2~5个月或累计3~6个月，定义为中暴露；对于连续服用中药15~60d或累计1~2个月定义为低暴露；而将无暴露定义为每年连续服用中药不足15d或累计不足30d。可通过对大样本观察对象的长期观察，比较不同暴露水平的组间发病率、病死率等指标的差别。

进行中医药相关的队列研究，可选择一个尚未出现疗效结果的人群，根据有无使用中医治疗而将其分为暴露组（中医治疗组）和非暴露组（未使用中医治疗组），治疗一个或多个疗程后，比较结局事件（如病死率）或治愈率的差异，之所以可以计算这些结局指标，是与队列研究可以计算发病率分不开的（表4-6）。当然，与连续性结局变量相比，二分类结局变量采用队列设计效率较高，风险（新发研究结局人数/具有发病风险的总人数）、比值（发生研究结局人数/未发生某种结局的人数）、率（发生研究结局人数/具有风险的总人时）是针对随访一段时间的研究对象的二分类结局频率的估计指标。

表 4-6　队列研究资料整理表

组别	病例组	非病例组	合计
暴露	a	b	N_1
非暴露	c	d	N_2
合计	a+c	b+d	N

在此过程中必须明确中医药疗效队列研究的观察性研究属性，不能由研究者干预受试者的入组情况，而且起始暴露在研究开始时需要即刻确定下来，这个暴露的决定方式主要有如下三种，即患者自主选择，医患协商以及随机选择，三种方案均可接受，但需按上述顺序依次执行。而仅能客观观察评价中医药干预的有无及剂量与结局事件之间的关系。

二、设计模式

目标人群（靶人群）确定之后，设计的主要步骤：按照研究目的与条件，选择符合设计要求的合格对象（全部人群或部分抽样人群），根据其暴露与否分组，并随访观察疾病或事件发生情况（图 4-3）。研究队列应该至少包括一个暴露组和一个对照组，比如比较某中药联合西药治疗和单纯西药治疗的疗效差异，设定接受中医治疗组

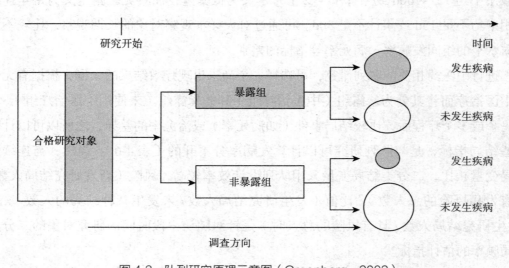

图 4-3　队列研究原理示意图（Greenberg，2002）

注：阴影部分代表暴露者，无阴影部分代表非暴露者

为暴露组，而未接受中医治疗的则为对照组。当然，对于前瞻性队列研究，设计时应该尽可能采取客观、量化的指标收集资料，或者对资料进行盲法收集。队列研究不仅要收集与暴露有关的资料，还要收集与结局有关的资料。队列研究中暴露因素与研究结局之间的关联强度一般用相对危险度（relative risk，RR）表示。

样本量计算方面以病因研究为例，利用到的公式如下：

$$n = \frac{\left[Z_\alpha \times \sqrt{2 \times \overline{p}(1-\overline{p})} + Z_\beta \times \sqrt{p_1 \times (1-p_1) + p_0 \times (1-p_0)}\right]^2}{(p_1 - p_0)^2}$$

p_1：暴露组的发病率；p_0：非暴露组的发病率；$\overline{p} = (p_1 + p_0)/2$；$Z_\alpha$：$\alpha$ 的标准正态差；Z_β：β 的标准正态差，均可从表 4-7 查出。

n 为暴露组和非暴露组各需的病例数，考虑失访等因素，实际病例数在此基础上增加 10% ～ 15%。

表 4-7　标准正态分布的分位数表

α（或 β）	单侧检验时 Z_α（或 Z_β）	双侧检验时 Z_α
0.001	3.09	3.29
0.005	2.58	2.81
0.010	2.33	2.58
0.025	1.96	2.24
0.05	1.64	1.96
0.10	1.28	1.64
0.20	0.84	1.28
0.30	0.52	1.04

注：希望达到的检验水准 α，通常取 0.05；检验把握度（$1-\beta$，β 通常取 0.20 或 0.10）

依据研究对象进入队列及终止观察的时间不同，队列研究可以分为前瞻性队列研究、历史性队列研究和历史前瞻性队列研究三种类型（图 4-4）。以中医队列研究的设计特点分别将三种类型的研究阐述如下：（1）前瞻性队列研究：研究开始时，根据每个研究对象的暴露情况（是否接受中医药治疗）对研究对象进行分组，此时研究结局（治疗效果）还未显现，需要治疗一段时间（一个或几个疗程），治疗结束后收集每个病例临床指标/实验室指标的改变情况。也可以观察中药减毒增效的作用，如观察化疗后肿瘤患者不良反应的发生率。（2）历史性队列研究：也称回顾性队列研究，是研究开始时患者的结局指标（如肿瘤患者无病生存期、无进展生存期、疾病进展时间等）已经出现，追溯过去是否使用过中医药治疗进行分组，要求纳入队列的研究对象具有足够的预测变量的数据的情况下才具有可行性。（3）历史前瞻性队列研究：在历史队列研究之后，从暴露（中医药治疗）到现在的观察时间还不能满足研究的要求，则继续对研究对象前瞻性随访观察一段时间。如研究中医药治疗对某肿瘤总生存率的影响。

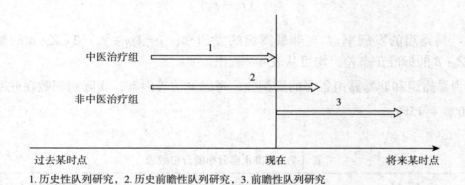

1. 历史性队列研究，2. 历史前瞻性队列研究，3. 前瞻性队列研究

图 4-4　中医队列研究示意图

三、优缺点

队列研究在病因与疾病预后研究中有重要的应用价值，此外还可应用于疾病的诊治和预后研究。主要优点是：（1）可直接计算暴露于某危险因素的发病率及相对危险度、归因危险度等指标；（2）可研究同一暴露因素引起的几种疾病的结局；（3）对于前瞻性队列研究，偏倚相对较少，结果较可靠，可提高变量测量的完整性和准确性。缺点是费时长，样本量往往较大，需要较大的投入，易发生失访偏倚等。

四、报告规范

队列研究属于观察性研究，在进行论文撰写时可参照观察性研究报告规范（Strengthening the Reporting of Observational Studies in Epidemiology，STROBE）来进行论文撰写（表 4-8）。

表 4-8　STROBE 声明清单

项目与主题	条目号	建议
题目和摘要	1	①在题目或摘要中用常用术语表明研究常用设计 ②在摘要中对所完成的工作和获得的结果作一个简要的总结
前言		
背景和合理性	2	解释研究的科学背景和依据
研究目标	3	阐明具体研究目标，包括任何预先确定的假设
方法		
研究设计	4	尽早描述研究设计的关键要素
研究现场	5	描述研究现场，包括具体场所和相关时间（研究对象征集、暴露、随访和数据收集时间）
研究对象	6	①队列研究：描述研究对象的入选标准、来源和方法，描述随访方法 病例对照研究：描述病例和对照的入选标准、来源和方法，描述选择病例和对照的原理 横断面研究：描述研究对象的入选标准、来源和方法 ②队列研究：配对研究需描述配对标准、暴露与非暴露数量 病例对照研究：配对研究需描述配对标准和与每个病例匹配的对照
研究变量	7	明确界定结局指标、暴露因素、预测指标、潜在混杂因素及效应修饰因子，如有可能应给出诊断标准
资料来源与 　评估	8*	描述每一研究变量的数据来源和详细的测定、评估方法（如有多组，应描述各组之间评估方法的可比性）
偏倚	9	描述潜在的偏倚及消除方法
样本量	10	描述样本量的确定方法
定量指标	11	解释定量指标的分析方法，如有可能应描述如何选择分组及其原因
统计学方法	12	①描述所用统计学方法，包括控制混杂因素的方法 ②描述亚组分析和交互作用所用方法 ③描述缺失值的处理方法 ④队列研究：如有可能，应解释失访资料的处理方法 病例-对照研究：如有可能，应解释病例和对照的匹配方法 横断面研究：如有可能，应描述根据抽样策略确定的方法 ⑤描述敏感性分析方法

续表

项目与主题	条目号	建议
结果		
研究对象	13*	①报告各阶段研究对象的数量，包括征集者、接受检验者、检验合格者、纳入研究者、完成随访者和进行分析者的数量 ②描述各阶段研究对象退出的原因 ③可考虑使用流程图
描述性资料	14*	①描述研究对象的特征（如人口学、临床和社会特征）以及暴露因素和潜在混杂因素的信息 ②描述各相关变量有缺失值的研究对象数量 ③队列研究：描述随访时间（如平均随访时间、总随访时间）
结局资料	15*	队列研究：报告发生结局事件的数量或根据时间总结发生结局事件的数量 病例对照研究：报告各暴露类别的数量或暴露的综合指标 横断面研究：报告结局事件的数量或总结暴露的测量结果
主要结果	16	①给出未校正和校正混杂因素的关联强度估计值、精确度（如95%置信区间）。阐明哪些混杂因素被校正及其原因 ②对连续性变量分组时报告分组界值（切分点） ③如果有关联，可将有意义时期内的相对危险度转换成绝对危险度
其他分析	17	报告其他分析结果，如亚组和交互作用分析、敏感度分析
讨论		
重要结果	18	概括与研究假设有关的重要结果
局限性	19	结合潜在偏倚和误差的来源，讨论研究的局限性及潜在偏倚的方向和大小
解释	20	结合研究目的、局限性、多因素分析、类似研究的结果和其他相关证据，客观、全面地解释结果
可推广性	21	讨论研究结果的普适性及可推广性（外推有效性）
其他信息		
资助	22	给出研究的资金来源和资助者（如有可能，给出原始援救的资助情况）

*Give information separately for cases and controls in case-control studies and, if applicable, for exposed and unexposed groups in cohort and cross-sectional studies.

Note: An Explanation and Elaboration article discusses each checklist item and gives methodological background and published examples of transparent reporting. The STROBE checklist is best used in conjunction with this article (freely available on the Web sites of PLoS Medicine at http://www..plosmedicine.org/, Annals of Internal Medicine at http://www.annals.org/, and Epidemiology at http://www.epidem.com/). Information on the STROBE Initiative is available at www.strobe-statement.org.

第四节　病例对照研究

病例对照研究即选择一定数量的病例和对照，调查并比较两组曾暴露于某（些）因素的百分比差异，从而判断暴露因素与疾病之间的联系及联系强度的大小。近年来病例对照研究衍生出了如巢式病例对照研究、病例队列研究、单纯病例研究、病例 - 时间 - 对照研究、病例 - 病例 - 时间 - 对照研究等一系列研究方法。由于实施难度较大等原因，病例对照研究目前一般很少用于中医药干预性临床试验。但也有研究者认为巢式病例对照研究设计效率较高、花费少，能够体现中医药复杂干预的特点，应用于中医临床疗效评价具有科学性、可行性，本节予以介绍。

一、定义

1. 病例对照研究

病例对照研究又称回顾性调查研究，是研究病因常用的流行病学方法。它是用来初步建立因果关系的一种分析性研究，是探求患有某种疾病（或发生了某种结局）的病例组与未患该疾病（或未发生某种结局）的对照组之间对危险因素的暴露情况，通过询问或复查病例档案等方式，获得既往暴露因素与疾病之间联系的由果及因的研究；如果两组在研究因素之间存在差异，则推论该危险因素与疾病存在联系（不一定是因果联系）。简言之，病例对照研究即回顾性地寻找所选取的一组患病人群和一组未患病人群暴露于预测变量的差异，从而解释病例组与对照组患病差异的原因。病例对照研究在研究罕见病时具有独特的效率，但每次只能研究一个结局，无法直接估计疾病的发病率或患病率，而且容易发生偏倚，偏倚主要来源于病例组和对照组的独立抽样以及预测变量的回顾性测量。单纯使用病例对照研究进行中医临床疗效评价的研究很少，但中医病例对照研究可以研究中药或其他中医手段作为一个暴露因素与疾病结局的关系，也可以将中医药作为一个整体以研究这个暴露因素与疾病结局的关系（图 4-5，表 4-9）。比如要想知道中医药对慢性阻塞性肺疾病稳定期患者是否发生急性加重的影响，则可以把患者是否出现急性加重作为分组依据，再观察各组有无使用中医药（暴露因素），初步得出中医药治疗与慢性阻塞性肺疾病急性加重之间的关系。当然，病例对照研究还可以探索中医药各组成要素之间的交互作用以及每个独立要素与结局的关系。

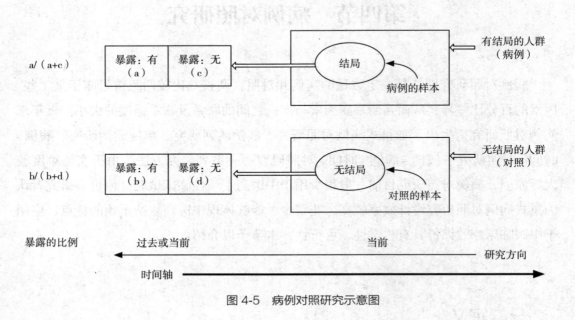

图 4-5　病例对照研究示意图

表 4-9　病例对照研究资料的整理

预测变量：中医治疗史	结局变量：急性加重		
组别	暴露（中医治疗）	非暴露（无中医治疗）	合计
病例组	a	b	n_1
对照组	c	d	n_0
合计	m_1	m_0	N

暴露与疾病的关联强度用相对危险度（relative risk，RR）表述，记 p_1 为中医治疗组急性加重概率，p_0 为无中医治疗组急性加重概率，则 RR 为 p_1/p_0，但在表 4-9 中，a、b、c、d 仅表示相应选取的人数，故 a/m_1 和 b/m_0 不能准确表示 p_1 和 p_0，即病例对照研究中不能计算发病率（或病死率），所以不能直接用来计算 RR。在病例对照研究中反映暴露因素与疾病联系强度的指标是比数比（odds ration，OR），可用 OR 值来估计和代替相对危险度。a/b 表示病例组中暴露与非暴露的比例，c/d 表示对照组中暴露与非暴露的比例，则比数比定义为：OR=（a/b）/（c/d）=ad/bc。OR=1，说明

暴露因素与疾病无关联；OR > 1，称为"正"关联，说明暴露因素是疾病的危险因素；OR < 1，称为"负"关联，说明暴露因素是疾病的保护因素。

病例对照研究的偏倚主要在于采用回顾性方法测量预测变量而产生，包括选择偏倚（如入院率偏倚、检出症候偏倚、非同期对照偏倚、不接受测量偏倚等）、信息偏倚（如回忆偏倚、家庭信息偏倚等）和混杂偏倚 3 个方面，要注意在设计阶段、资料收集阶段和分析阶段同时予以质量控制。但不可否认人们对于过去暴露的记忆可能是不准确的，如果病例和对照的不准确程度相似，暴露或疾病的错误分类同研究分组无关，即各组间不存在差异，所产生的问题被称为暴露的非差异性错分（nondifferential misclassification），这种错分将导致研究结果难以发现关联。而且，由于疾病诊断的原因，病例组会更加努力回忆过去的线索而导致其忆起和（或）报告其暴露的不准确程度不同于对照组，暴露或疾病的错误分类同研究分组有关，即在各比较组间存在差异，这种暴露的差异性错分（differential misclassification），对研究的关联会产生无法预测的效应。

病例对照研究可有如下两种分类：

（1）按照对照的选择方法可以分为非配比研究和配比研究。非配比研究是强调病例组与对照组间的比较，即只要求在病例发病时该对象作为对照尚未患所研究的疾病即可。配比则要求对照在某些因素或特征上与病例保持一致，目的是对两组进行比较时排除匹配因素的干扰，匹配可分为成组匹配和个体匹配：所谓成组匹配是指匹配的因素所占的比例在对照组与病例组之间一致；而以病例和对照的个体为单位进行的匹配叫个体匹配，但对照的倍数一般不能大于 4，因为为每个病例匹配超过 4 个对照时增加的检验效能很少。配比研究的条件或变量应该是与疾病无直接关系的因素，常用的配比变量有年龄、性别、文化水平等。

（2）按研究目的分，可分为探索性研究和验证性研究。探索性研究，即无明显的预先假设，而广泛地收集危险因素，经分析发现与疾病可能相关的一种或几种因素；验证性研究，即根据已有的研究结果提示进一步检验一个或几个病因假说。中医病例对照研究多属于验证性研究。

病例对照研究在临床医学最主要的作用是探索疾病的可疑危险因素，为进一步的研究提供线索；其次是在描述研究的基础上，进一步验证某个或某几个病因假说；再次，可以对干预措施进行效果评价，如某种药物的应用与否及不同剂量对结局的影响，这条是中医利用最多的方面；还可以用于药物不良反应的研究和用于疾病的预后评价，这在中医学也多有借鉴。

2．巢式病例对照研究

巢式病例对照研究（Nested case-control study）又称套叠式病例对照研究或队列内病例对照研究，是将传统的病例对照研究"套嵌"于已有的队列中的一种研究方法，即在对一个事先确定好的队列进行随访观察的基础上，利用新发现的病例和队列中的非病例所进行的病例 - 对照研究。当因为检测费的昂贵而不适合对队列中所有受试者实施检测时使用该方法，仅对基线时存储了标本的受试者进行测量，在临床随访的病例队列中，易于开展此类研究。如果随访有变化或不完全，或者关注的暴露因素随时间而发生改变，那么在建立队列时对病例组和对照组完成的单次测量将是不够的。需要将随访时间也作为匹配条件加以考虑，即从风险集中选择对照，针对每个病例，将对照定义为那些在队列中经过相同长度的随访时间后仍然没有成为病例的研究对象，即为发病密度巢式病例对照研究（Incidence-density nested case-control study）。

巢式病例对照研究也有如下两种分类，其一是按照对照的选择方法分类，可分为匹配巢式病例对照研究和不匹配巢式病例对照研究，与病例对照研究的非配比研究和配比研究分类一致。其二是按照队列确定的时间分类，可分为前瞻性巢式病例对照研究和回顾性巢式病例对照研究。其中前瞻性巢式病例对照研究的设计类型是在研究开始时根据一定的选择条件选择某一人群作为队列，然后前瞻性地随访一定时间以确定病例组和对照组，从现在到将来；而回顾性巢式病例对照研究的研究方向则是从过去到现在，即根据研究开始之前的一段特定时间的情况选择某一人群（由完整信息且保存有对应的生物标本）作为研究队列，根据现在出现的结局指标确定病例组和对照组。

二、实施

1．病例对照研究

病例对照研究的具体步骤基本如下：①提出病因假设，明确规定所研究疾病的诊断标准，以便区分病例和对照，然后根据疾病分布的研究或现况调查得到的结果，提出该疾病的病因假设。②明确研究目的，是广泛探索疾病的危险因子还是验证研究。③确定病例与对照的来源，病例来源主要有二，其一是从医院患者中选择，即从某一所或几所医院选择时期内就诊或住院的某种疾病的全部病例，此即以医院为基础的病例对照研究；其二是从特定人群去选择病例，即以符合某一明确规定的人群在某时期内的全部病例或当病例数过多时以其中的一个随机样本作为研究对象，即以人群为基础的病例对照研究。设置对照的目的在于估计如果疾病与暴露无联系，则对照组的暴露率可能为多少。对照必须从病例所来自的人群选择，对照是有可能成为病例的人。④病例与对照的匹配，匹配的特征或变量必须是已知或有充分理由怀疑的混杂因子。⑤样本量确定，若病例组和对照组人数相等但不匹配以及成组匹配时样本量计算：

$$n = \frac{(Z_\alpha \sqrt{2\bar{p}\bar{q}} + Z_\beta \sqrt{p_0 q_0 + p_1 q_1})^2}{(p_1 - p_0)^2}$$

其中 n 为病例组的样本量；α 为犯第一类错误的概率，β 为犯第二类错误的概率；Z_α 和 Z_β 分别为 α 和 β 值对应的标准正态分布分位数；p_0 和 p_1 分别为所研究因素在对照组和病例组的估计暴露率；若 p_0 和 p_1 不全为已知，则可用 $p_1 = (OR \times P_0) / (1 - P_0 + OR \times P_0)$ 估计；$q_0 = 1 - p_0$，$q_1 = 1 - p_1$；$\bar{p} = (p_0 + p_1)/2$，$\bar{q} = (q_0 + q_1)/2$。病例组例数：对照组例数 $= 1 : c$ 匹配时样本量的估算：

$$n = \frac{(1 + 1/c)\bar{p}\bar{q}(U_\alpha + U_\beta)^2}{(p_1 - p_0)^2}$$

式中 $\bar{p} = (p_1 + cp_0) / (1 + c)$，$\bar{q} = 1 - \bar{p}$，$n \times c$ 为对照组的样本量。

在此需要强调的是，如何选择病例和对照，是该项研究的关键。总的原则是所调查的病例足以代表总体中该病的病例，对照足以代表产生病例的总体。即首先对病例要有明确且公认的现代医学疾病诊断标准和中医辨证分型标准，其次明确病例对照的来源是某个或某些医院（选择一定时期内在某个或某些医院就诊的门诊或住院病例）还是某人群某病的全部病例（将某期间一定人群中某病全部病例进行收集）。病例对照研究最好选择新发病例。选择对照的基本原则是对照与产生病例的人群来源应一致，对照组还应该有一定的暴露机会。病例对照研究应注意现患 - 新发病例偏倚。

2. 巢式病例对照研究

其设计原理是首先根据一定条件确定某一人群为研究队列，收集队列中每个成员的有关资料信息和生物标本，在随访结束时确定队列中所有发生结局的个体（新发病例，对于慢性病或发病时间难以确定的疾病可将初次确诊的日期作为发病日期来确定新发的病例）并全部挑选出来作为病例组，从队列中没有发生结局的研究对象（对照）中进行随机抽样作为对照组，然后分别抽出病例组和对照组的相关资料及生物标本进行检查、整理，最后按照病例对照研究（主要是匹配病例对照研究）的分析方法进行资料的统计分析和推断。

巢式病例对照研究属于观察性研究，很难对干预措施细化到具体中药和用法，可以根据中医药的干预强度划分暴露水平，如将只接受中医药治疗定义为极高暴露，将在现代医学治疗基础上在中医医院接受长期连续中医辨证论治综合治疗（包括中药内服和外敷、针灸、推拿等）定义为高暴露，将现代医学治疗基础上接受长期中成药治疗定义为较高暴露，将现代医学治疗基础上给予短期或间断的中成药治疗定义为弱暴露，将只采用现代医学治疗定义为无暴露，当然，我们还可以将在现代医学治疗的基础上给予短期中药汤剂治疗定义为较弱暴露以介于较高暴露和弱暴露之间。

其实施步骤如下：①确定本次研究的目的（所要分析的疾病、暴露、协变量等）；②确定研究队列，如选择罹患某病并接受中医治疗的人群；③确定一个观察期限，根据病证特征和中医药治疗特点等确定；④确定队列后，即开始收集队列内每个成员的基础资料、相关暴露资料、协变量资料以及生物标本（对于回顾性巢式病例对照研究则可选择那些已经保留这些资料和生物标本的个体进入队列）；⑤随访并确定病例组，中医药治疗组可选择那些出现了结局指标的患者作为"病例组"；⑥确定对照，对照确定的方法有从队列中未发病（未出现结局指标）的人中随机抽取，和在每个病例（结局指标）确定时立即在该队列中选择一定数量的尚未发展成该病病例的人，可按照年龄、性别等与该病进行匹配。

三、病例对照研究报告的撰写

病例对照研究属于观察性研究，在进行论文撰写时要按照观察性研究报告规范（STROBE）声明清单来进行论文撰写（"STROBE声明"参见本章"第三节 队列研究"表4-8）。

第五节 随机对照临床试验

一、定义

随机对照临床试验是采用随机分配的方法，将合格研究对象分配至试验组和对照组，然后每组分别接受相应的试验措施，在一致的条件或环境下，同步进行研究和观察试验效应，并用客观的疗效指标对试验结果进行科学的测量和评价。设计三原则为随机化、对照和盲法。根据研究目的可把临床试验分为优效检验、非劣效检验和等效检验。根据中国临床试验生物统计学组 2012 年发布的《非劣效临床试验的统计学考虑》，检定或评价试验药物的有效性一般采用优效性试验设计，多采用安慰剂对照、空白对照、剂量组间对照或阳性药物对照，其中，安慰剂对照是最直接和高效的对照方式。但在某些临床实践中直接采用安慰剂对照存在伦理学风险，则不宜采用安慰剂对照。剂量组间对照也存在类似问题。虽然采用阳性对照避免了伦理学风险，但通过临床试验评价试验药物优于公认的阳性对照往往有一定困难。基于此，临床实验中提出了采用阳性对照的非劣效试验设计。当然，非劣效临床试验设计要求阳性对照药物应具有较稳定的有效性，否则不能采用此设计。而且非劣效临床试验一般用于有客观疗效指标的临床研究中。鉴于缓解症状和（或）以主观疗效指标为主要终点指标的临床试验疗效评价受试验质量、测量方法、受试人群的影响较大，难以确定在本次试验样本中阳性对照是否仍然保持原有效应，此类药物的临床试验不宜采用非劣效设计。并明确指出在下列条件下，应不采用非劣效临床试验设计：①药物疗效过小导致非劣效试验设计样本量超出可行范围；②药物疗效的研究间差异过大导致阳性对照药不具备稳定的有效性；③没有历史数据支持非劣效界值的确定；④医疗实践的变化使得历史研究中观测到的阳性对照药物疗效不再适用。同时，非劣效试验要注意避免产生生物爬行现象。

对于尚未上市的药物，如选安慰剂为对照则应证实其优效性；同样对于"中药＋常规治疗"与"中药模拟剂＋常规治疗"比较也需要进行优效性试验设计；但由于无法确定中药和现代医学之间是否具有协同性，故而也可仅寻找两组之间是否具有差异性。如选已上市的同一治疗领域的药物作为阳性对照药，则应至少验证试验药物具有非劣效性，即试验药物的治疗效果在临床上不劣于阳性对照药；非劣效标准应事先确定，多数情况为阳性对照药的 15%。与已上市药物相同活性成分的药品应进行生物等效性或临床等效性验证；等效性检验的目的是确认两种或多种治疗的效果差别在临床上并无重要意义，即试验药物和阳性对照药在疗效上相当。

根据设计方案，随机对照临床试验分为平行设计、交叉设计、析因设计和序贯设计等类型。

（1）平行设计（图 4-6）：研究对象被随机分配到两组（或多组），分别接受不同的处理，两组同时开始进行研究，同时分析和比较研究结果。当然，平行设计不一定只有试验组和对照组两组，也可以根据药物剂量等分为若干个治疗组；对照组常使用标准疗法，即以常规或现行的最好防治疾病的方法作为对照。目前中药临床试验还普遍采用中药＋常规治疗（中西医结合治疗）对比常规治疗的设计方法。平行设计的双盲随机对照试验被认为是临床试验的金标准方法。

（2）交叉设计（图4-7）：是对两组受试者使用两种不同的处理措施，然后将处理措施互相交换，最后将结果进行对比分析的设计方法。此种设计方法比平行设计的检验效率更高，所需样本量小。其不足为：①只适合症状反复发作的慢性病如慢性阻塞性肺疾病等，对于存在自愈倾向和病程较短的疾病则不适用；②试验周期长，可为平行设计的2倍；③第一阶段干预的效应可能对第二阶段产生影响，即产生遗留效应或其他交互效应；④设计和分析比较复杂。

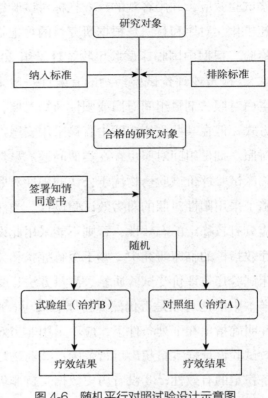

图4-6　随机平行对照试验设计示意图

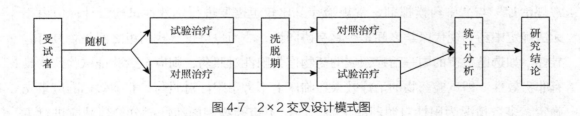

图4-7　2×2交叉设计模式图

（3）析因设计：是指将两个或两个以上处理因素的各水平进行组合，对各种可能的组合都进行实验，又称完全交叉分组实验设计。该方法可以评价不同处理的单独作用和联合应用的交互效应。优点是可以分析处理交互作用，不足是设计和分析较为复杂。如通过随机对照析因设计研究中药补肾益气方对稳定期慢性阻塞性肺疾病急性加重频次的影响，并比较补肾益气方和羧甲司坦单独或合并治疗稳定期慢性阻塞性肺疾病的疗效。就可以随机分为四组，即补肾益气方＋羧甲司坦组，补肾益气方＋羧甲司坦模拟剂组，补肾益气方模拟剂 + 羧甲司坦组，补肾益气方模拟剂 + 羧甲司坦模拟剂组。2×2 析因设计如表 4-10 所示。

表 4-10　2×2 析因设计

因素	不用补肾益气方	补肾益气方
不用羧甲司坦	0	A
羧甲司坦	B	A+B

（4）序贯设计：序贯试验在试验前不规定样本，患者按照进入的先后用随机化方法分配入试验组或对照组，每试验一个或一对受试者后，及时进行分析，一旦可以判定结果时，即可停止试验。不适用于慢性病、长病程以及多变量研究和远期随访研究，比较适用于仅以单一指标作结论依据并且能较快获得结果的试验研究。成组序贯设计的盲底要求一次产生，分批揭盲。每一批受试对象中试验组和对照组的例数相等或比例相同，且不宜太少，批次以 ≤ 5 次为宜，以减少多次揭盲带来的信息耗损。如 50 对 → 50 对 → 100 对。

（5）群组试验设计：以社会单位或群组水平而非个体水平上随机分配干预措施，主要是为了减少或消除沾染，或出于基本可行性或自然选择的考虑。如为了说明中医药参与治疗是否提高了慢性阻塞性肺疾病的临床疗效，可以以医院类型分组，即西医医院和中医医院分别独立进行现代医学和中西医结合干预，以便更客观的对照两者的疗效。亦可以选择西医医院门诊和中医医院门诊分别进行慢性阻塞性肺疾病稳定期的现代医学和中医药干预，以对比现代医学干预和中医干预慢性阻塞性肺疾病稳定期的疗效。

随机对照临床试验包括解释性和实用性随机对照临床试验，刘保延教授等描述其间异同如表 4-11 所示。解释性随机对照试验是测量干预效力的试验，以解释干预的特异性作用机理为目的，重点强调的是干预效力，是指在理想状态下干预产生的特异性作用；实用性随机对照试验是测量干预效果的试验，主要目的是干预效果，是指在常规条件或实际临床情况下，干预产生的作用。

表 4-11　实用性与解释性随机对照试验的原型特征比较

项目	实用性试验	解释性试验
问题	哪一种治疗方法最好？	治疗有效吗？为什么？
目的	提供最佳治疗	解释治疗的科学依据

续表

项目	实用性试验	解释性试验
医生技能要求	常规治疗，允许医生适当调整治疗方案	标准治疗，严格执行方案
纳入/排除标准	实际人群，范围宽，排除少	理想人群，范围窄，限制多
受试人群性质	异质性	同质性
干预	常规治疗，复杂干预	标准治疗，简单干预
随机化分组	组群随机化，或者个人随机化	个人随机化
样本	适量增大样本量以获得高把握度	标准统计学估算，较小样本量
盲法	难以双盲，结局评估者盲法，最大化协同效应设计	双盲，偏倚最小化设计
对照	不用安慰剂，与公认的阳性治疗比较	安慰剂对照
评价	临床实际总效应比较	理想条件特异性疗效
结局指标	多重指标，终点疗效指标，反映患者真正关心的结局	中间指标或替代指标，生物学指标
分析	意向性分析	按方案分析
效度	强调外部真实性，获取内部真实性与外部真实性最大平衡	强调内部真实性，外部真实性较低
对临床的影响	高相关影响	低相关影响
目前应用情况	较少使用	较多使用
潜在缺陷	为了获得外部真实性，可能得出无效和不可靠的结论	为了获得方法学的纯化，可能得出无临床意义的结果

二、应用范围

随机对照试验用于临床疗效研究时，大致有以下 3 种情况：①用于新疗法与标准疗法的比较，应用的前提是目前尚不能肯定新疗法的疗效比旧疗法好；②用于暂时不予治疗不影响预后的疾病，根据目前治疗水平治疗与否得失相当的疾病，而如果采取新的疗法患者可能受益。如对于某病或者某病的某一分期，目前尚无明确有效的现代医学治疗，则可以开展对应的中医治疗来观察患者接受该治疗后是否临床获益；③用于搭载试验，即一种治疗方法与另一种治疗方法合用，其疗效有极大可能优于单一疗法；如评价中药（或针刺）配合现代医学常规治疗的疗效是否优于单纯现代医学常规治疗。将随机对照试验用于诊断性研究、病因学研究、疾病预后的自然病史等是不可行和不恰当的。但在尚无充分证据证明某种可能致病因素对人体有危害，但又不能排除它与疾病的发生有关的时候，可以将随机对照试验谨慎用于病因学研究。

三、设计方法

临床试验要遵循伦理道德规范，保证受试者的生命健康权、隐私权、知情同意权、自主权等权益。随机对照试验选择研究对象时要注意其可靠性和代表性。可靠性即选中的每一个研究对象都必须是罹患所要研究病证的患者；故而要制定明确和公认的现代医学诊断标准、中医辨证分型标准，纳入标准、排除标准，疗效判定标准，各项标准一经制定不得轻易改动。代表性即选中的研究对象要能代表病例的总体，这就牵涉到随机抽样的问题。选定合格的研究对象后，将其按照随机化的方法分为试验组（比如中医药干预组）和对照组。根据方案，两组患者分别接受不同的干预措施，在一致的条件和环境里，同步进行试验效应的观察，并用客观的标准，对试验结果进行科学的衡量和评价，比较两组可能存在的疗效差异。

在临床试验四个阶段的具体实施过程中，应该注意随机化、对照和盲法三个问题。随机化原则是临床科研的重要方法和基本原则之一，包括随机抽样和随机分配。随机抽样指符合标准的研究对象都具有相同的机会被选入研究，以便使抽样研究结果及结论能够代表总体的特征。随机分配则是指纳入研究的合格对象都有同等的机会被分配入试验组和对照组，以求达到基线均衡，即平衡试验组和对照组中已知和未知的混杂因素，从而提高各组的可比性，避免造成偏倚。但在一家医院的门诊或病房进行的研究，难以展开随机抽样，因为只有在知道目标研究人群的总体数量时，才有可能从中随机抽取一定量的样本进行研究。

随机对照试验中的随机是指随机分配研究对象。常用的随机分组方法有简单随机法（抛硬币法、抽签法、掷骰子法、随机数字表法、通过计算机或计算器产生随机数字进行随机分组等，不加任何限制和干预）、分层随机法和分层区组随机法等。在统计学上各比较组的样本例数完全相等时检验效率最高，但简单随机法可能产生不平衡，比如有 100 个受试对象，利用简单随机分配完成后，每组刚好 50 个受试对象的概率仅为 8%。分层和区组随机化是在简单随机化基础上进行一定改进，区组随机化可改善组间的不均衡性，而分层随机化则可保证分组结束后分层因素在组间分布的均衡性。所谓分层随机化即先对可能影响试验过程和结果的混杂因素进行分层（一般不多于 3 层）——如以分娩方式（顺产/剖宫产）为分层因素，然后在每一层内进行完全随机化。而区组随机的原理是先将所有受试者根据进入试验的时间顺序分配到各个区组，在各区组内再进行完全随机分配，区组长度一般是试验分组数的偶数倍。分层区组随机即把分层随机和区组随机结合在一起，当受试者进入试验时，受试者先按某些因素分层后再分组，最后在组内实现完全随机分配。

根据目前已经发表的中医药随机对照试验文献分析发现，部分研究者仅交代了"随机分为如下两组"，但却没有具体方法的描述；还有研究者错将按照门诊就诊顺序分组描述为"随机分组"，这些都是在临床设计和论文撰写时候应该注意的问题。为避免选择性偏倚，在研究实施过程中进行分配方案隐藏。首先，产生随机分类序列和确定受试对象合格性的研究人员不应该是同一人；其次，如果可能，产生和保存随机分类序列的人员最好是不参与试验的人员。常用的方法有中心电话随机系统，药房控制随机分配方案，编号或编码的容器，按顺序编码、密封、不透光的信封。为避免干预措施实施过程中和结果测量时来自受试对象和研究人员的偏倚，条件允许的情况下需要实施盲法，盲法包括单盲、双盲和三盲。目前中医随机对照试验多采用双盲双模拟和双盲单模拟的研究模式，双盲双模拟即研究者和患者都不知道服用的是哪组药，患者服用的要么是中药＋西药模拟剂，要么是中药模拟剂＋西药，从表面无法判定。双盲单模拟有两种模式，一种是为研究量效关系而设计，比如研究中药 10 丸和 20 丸的疗效是否有差异，则就可以设计 10 丸药 +10 丸模拟剂和 20 丸药比较；另一种是为研究中药叠加西药对比西药的临床疗效，可以设计为中药＋西药组对比中药模拟剂＋西药组。为避免出现患者不接受测量偏倚，在临床结局指标的设定过程中应充分考虑受试者的身体状况、当地的风俗习惯以及社会经济发展水平。当然，由于疾病治疗措施的总效应来自疾病的自然缓解、非特异性的反应和治疗措施本身的特异效果三个方面，所以为明确治疗措施本身的特异性疗效，必须设立对照以排除因疾病自然缓解和非特异性反应所产生的效果，即分离出处理因素的效应。具体的对照措施有空白对照、观察、安慰剂对照和阳性药物对照等。

多中心临床试验是一种更加有效的评价新药的方法。我国规定，每一种新药的临床研究医院不得小于 3 家，即新药临床试验必须是多中心临床试验。多中心临床试验可在较短的时间内收集较多的受试者，涵盖面较广，可以避免单一研究机构可能存在的局限性，所得结论具有较广泛的意义，可信度较大。但多中心临床试验研究者较多，尤其是中心中含有相对不发达地区的医疗单位，各研究者之间可能存在对试验的认识、经验和技术水平的差别；各研究机构设备水平、工作常规也可能有差别，如果不规定使用统一的测量仪器，并进行多次的统一培训，则有可能产生测量偏倚、错误分类偏倚，乃至实施者间临床意见分歧。不同研究机构所收集的患者特征，如民族、文化水平、生活方式也会有差别，这些都有可能影响临床试验的一致性，增加了试验的复杂性。

计算样本量的公式比较复杂，可使用专门的软件（如 PASS 11.0，power analysis and sample size 11.0 软件），按照提示输入相应的参数，软件就能给出计算结果。通常影响样本量的参数是四个，如果用 α 和 β 分别表示 I 型错误率（假阳性率）和 II 型错误率（假阴性率），则显著度是 α 值，统一规定为 0.05。把握度是 $1-\beta$ 值，由研究者来决定，越大越好，但把握度越大就意味着需要的样本量越大。在此介绍《中医药与中西医结合临床研究方法指南》中的公式供大家参考：

两组样本均数比较，用下式计算：

$$N = 2\left[\frac{\left(Z_\alpha + Z_\beta\right)\sigma}{\delta}\right]^2$$

两组样本率的比较，用下式计算：

$$N = \frac{\left[Z_\alpha\sqrt{2\bar{p}(1-\bar{p})}\right] + Z_\beta\sqrt{p_1\left(1-p_1\right) + p_2(1-p_2)}}{\left(p_1 - p_2\right)^2}$$

$$\bar{p} = (p_1 + p_2)/2$$

公式中，$Z_\alpha = 1.64$，$Z_\beta = 0.84$，p_1 与 p_2 分别代表试验组和对照组的事件发生率，$\bar{p}$ 表示两组发生率的平均值，总体标准差 σ，允许误差 δ，N 代表每组所需例数。

随机对照试验的具体实施过程中的流程如图 4-8 所示，当然在某些疾病（如糖尿病、冠状动脉粥样硬化性心脏病、哮喘等）的临床试验中经常要设置导入期这个特定阶段。在开展随机对照试验之前必须设计实施方案（包括病例观察表等），研究通过伦理委员会审核后需要对研究方案进行网络注册，注册机构有 WHO 国际临床试验注册平台（http://www.who.int/ictrp/en/）、中国临床试验注册中心（http://www.chictr.org.cn/index.aspx）、北美临床试验注册中心（https://www.clinicaltrials.gov/）等。

根据我国《化学药物和生物制品临床试验的生物统计学技术指导原则》要求，用于统计的分析集需在试验方案的统计部分中明确定义，并在盲态审核时确认每位受试者所属的分析集。在定义分析数据集时，需要遵循以下两个原则：①使偏倚达到最小；②控制 I 类错误的增加。在研究结果处理方面，不同的分析，不同的设计应该选用合适的数据集进行分析。依据意向性分析原则，统计分析可以纳入的数据集有全分析集、符合方案集、安全性评价数据集三种。在大多数临床试验中，基于全数据集的统计分析结果是保守的，但更接近药物上市后的疗效。应用符合方案集可以显示试验药物按规定的方案使用的效果，但可能较以后实践中的疗效偏大。在确证性试验的药物有效性评价时，宜同时用全分析集和符合方案集进行统计分析。当两种数据集的分析结论一致时，可以增强试验结果的可信性。当不一致时，一般优效性检验以全分析集为主要分析集，等效性检验更关注符合方案集的分析结果。

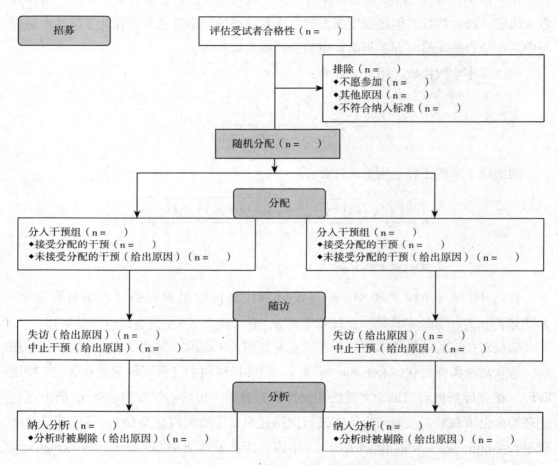

图 4-8　CONSORT 设计流程图

四、报告规范

治疗性研究证据的效应强度包括正面的有效性和负面的不良反应两个方面，其中疗效强度中的相对危险度减少率、绝对危险降低率、相对获益增加率、绝对获益增加率和多减少 1 例不利结果需要治疗的患者数，负效值中的相对危险增加率、绝对危险增加率、需治疗多少病例才发生一例不良反应是我们在临床研究中除外有效率、治愈率、病死率、致残率之外需要特别关注的指标。当然，随机对照试验写作清单或者文章初稿完成后可参考 CONSORT 声明进行查漏补缺。随机对照试验在中医药主要是用于临床治疗性或预防性的研究，借以探讨某一中医药治疗措施与传统治疗或安慰剂的比较，或某一中医药治疗叠加传统治疗，是否可以提高对疾病治疗和预防的效果，并揭示其疗效特点，为正确的治疗决策提供科学依据。中医药复方的临床随机对照试验有着自己的特点，本节据中医干预手段的不同，分别介绍 CONSORT 声明的中草药干预（herbal medicinal interventions）声明—CONSORT CHM Formula（CONSORT Extension for Chinese Herbal Medicine Formulas 2017: Recommendations，Explanation，and Elaboration，《中药复方临床随机对照试验报告规范 2017: CONSORT 声明的扩展、说明与详述》）（表 4-12）和针刺干预（acupuncture interventions）声明—STRICTA（Standards for Reporting Interventions in Clinical Trials of Acupuncture，针刺临床试验干预措施报告标准）（表 4-13，表 4-14），供大家参考。

表 4-12　中药复方临床随机对照试验报告的检查清单

论文章节/主题	条目号*	CONSORT 声明的检查条目	中药复方扩展版
文题、摘要	1a	文题能识别是临床随机试验	说明中药临床试验是针对某个中医证型、某个西医定义的疾病或某个具有特定中医证型的西医定义的疾病（如适用）
	1b	结构性摘要，包括试验设计、方法、结果、结论几个部分（具体的指导建议参考"CONSORT 摘要"）	说明复方的名称、剂型及所针对的中医证型（如适用）
	1c		确定适当的关键词，包括"中药复方"和"随机对照试验"
引言			
背景和目的	2a	科学背景和对试验理由的解释	基于生物医学理论和（或）传统中医学理论的解释
	2b	具体目的或假设	说明中药临床试验是针对某个中医证型、某个西医定义的疾病或某个具有特定中医证型的西医定义的疾病（如适用）

论文章节/主题	条目号*	CONSORT 声明的检查条目	中药复方扩展版
方法			
试验设计	3a	描述试验设计（诸如平行设计、析因设计），包括受试者分配入各组的比例	
	3b	试验开始后对试验方法所作的重要改变（如合格受试者的挑选标准），并说明原因	
受试者	4a	受试者合格标准	如招募特定中医证型的受试者，应详细说明其 1）诊断标准，和 2）纳入和排除标准。须使用公认的诊断标准，或提供参考出处，使读者能查阅其详细解释
	4b	资料收集的场所和地点	
干预措施	5	详细描述各组干预措施的细节以使其他研究者能重复试验，包括各干预措施实际上是如何及何时实施的	不同类型的中药复方，应包括以下的内容： 5a. 固定组成的中药复方 1. 复方的名称、出处和剂型（如汤剂、颗粒剂、散剂） 2. 复方中所有组成药物的名称、产地、炮制方法和剂量。中药名称最少以 2 种文字表示：中文（拼音）、拉丁文或英文，同时建议注明入药部位 3. 说明每种药物的认证方法，以及何时、何地、由何人或何机构、如何进行，说明有无保留样本。如有，说明在何处保存及可否获得 4. 组方原则、依据及方解 5. 支持复方疗效的参考数据（如有） 6. 复方药理研究（如有） 7. 复方制作方法（如有） 8. 每种药物及复方的质量控制方法（如有）。包括任何定量和（或）定性测试方法，以及何时、何地、如何和由何人或何机构进行，原始数据和样品在何处保存，可否获得 9. 复方安全监测，包括重金属和有毒元素试验、农药残留试验、微生物限量试验、急性/慢性毒性试验（如适用）。如有监测，在何时、何地、如何和由何人或何机构进行，原始数据和样本在何地保存，可否获得 10. 复方剂量，及其制定依据

论文章节／主题	条目号*	CONSORT 声明的检查条目	中药复方扩展版
干预措施	5	详细描述各组干预措施的细节以使其他研究者能重复试验，包括各干预措施实际上是如何及何时实施的	11. 给药途径（如口服、外用） 5b. 个体化中药复方 1. 参见 5a 第 1～11 项的报告内容 2. 附加资料：复方如何、何时和由何人进行加减 5c. 中成药 1. 组成、剂量、疗效、安全性及质量控制方法等具体内容可参照已公开的文献资料（如药典） 2. 说明复方的详细资料包括：1）产品名称（即商品名），2）生产厂家，3）生产批号，4）生产日期及有效期，5）辅料在成品中的比例，6）是否有附加的质量控制方法 3. 说明中成药在本试验中所针对适应证是否与已公开的资料相同 5d. 对照组 - 安慰剂对照 1）每种成分的名称和剂量 2）描述安慰剂和试验中药从颜色、气味、味道、外观和包装等的相似程度 3）质量控制和安全监测的标准和方法（如有） 4）给药途径、疗程和剂量 5）生产数据，包括：何地、何时、由何人或何机构制作 - 阳性对照 1）中药复方可参见 5a 至 5c 的内容 2）化学药品可参考 CONSORT 声明（24）中条目 5 的内容
结局指标	6a	完整而确切地说明预先设定的主要和次要结局指标，包括它们是在何时、如何测评	详细报告与中医证候相关的结局指标
	6b	试验开始后对结局指标是否有任何更改，并说明原因	
样本量	7a	如何确定样本量	
	7b	必要时，解释中期分析和试验中止原则	

论文章节/主题	条目号*	CONSORT 声明的检查条目	中药复方扩展版
随机方法			
序列的产生	8a	产生随机分配序列的方法	
	8b	随机方法的类型，任何限定的细节（如怎样分区组和各区组样本多少）	
分配隐藏机制	9	用于执行随机分配序列的机制（例如按序编码的封藏法），描述干预措施分配之前为隐藏序列号所采取的步骤	
实施	10	谁产生随机分配序列，谁招募受试者，谁给受试者分配干预措施	
盲法	11a	如果实施了盲法，分配干预措施之后对谁没盲（例如受试者、医护提供者、结局评估者），以及盲法是如何实施	
	11b	如有必要，描述干预措施的相似之处	
统计学方法	12a	用于比较各组主要和次要结局指标的统计学方法	
	12b	附加分析的方法，诸如亚组分析和校正分析	
结果			
受试者流程（极力推荐使用流程图）	13a	随机分配到各组的受试者例数，接受已分配治疗的例数，以及纳入主要结局分析的例数	
	13b	随机分组后，各组脱落和被剔除的例数，并说明原因	
招募受试者	14a	招募期和随访时间的长短，并说明具体日期	
	14b	为什么试验中断或停止	
基线资料	15	用一张表格列出每一组的基线数据，包括人口学资料和临床特征	

续表

论文章节/主题	条目号*	CONSORT 声明的检查条目	中药复方扩展版
纳入分析的例数	16	各组纳入每一种分析的受试者数目（分母），以及是否按最初的分组分析	
结局和估计值	17a	各组每一项主要和次要结局指标的结果，效应估计值及其精确性（如95%可信区间）	
	17b	对于二分类结局，建议同时提供相对效应值和绝对效应值	
辅助分析	18	所做的其他分析的结果，包括亚组分析和校正分析，指出哪些是预先设定的分析，哪些是新尝试的分析	
危害	19	各组出现的所有严重危害或意外效应（具体的指导建议参考"CONSORT for harms"）	
讨论			
局限性	20	试验的局限性，报告潜在偏倚和不精确的原因，以及出现多种分析结果的原因（如果有这种情况的话）	
可推广性	21	试验结果被推广的可能性（外部可靠性、适用性）	讨论中药复方于不同中医证候和疾病的作用
解释	22	与结果相对应的解释，权衡试验结果的利弊，并且考虑其他相关证据	以传统中医学理论作解释
其他信息			
试验注册	23	临床试验注册号和注册机构名称	
试验方案	24	如果有的话，在哪里可以获取完整的试验方案	
资助	25	资助和其他支持（如提供药品）的来源，提供资助者所起的作用	

* 引自：www.consort-statement.org.

表 4-13 CONSORT 非药物试验扩展 2010 版清单
（针对针刺试验，STRICTA 2010 对 CONSORT 条目 5 进行了扩展）

论文章节 / 主题	条目号[*]	CONSORT 声明的检查条目	非药物试验的 CONSORT 扩展附加条目：增加内容
文题、摘要和关键词	1a	文题能识别是临床随机试验	在摘要中描述试验措施、对照措施、医护提供者、试验中心和施盲情况
	1b	结构性摘要，包括试验设计、方法、结果、结论几个部分（具体的指导建议参考"CONSORT 摘要"	
引言			
背景和目的	2a	科学背景和对试验理由的解释	
	2b	具体目的或假设	
方法			
试验设计	3a	描述试验设计（诸如平行设计、析因设计），包括受试者分配入各组的比例	
	3b	试验开始后对试验方法所作的重要改变（如合格受试者的挑选标准），并说明原因	
受试者	4a	受试者合格标准	条件允许时，详述试验中心以及实施干预者的合格标准
	4b	资料收集的场所和地点	
干预措施	5	详细描述各组干预措施的细节以使其他研究者能重复试验，包括干预的实际时间、如何实施干预	精确地描述试验措施和对照措施的细节，详见表 4-14
结局指标	6a	完整而确切地说明预先设定的主要和次要结局指标，包括它们是在何时、如何测评	
	6b	试验开始后对结局指标是否有任何更改，并说明原因	
样本量	7a	如何确定样本量	如存在相应情况，详述是否及如何由医护人员或中心将患者分类
	7b	必要时，解释中期分析和试验中止原则	
随机方法			
序列的产生	8a	产生随机分配序列的方法	如存在相应情况，如何分配医护人员到各试验组

论文章节/主题	条目号*	CONSORT 声明的检查条目	非药物试验的 CONSORT 扩展附加条目：增加内容
序列的产生	8b	随机方法的类型，任何限定的细节（如怎样分区组和各区组样本多少）	
分配隐藏机制	9	用于执行随机分配序列的机制（例如按序编码的封藏法），描述干预措施分配之前为隐藏序列号所采取的步骤	
实施	10	谁产生随机分配序列，谁招募受试者，谁给受试者分配干预措施	
盲法	11a	如果实施了盲法，分配干预措施之后对谁没盲（例如受试者、医护提供者、结局评估者），以及盲法是如何实施	是否在分组时对联合干预实施者设盲。如果设盲，设盲的方法及描述干预措施的相似之处
	11b	如有必要，描述干预措施的相似之处	
统计学方法	12a	用于比较各组主要和次要结局指标的统计学方法	如有相关情况，描述是否及如何由医护人员或中心将患者分类
	12b	附加分析的方法，诸如亚组分析和校正分析	
结果			
受试者流程（极力推荐使用流程图）	13a	随机分配到各组的受试者例数，接受已分配治疗的例数，以及纳入主要结局分析的例数	每组中实施干预的医护人员或中心数量以及每个医护人员或在每个试验中心治疗的患者例数
	13b	随机分组后，各组脱落和被剔除的例数，并说明原因	
干预的实施			实施过程中描述试验措施和对照措施的细节
招募受试者	14a	招募期和随访时间的长短，并说明具体日期	
	14b	为什么试验中断或停止	
基线资料	15	用一张表格列出每一组的基线数据，包括人口学资料和临床特征	尽可能描述每组中的医护提供者（病例数量、资质、专业技能等）和中心（数量）
纳入分析的例数	16	各组纳入每一种分析的受试者数目（分母），以及是否按最初的分组分析	

续表

论文章节/ 主题	条目号*	CONSORT 声明的检查条目	非药物试验的 CONSORT 扩展附加 条目：增加内容
结局和 估计值	17a	各组每一项主要和次要结局指标的结果，效应估计值及其精确性（如 95% 可信区间）	
	17b	对于二分类结局，建议同时提供相对效应值和绝对效应值	
辅助分析	18	所做的其他分析的结果，包括亚组分析和校正分析，指出哪些是预先设定的分析，哪些是新尝试的分析	
危害	19	各组出现的所有严重危害或意外效应（具体的指导建议参考"CONSORT for harms"）	
讨论			
局限性	20	试验的局限性，报告偏倚、不精确，以及多重分析（如有）的潜在来源	
可推广性	21	试验结果被推广的可能性（外部可靠性、适用性）	根据试验涉及的干预、对照、患者以及医护人员和中心得出的试验结果的可推广性（外部真实性）
解释	22	与结果相对应的解释，权衡试验结果的利弊，并且考虑其他相关证据	此外，还要考虑对照的选择，缺乏盲法或部分盲法，各组医护人员或中心专业技能的不一致
其他信息			
试验注册	23	临床试验注册号和注册机构名称	
试验方案	24	如果有的话，在哪里可以获取完整的试验方案	
资助	25	资助和其他支持（如提供药品）的来源，提供资助者所起的作用	

　* 我们极力推荐结合"CONSORT 2010 说明与详述"阅读本声明，因为其对所涉及的全部条目作了详细阐述。我们还推荐必要时阅读关于群组随机试验、非劣效性和等效性试验、草药干预，以及药物试验的各种 CONSORT 扩展版。而且，其他扩展版即将面世。与本清单有关的各种扩展版及最新参考资料，详见 www.consort-statement.org.

表4-14　针刺临床试验中报告干预措施时需包含的信息（STRICTA 2010）

条目	细节
1. 针刺治疗的合理性	1a）针刺治疗的类型（如中医针刺、日本汉方医学针刺、韩国韩医针刺、西医针刺、五行针刺、耳针等） 1b）提供针刺治疗的理由、依据的历史背景、文献来源、和（或）共识，均需有适当的参考文献 1c）说明何种治疗发生了改变
2. 针刺细节	2a）每一受试对象每一治疗单元用针的数目（需要时用均数和范围表示） 2b）使用的穴位名称（单侧/双侧）（如无标准名称则说明位置） 2c）进针的深度，采用指定的计量单位，或特定的组织层面 2d）引发的机体反应（如得气或肌肉抽搐反应） 2e）针刺激方式（如手工行针刺激和电刺激） 2f）留针时间 2g）针具类型（直径、长度和生产厂家或材质）
3. 治疗方案	3a）治疗单元数 3b）治疗单元的频数和持续时间
4. 辅助干预措施	4a）对针刺组施加的其他附加干预的细节（如针灸、拔罐、中药、锻炼、生活方式建议） 4b）治疗场所和相关信息，包括对治疗师的操作指南，以及给患者的信息和解释
5. 治疗师的背景	5）对参与研究的针灸师的描述（资质或从业部门、从事针刺实践时间、其他相关经历）
6. 对照或对照干预	6a）援引资料证明研究相关信息中选择对照或对照措施的合理性 6b）精确地描述对照或对照措施。如果采用假针刺或其他任何一种类似针刺对照，按照上述条目1到3详细描述

第六节　单病例随机对照试验

　　部分临床研究发现，基于整体人群所制定的干预措施并非皆能取效，这促使医学界重新审视疾病所具有的个性化特征在治疗中的指导价值，寻求个体化的干预措施。在此推动下，循证医学的创始人之一 Gordon Guyatt 等将单病例随机对照试验（single case randomized controlled trial，简称 N-of-1 试验），推广应用于一些内科慢性疾病的研究中，以此评价药物在疾病治疗和对症处理中的效果，取得了一定有意义的研究结果。

一、定义

单病例随机对照试验是对单个患者进行交叉治疗的一种随机对照试验设计模式，它是用单个病例自身作为对照，用于评价某种药物与安慰剂（或另一种药物）的疗效。单病例随机对照试验针对单一试验对象，特别适用于慢性疾病或罕见病的疗效评价研究，可以用于新药研发的早期评价和后效评价，能在异质人群中发现对某药物治疗敏感的特殊人群亚组，从多种药物中，选择对单个患者"最"有效的药物或选择某种药物的最适剂量。

二、应用条件

根据 Gordon Guyatt 在 1988 年提出的单病例随机对照试验实施指南，必须完全满足指南提出的问题才可以实施。单病例随机对照试验的应用条件如表 4-15：

表 4-15 单病例随机对照试验的指南条目

条目	细节
试验是否适用于这个患者	①干预措施的有效性是否存疑？ ②如果干预措施有效，是否能长期使用？ ③患者是否积极配合试验的设计与实施？
试验对该患者是否可行？	①干预措施是否快速起效？ ②干预措施是否停药后作用快速消失？ ③合理疗效是否切实可行？ ④预定的结局指标是否能够测量？ ⑤是否建立了终止试验的标准？ ⑥是否需要一个非盲的磨合期？
试验能否在研究人员所处的临床场所实施？	①是否有药剂师的帮助？ ②是否有数据分析的策略？
试验是否符合伦理？	

三、实施

单病例随机对照试验的设计一般安排两种干预和 3 个或 3 个以上周期，每个周期形成一个二阶段交叉设计。随机分配每个周期两个阶段的干预，阶段间有一个洗脱期；相邻周期也安排一个洗脱期（图 4-9）。

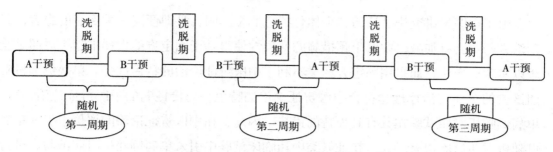

图 4-9　3 周期单病例随机对照试验设计示意图

其基本步骤是：①确定受试者和试验药物，②确定观察指标和结局判定指标，③制备试验药物和安慰剂（或对照药物），④确定试验的轮数、期数、天数及洗脱时间，⑤记录试验原始数据，⑥对数据进行处理和评价，⑦决定具体干预措施。其建议流程如下（图 4-10）：

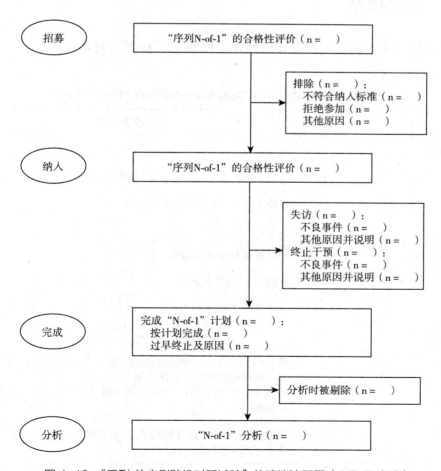

图 4-10　"系列 单病例随机对照试验"的建议流程图（CENT 声明）

由于中医学讲究辨证论治，个体化特色非常鲜明，且即便同一种疾病的患者，其论治方药也会有加减，中医干预措施的变异性使得基于固定方的大样本随机对照试验难以实现标准化，而采用固定方药又不利于中医辨证论治的特色优势。单病例随机对照试验的个体化治疗理念符合中医辨证论治的特色，对慢性病的中医辨证论治而言，单病例随机对照试验尤其有其独特的优势。因此，在中医辨证论治的评价中引入单病例随机对照试验很有必要。在证候类中药临床试验中引入单病例随机对照试验，进行前瞻性、设计严格、方法可靠的临床研究，可望获得高级别的临床证据。

注：由于中药复方在体内的代谢过程往往很难确定的，很难获得半衰期的数据。因此，Gordon Guyatt 教授提出可以根据预试验结果并结合研究者以往临床经验，制定中药方剂相对合理的洗脱期。

四、报告规范

单病例随机对照试验的报告规范如表 4-16 所示，摘要见表 4-17。

表 4-16　单病例随机对照试验报告规范中的条目（CENT 声明）

条目	编号	定义及说明
标题和摘要		
	1a	题目中确认是 "N-of-1" 或 "系列 N-of-1"
	1b	具体见表 2（本书见表 4-17）
前言		
背景与目的	2a.1	科学背景和原理的解释
	2a.2	使用 "N-of-1" 的理由
	2b	具体目的或假设
方法		
试验设计	3a	描述试验设计，计划实施的阶段数，每个阶段的时间（如果合适，应该包括磨合期和洗脱期） 系列 N-of-1：是否每一个参与者实施 N-of-1，及如何实施，并解释系列设计
	3b	试验开始后对试验方法所作的重要改变（如受试者的合格标准），并说明原因

续表

条目	编号	定义及说明
受试者	4a	诊断或疾病，诊断标准，合并症的条件，和同时给予的治疗 系列 N-of-1：受试者合格标准
	4b	资料收集的场所和地点
	4c	试验是否代表一个研究，如果是这样，是否得到机构伦理的批准
干预措施	5	详细描述每个阶段干预方法的细节以使他人能够重复，包括何时、如何实施的
结局指标	6a.1	完整定义预先设定的主要和次要结局指标，包括它们是在何时、如何测评的
	6a.2	结局指标工具的描述和测量性能（效度和信度）
	6b	试验开始后对结局指标是否有任何更改，并说明原因
样本量	7a	如何确定样本量
	7b	必要时，解释中期分析和试验中止原则
随机方法		
序列的产生	8a	治疗阶段的顺序是否随机及其理论，产生随机分配序列的方法
	8b	合适时，说明随机方法的类型，任何限定的细节（如配对、区组）
	8c	完整的，预先设定的阶段序列
分配隐藏机制	9	用于执行随机分配序列的机制（例如按序编码的封藏法），描述干预措施分配之前为隐藏序列号所采取的步骤
实施	10	谁产生随机分配序列，谁招募受试者，谁给受试者分配干预措施
盲法	11a	如果实施了盲法，分配干预措施之后对谁设盲（例如受试者、医护提供者、结局评估者），以及如何实施盲法
	11b	如有必要，描述干预措施的相似之处
统计学方法	12a	用于汇总数据、比较各组主要和次要结局指标的统计学方法
	12b	系列 N-of-1：个体试验数据的定量合成方法，包括亚组分析、校正分析，以及如何评价参与者之间的异质性（报告多个试验合并的具体指南，请参照 PRISMA 声明）
	12c	说明残留效应、阶段效应和个体间相关的统计学方法
结果		
受试者流程（极力推荐 使用流程图）	13a.1	完成的阶段数量和阶段序列，任何不同于原计划的变化及原因

续表

条目	编号	定义及说明
	13a2	系列 N-of-1：纳入和接受分配的参与者数量，用于主要结局指标分析的参与者数量
	13b	系列 N-of-1：治疗分配后参与者的丢失和排除，并说明原因；如果合适，还要说明发生在哪个阶段
招募受试者	14a	确定招募期和随访期的具体日期
	14b	是否有阶段提前停止，和 / 或是否试验提前停止，并说明原因
基线资料	15	用一张表格列出每组受试者的基线人口学和临床特征资料
纳入分析的例数	16	各种干预中，纳入分析的阶段数量 系列 N-of-1：如果进行定量合成分析，说明用于合成数据的试验数量
结局和估计值	17a.1	各个阶段给出主要和次要结局指标的结果，并建议给出显示数据的图形
	17a.2	每个主要和次要结局指标的效应估计值及其精度（如 95% 可信区间） 系列 N-of-1：如果开展定量的合成分析，计算每组主要和次要结局指标的效应值及其精度
	17b	对于二分类指标，建议同时提供相对效应值和绝对效应值
辅助分析	18	其他分析的结果，包括残留效应、阶段效应和个体间相关的分析 系列 N-of-1：亚组分析和敏感性分析
危害	19	各种干预出现的所有危害或意外效应（具体的指导建议参见"危害 CONSORT 声明"）
讨论		
局限性	20	试验的局限性，报告潜在偏倚和不精确的来源；如果相关的话，报告多种分析结果
可推广性	21	试验结果的可推广性（外部有效性、适用性）
解释	22	与结果相一致的解释，权衡试验结果的利弊，并考虑其他相关证据
其他信息		
试验注册	23	临床试验注册号和注册机构名称
试验方案	24	如果有的话，哪里可以获取完整的试验方案
资助	25	资助和其他支持（如提供药品）的来源，资助者所起的作用

表 4-17　2015 版 CENT 声明摘要

条目	定义及说明
标题	题目中确认是"N-of-1"或"系列 N-of-1"
作者	通信作者的详细联系信息
试验设计	描述试验设计，阶段数，每个阶段的时间
方法	
受试者	N-of-1，研究下的临床状况；系列 N-of-1，受试者的合格标准
干预措施	每个阶段实施的干预措施
目的	具体目的或假设
结局指标	明确定义本研究的主要结局指标
随机方法	受试者如何分配到各个干预组
盲法（遮蔽）	是否将分组情况对受试者、医护人员及结局测评者设盲
结果	
随机分组的例数	N-of-1：阶段的数量和序列 系列 N-of-1：受试者的数量
招募受试者	不适用
纳入分析的例数	N-of-1：每种干预纳入分析的阶段数 系列 N-of-1：纳入分析的受试者数量
结局	各组主要结局指标的结果及其效应估计值和精确度
危害	重要的不良事件或副作用
结论	结果的概括性解释
试验注册	临床试验注册号和注册机构名称
资助	资助来源

　　单病例随机对照试验的局限性是试验过程中病程变化等可能使得试验期和对照期基线不一致，从而影响可比性，所以试验要求每期的症状相对稳定；有部分药物和病种并不能使用单病例随机对照试验进行研究；需要对试验期和对照期有完全和良好的管理，尤其需要对两期之间的洗脱期有更合理的控制来避免药物重叠作用引起的差异。

　　CENT 声明只适合"N-of-1"或"系列 N-of-1"，不适合其他的单病例设计方案，也不适合其他临床设计方案。其他临床设计方案需要参考 CONSORT 声明的其他扩展版，例如：针刺干预（acupuncture interventions）声明、中草药干预（herbal medicinal interventions）声明、整群试验（cluster trials）声明、实效性试验（pragmatic trials）声明等。研究者应该根据自己的设计方案选择合适的声明，这是我们在临床研究中需要注意的。我们在此提供兰州大学李江博士课题组基于德尔菲法制定的"中医药单病例随机对照试验报告规范"（表 4-18），供大家在单病例随机对照试验的报告论文撰写时参考。

表 4-18　中医药单病例随机对照临床试验报告规范条目

主题内容	序号	条目描述
题目和摘要		
	1a	标题中能识别出是"中医药的单病例随机对照试验"
	1b	摘要呈结构化
	备注	标题中标出该试验中所评价的中医临床症状，或应用的中医药干预措施；摘要呈现四部分：背景、简要的试验方法统计方法、简要结果和最终结论
引言		
背景	2a	疾病负担背景及合理的研究解释
	2b	合理的目的和假设
	2c	使用单病例随机对照试验的必要性解释（这点最为重要）
	备注	简要说明使用该特定中医药干预措施的依据，中医辨证分型；需简短说明实施设计此项单病例的试验原因
方法		
设计	3	合理、全面地描述试验方法流程
受试对象	4a	中医诊断标准；如果是系列性，列出筛选和排除标准
	备注	描述设计的方法（如计划实施的组数以及每期时长）和患者中医临床病证诊断的依据
	4b	试验进行的场所
	备注	需要详细叙述试验实施的具体地点（如社区医院、医院门诊等），试验的外部真实性评估的标准之一
干预措施	5	详尽的描述各期干预措施
	备注	草药名称、性质、给药方案和剂量；汤剂药方的构成与剂量描述需要详尽。如果对照措施使用的是安慰剂，那么还应详细描述安慰剂是否与试验药物达到表面形状等都相似的状态
结局指标	6a	主 / 次结局指标

主题内容	序号	条目描述
	备注	应将结局指标列出并完整定义，如果使用的是客观指标，那么应详细描述测量方法；如果是主观观察结局如中医临床症状的观察，那么应说明是否采用某措施（如对测量者进行正规、标准化的培训等）来提高可信度
	6b	在试验进行的过程中，如有更改结局指标，需要解释原因
样本量	7a	样本量的预估
	备注	单个单病例随机对照试验中的样本量为患者接受试验的期数； 系列的单病例随机对照试验中的样本量则是患者人数
	7b	试验中止原则
	备注	患者能够以任何原因叫停试验，此时，要解释原因并说明是否决定中止与否
随机方法		
随机序列	8a	随机顺序产生过程（具体步骤）
	8b	随机方法的类型
	8c	全序列的周期
分配隐藏法	9	分配序列方法（具体步骤）
实施步骤	10	实施的人员（包括实施人员的年资等需翔实报告）
盲法	11	受试患者、主治医生、结局评估人员谁被实施了盲法
统计分析方法	12a	用于干预措施的主、次要指标得出数据的统计分析方法
	12b	对于系列单病例随机对照试验，描述合并统计分析方法
	备注	结果数据可采用多种统计方法（如交叉效果，各期后的影响和内部相关性等），要选择最适合的方法详尽说明
伦理	13	是否通过医学伦理审查
结果		
受试者流程图	14a	完整完成的设计期数报告（如是系列的单个病例，强烈推荐直观图表）
	14b	对于系列单病例随机对照试验，报告完成完整试验的受试者例数（推荐直观图表）
	14c	未完成预定试验的例数（需阐述原因）
	备注	在试验登记、随机治疗分配、随访及分析的过程中，纳入患者数、未纳入数及理由应当充分详细的报告
招募受试者	15a	随访时长的报告
	15b	为什么试验中断或停止

主题内容	序号	条目描述
基线数据	16	受试患者的基线资料
	备注	纳入系列单个病例有相类似的基线特征（如疾病发展阶段，脉象等），推荐表格的形式呈现，该条目单个和系列患者的试验通用
数值的分析	17	结果分析
	备注	受试者接受的试验周期是单病例随机对照试验报告结果的基本要素，系列单病例，是否实施定量合并，纳入的试验例数等
结果估计	18	描述干预措施效应具体的数值和 95% 可信区间等能够表示精确性的数值：系列单病例，数据如果合并，提供估计值
其他分析	19	其他结果的分析
	备注	包括如交叉效果，各期后的影响和内部相关性等，需要给出组间比较的差异值，即效应量（包括危险比、相对危险、比值比、中位生存时间的差异及均值差异）
危害报告	20	不良反应
	备注	中草药的危害一般长期才能发现，需要综合考虑，全面报告
讨论		
局限性	21	设计、实施、数据记录及统计过程中的局限性
推广性	22	得出试验结论是否可以应用到其他患者，即具有推广性
解释性	23	在结果基础上权衡分析，获得证据
其他信息		
注册信息	24	是否有临床注册等信息
	备注	中国临床试验注册中必接受注册
计划书	25	需要报告是否有完善的计划书
获得的资助	26	基金来源，及利益相关问题的报告

第七节　真实世界研究

一、定义

真实世界研究（real-world studies，RWS）是指在真实临床、社区或家庭环境下，实际医疗过程中提取样本量较大、涵盖较广的患者的医疗数据以分析某种外部干预措施的疗效与安全性（评价某种治疗措施对患者健康真实影响）、疾病流行病学特征和疾病治疗模式等问题的研究方法。真实世界研究包括观察性真实世界研究和试验性真实世界研究，其纳入人群均为临床实际的患者群体，样本量通常较大。真实世界研究证据是随机对照研究证据的重要补充。与解释性随机对照试验严格控制研究过程中的各种条件以明确干预措施的治疗效应不同，真实世界研究关注的是干预措施在临床实际治疗过程中的有效性和安全性，以期为医疗卫生决策提供参考。

二、真实世界研究

随机对照试验等设计良好的传统临床研究有着良好的内部真实性，但由于纳入人群比较纯粹，与实际临床诊疗过程有差异，使得研究结果在外推其他人群的时候效果不尽如人意，导致其外部真实性受到影响。这可能一方面和中医辨证论治的流动性和个体化诊疗关系密切，这从"证"和"病"的定义不难看出两者之间的异同；疾病作为一个整体过程，在不同时间段会表现出不同的证型，或者还存在证型的兼夹，这个时候对于现代医学而言只关注这个"病"的过程，对于中医学辨证所依据的证候要素并无太大的关注，于是药物可以贯穿始终；但中医学辨证论治的出发点是证候，证候变了，方药自然也要随之而改变，即中医学辨证论治的灵动性与依据现代医学的"病"而生的随机对照试验的相对固定化干预措施并不十分吻合。另一方面，随机对照试验需要明确患者的纳入标准、排除标准、干预药物的剂量和时间，但正如在本书第二章所描述的，中医辨证论治本身由于患者主诉的"自体感"、医者"他体感"以及受医者自身知识背景影响而对中医辨证要素的敏感性不尽相同而至今并未实现规范化和统一化，此也在一定程度上影响了随机对照试验的开展。再者，中药复方的复杂化，尤其是剂量加减，其间的规律仁者见仁，尚有待进一步揭示。凡此种种，都要求能有一种根据中医学自身特点构建的与之相适应的临床疗效评价方法作为随机对照试验等的补充。随着大数据、电子病历、互联网、物联网、医疗可穿戴设备、云计算、人工智能、信息技术、数据挖掘等方法和技术的不断涌现，以及医疗卫生决策需求的增加，将中医学在临床实际中的表现加以科学设计并规范其测量和评价，将高效规范的设计与中医临床实际相结合，以获得高质量的真实世界中医临床证据成为中医临床研究的重要方法之一。而且中医真实世界研究在评价指标上主张应用具有广泛临床意义的结局指标，干预手段上主张综合、个性化治疗，不主张专病专药、专病专方，这与中医学的"整体观念""辨证论治"及中医学丰富的治疗手段相契合。

开展真实世界研究时首先要明确一点，真实世界研究和其他研究的区别在于获取数据的环境，而非试验设计方法。真实世界研究可以分为观察性研究（病例报告、横断面研究等描述性研究，注册登记研究、队列研究、病例对照研究等分析性研究）、干预性研究（实用性随机对照试验、非随机的时效性试验、自适应设计等）和医院电子病历、临床监测等以临床医疗和决策管理为目的的非研究数据，这个与其他临床证据的获得方法基本相同。观察性真实世界研究根据原始数据是否基于特定研究目的分为两类，一类是基于具体的研究假设收集数据开展研究，如注册登记研究，这类研究与传统研究方式类似，都是首先建立明确的研究假设，形成清晰的研究目的，继而建立研究方案，在不破坏实际医疗方案的基础上收集数据，建立研究数据库，进行数据处理和分析。注册登记研究有利于对现实医疗条件下多样化的患病群体进行有效性和安全性监测，包括通常情况下不可能纳入上市前临床试验中的敏感人群、孕妇、老年、儿童、多种合并症的特殊患者人群以及同时服用多种药物的患病人群。第二类是在已有数据库基础上设立研究假设，然后利用数据库已有数据开展研究。由于真实世界研究可以根据患者的实际病情和意愿选择治疗措施开展长期评价。能够评价综合效应，适应中医学整体观念和辨证论治的特点，在中医学领域开展日益广泛。目前，中医真实世界的研究主要用于评估患者的疾病、证候状态、诊断与治疗过程；评估干预手段的治疗效果与疗效特点；评估患者预后与预测；支持医疗政策制订等。具体可以以一个药物、一个疾病、一个证候甚至一位名老中医为研究对象，开展基于真实世界的研究。基于电子病历数据可探索药物的安全性问题，特别是用于发现罕见不良反应；还可以评估患者的预后、分析预后因素相关性和建立风险预测模型。

三、实施过程

真实世界研究主要是要在质量控制上下功夫，具体包括如下几个环节的操作：

（1）数据收集前准备：对于前瞻性研究，应明确数据来源、明确数据要素定义和规则，开展预实验，制定标准化数据收集手册。对于回顾性研究，明确已有数据库的构成及数据存储情况，并据此制定数据提取表和操作方法。无论前瞻性还是回顾性研究，都必须进行临床试验数据的标准化处理。

（2）数据收集：前瞻性研究应在选定研究中心的基础上，制定研究对象的纳入和排除标准等，并制定数据调查表。而回顾性研究则应明确数据提取的方法以确保数据完整性和准确性。

（3）进行所得数据的清理和整合。首先要评估所得数据的相关性、真实性；其次要根据研究目的对数据进行统一格式处理；并实现制定离群值的排除标准，并对缺失数据进行溯源等处理。

（4）进行清理后数据的统计分析和整合，形成研究报告。其常用的统计方法与其他类型的临床研究无本质差别。具体方法首先是进行各组间的基线特征均衡性比较，然后分析干预措施对患者疾病的影响几何？如果考虑有其他影响因素存在，则可根据方案设计选择性进行亚组分析，并对混杂因素进行分析。

第八节 单臂临床试验

一、定义

单臂临床试验（single-arm clinical trial）是指在进行临床试验时，只设立一个试验组，而不设立平行对照组，其参比对象是历史对照（外部对照）或理论对照。历史对照是采用研究本人或他人过去的研究结果，与本次研究结果进行对比。而这些对照组之前的研究结果可以作为本次临床试验结果的目标值，即单组临床试验目标值法系指在事先指定某种结局指标临床目标值的前提下，通过无同期对照的单组临床试验考察相应指标结果是否在指定的目标值范围内，以此来推断某产品的性能、疗效或安全性的一类方法。单臂临床试验是类试验研究的一种，可作为某些领域随机对照临床试验不适用时较为理想的研究方法。

2020 年 10 月 31 日，以"单臂"为检索词在中国临床试验注册中心（http://www.chictr.org.cn/index.aspx）"正式科学名"栏可检索到单臂临床试验 612 个条目；以"single arm study"为检索词在 https://www.clinicaltrials.gov 可检索到 2 141 个条目，在 https://www.who.int/ictrp/search/en/ 可检索到 1 181 个条目。其涉及病种包括非小细胞性肺癌、多发性骨髓瘤、获得性免疫缺陷综合征、成骨不全症等多种疾病。

二、单臂临床试验的优缺点

单组临床试验的优点是所有的受试者都接受同一种试验药物，试验设计、实施趋于简单、易行。而且单臂临床试验对于中医临床研究来说具有特殊的意义，比如一部分尤其是复杂疑难病患者来寻求中医药治疗的前提是现代医学治疗效果不好或是出于对中医药或某特定中医专家的信任，此时患者肯定不愿意被纳入对照组而被剥夺中医药治疗的权利，要么医生迁就患者、要么患者的依从性大受影响而导致随机对照试验在某些病种的事实上不适用。

当然，单臂临床试验的缺点也很明显，首先受试者不是来自同一个群体，而且非同步进行，不符合平行和平衡原则，更是无法设盲，导致组间异质性大，可比性差；其次，很难获得与当前研究设计完全一致的历史研究数据，且难以区分两个研究间的差异，比如由于现代医学的进展，可能导致本次进行的研究和对照组的基础用药并不一致。所以单臂临床试验必须与目标值法紧密结合，才能保证研究的科学性。

当然，除了保证患者年龄、性别、民族、地区、生活习惯、病情、病程、随访时间等尽可能相似外，还要注意如果随着年代的迁移，所治疗疾病的定义、诊断标准（含疾病的分型）、疾病的自然病程、治疗方法以及预后判断标准等已经发生变化，则不能选用这个历史研究作为对照。这后一点对于中医药来说也是一个挑战，因为在历史发展过程中中医药的证候诊断标准在实际操作中存在着怎样的变迁，我们并不十分清楚。

三、单臂临床试验历史对照的选择

在一个单臂临床试验开始前必须事先明确其目标值和靶值。目标值 / 靶值的制定也并非随便查找一篇文章就可以的，如美国食品药品监督管理局（FDA）对目标值的定义为从大量历史数据库（如文献资料或历史记录）的数据中得到的一系列可被广泛认可的性能标准，这些标准可以作为说明某类器械的安全性或有效性指标或临床终点。

单臂临床试验历史对照的选择可参考非劣效临床试验中对照的选择方法进行。具体如下：单臂临床试验的历史对照数据应来源于文献报道的有良好试验设计的试验结果，这些临床试验已明确显示这些试验所选择的药物及其类似的药物优于安慰剂，且随时间迁移，药效灵敏度基本维持稳定。根据这些试验结果可以可靠地估计出药物的效应大小。历史试验药物的效应大小是中医单臂临床试验选择靶值（目标值）的关键设计参数，即不能用历史研究中最好的疗效作为其靶值（目标值）大小的估计，也不能仅用 Meta 分析的点估计作为靶值（目标值）大小的估计，靶值确定时应充分考虑历史研究间的变异。因为历史对照的结果来源于历史研究，虽然考虑了历史研究间的变异，但仍有历史局限性。因此，采用历史对照时应尽可能地确保本次临床试验与当时的受试人群、合并治疗方法、疗效指标的定义与判定、阳性对照的剂量、耐药性以及统计学方法等诸多因素方面保持一致。

但在进行中医单臂临床试验时有一个问题必须要注意，那就是有专家认为对于缓解症状和（或）以主观疗效指标为主要评价终点的药物，难以得到阳性对照有效性的既有证据。虽然阳性对照有缓解症状的效果，即使是设计良好的试验，往往也难以重现该药物在缓解特定症状方面优于安慰剂的结论。

四、适用研究类型

这种试验设计方法常用于药物研发的早期阶段。在抗肿瘤药物的临床研究中，需要初步探索药物的有效性和安全性，或者针对在一些危重的、罕见的、目前尚无有效治疗手段的领域，一般可采用单臂临床试验。以肿瘤药物临床试验为例，单臂临床试验需要设定中位生存期的目标值，如果研究人群的中位生存期超过中位生存期的目标值，则可以认为该研究药物的疗效优于目标值。该研究设计优于从病历系统中调阅相关患者数据进行单纯描述性或中医证型与不同指标的相关性分析研究，可以在临床中予以借鉴。同时，由于Ⅱ期临床试验是探索性研究，而非确证性研究，而且恶性肿瘤不可能自行消退，可以认为肿瘤的缩小几乎完全是药物的作用，因此在探索单药治疗效果时，可不采用随机对照设计。但在有常规标准有效治疗方法时，推荐采用随机对照设计。单臂临床试验多用于基于伦理不适合设置空白对照或无法找到匹配的对照的临床研究；单臂治疗如果加入药物剂量探索，可以获得一些有价值的临床信息。近来也有一些将单臂临床试验用于一些常见疾病的中药Ⅳ期临床研究。

五、实施步骤

（1）根据单臂临床试验的定义和使用临床研究类型明确所要进行研究的病种是适合使用单臂临床试验，还是更适合随机对照临床试验。如果适用则进一步根据试验目的制定明确的纳入和排除标准，以及用药方案（包括药物剂量及持续时间，并明确规定如何根据患者的临床和实验室指标调整药物情况）。

（2）根据专业知识明确本次研究要观察的疗效指标（主要指标和次要指标）和安全性治疗，这些指标要能反映其优效性和安全性，在对各项指标进行明确定义的同时对测量方法进行规范。

（3）确定目标值，根据之前研究或行业内公认的治疗某类疾病所能获得的最好效应指标值，制定本次研究的试验效应所预期取得的效应指标值大小，作为本次研究至少应取得的目标效应值。

（4）样本量估算，样本量估算依据的参数主要是目标值和靶值。原国家食品药品监督管理总局医疗器械技术评审中心推荐的样本量计算公式为：

$$n = \frac{\left[\mu_\alpha \sqrt{P_0(1-P_0)} + \mu_\beta \sqrt{P_T(1-P_T)}\right]^2}{(P_T - P_0)^2}$$

其中 P_0 为目标值，P_T 为靶值，μ_α、μ_β 分别为统计检验显著性水平和把握度对应的正态分布分位数。

（5）根据制定的干预方案进行临床试验，进行疗效性和安全性等指标的观察记录。观察、检测方法应保证与目标值来源所采用的方法有可比性。

（6）明确数据的统计学处理方法，单臂临床试验的统计学结果表达采用点估计与区间估计相结合的方式，统计学结论包括两个部分：一是疗效评价指标优于目标值（$P < 0.05$）；二是疗效评价指标达到靶值水平，即疗效评价指标等于靶值（$P > 0.05$）或者疗效评价指标优于靶值（$P < 0.05$），而不能疗效指标劣于靶值（$P < 0.05$）。统计学结论的两个部分同时满足，才可被认为是具有临床价值。

在此有一点需要指出的是，单臂临床试验在选择历史对照数据时要注意选择设计良好的、近期临床试验的数据，必须选择纳入、排除标准与本次单臂临床试验一致的研究。而且对于多采用搭载模式的中医单臂临床试验，还一定要保证中医辨证标准、基础治疗（现代医学治疗）、同一指标的采集和评估标准相同。近年来也有很多中医单臂临床试验采用自身前后对照的方式设计。当然，单臂临床试验作为不能实施随机对照临床试验的替代设计方案之一，其本质是以既往总体作为参照的非随机对照试验，无论在现代医学还是中医学，其所处地位是相同的。

第九节　大数据和人工智能

一、大数据

大数据是规模大到在获取、存储、管理、分析方面大大超出了传统数据库软件工具能力范围的数据集合。大数据具有四个基本特征：①数据体量巨大，一般以 PB 为单位；②数据类型多样，现在的数据类型不仅是文本形式，更多的是图片、视频、音频、地理位置信息等多类型的数据；③处理速度快，可从各种类型的数据中快速获得高价值的信息；④价值密度低。大数据的特征决定其包含的信息具有不可估量的可挖掘性。适用于大数据的技术，包括大规模并行处理数据库、数据挖掘、分布式文件系统、分布式数据库、云计算平台、互联网和可扩展的存储系统。

大数据分析基础和过程通常包括数据采集、数据存取、数据处理、统计分析、数据挖掘以及数学建模和预测。①数据采集：将分布的、异构数据源中的数据如关系数据、平面数据文件等抽取到临时中间层后进行清洗、转换、集成，最后加载到数据仓库或数据集市中，成为联机分析处理、数据挖掘的基础。②数据存取：关系数据库、NOSQL、SQL 等。③数据处理：主要处理大量的非结构数据（比如文本），根据需求转化成结构化数据，如自然语言处理是让计算机"理解"自然语言。④统计分析：假设检验、显著性检验、差异分析、相关分析、T 检验、方差分析、卡方分析、偏相关分析、多元回归分析、因子分析、聚类分析、主成分分析、判别分析等。⑤数据挖掘：分类、估计、预测、关联规则分析、聚类、复杂数据类型挖掘。⑥数学建模和预测：预测模型、机器学习、建模仿真。

医疗大数据在医疗健康活动中产生，包括健康医疗服务数据如电子病历、医学影像、检验检查等。有效利用海量的医疗健康大数据可以减少医疗成本，优化临床决策，帮助医生更准确高效进行诊疗。医疗健康大数据应用还可以整合临床数据和基因数据评估癌症风险；分析人口数据预测传染病的暴发等。目前大数据处理具体实现通常涉及 Hadoop 分布式技术框架和 Spark 计算框架。Hadoop 是一种分布式技术实现框架，满足大数据系统的要求，具有高性能、海量存储、高可扩展性和高可用性特点。许多机构开始借助 Hadoop，建立基于 Hadoop 平台的区域医疗信息平台或大数据中心等，以此来满足不断增长的数据存储需求并提供数据处理、分析和信息共享服务。构建基于 Hadoop 平台的数据处理系统，可以满足医疗机构不断膨胀的数据存储需求，并帮助其更好地利用庞大的医疗数据来为医疗卫生事业提供服务；同时可以实现医疗机构信息系统与 Hadoop 平台的互联互通、数据交换及信息共享。

Spark 是基于内存的大数据并行计算框架，不同于 Hadoop 的核心 MapReduce 编程模型，很大程度上提高大数据处理的实时性，而且有效提高大数据的批量计算和迭代计算性能。Spark 能兼容 HDFS、Hive 等分布式存储层；Spark 能够支撑复杂的数据查询；Spark 使用了简洁而丰富的 Scala 语言实现核心代码，并将数据处理的中间结果缓存于内存中，减少了磁盘操作，提高数据处理速度；Spark 的易用性强，支持多语言（Scala、Java、Python）编程，给编程人员提供了很大的便利，减少了学习和操作的成本；Spark 兼容性好，支持应用在所有 Hadoop 数据源上；开源的 Spark 能及时吸收广大研究者的先进技术，实现快速发展和优化。

Hive 是可以建立在 Hadoop 上的分布式数据仓库基础构架，可以用来进行数据提取转化加载，可以存储、查询和分析存储在 Hadoop 中的大规模数据的机制。它把海量数据存储于 Hadoop 文件系统（HDFS），提供了一套类数据库的数据存储和处理机制，并采用 HQL（类 SQL）语言对这些数据进行自动化管理和处理。Hive 经过对语句进行解析和转换，最终生成一系列基于 Hadoop 的 MapReduce 任务，通过执行这些任务完成数据处理。

二、人工智能

人工智能是研究使计算机来模拟人的某些思维过程和智能行为（如学习、推理、思考等），关于知识的科学，主要包括计算机实现智能的原理、制造类似于人脑智能的计算机，使计算机能实现更高层次的应用。人工智能将涉及计算机科学、心理学、哲学和语言学等学科。可以说几乎是自然科学和社会科学的所有学科，其范围已远远超出了计算机科学的范畴。人工智能与思维科学的关系是实践和理论的关系，人工智能是处于思维科学的技术应用层次，是它的一个应用分支。人工智能的内容按照知识的关系可以分为：知识表示、知识获取和知识应用。人工智能就其本质而言，是对人的思维的信息过程的模拟。结构模拟，仿照人脑的结构机制，制造出"类人脑"的机器。功能模拟，暂时撇开人脑的内部结构，而从其功能过程进行模拟。现代电子计算机的产生便是对人脑思维功能的模拟，是对人脑思维的信息过程的模拟。

知识表示是指把知识客体中的知识因子与知识关联起来，便于人们识别和理解知识。知识表示是知识组织的前提和基础，任何知识组织方法都是要建立在知识表示的基础上。某种意义上讲，表示可视为数据结构及其处理机制的综合：表示＝数据结构＋处理机制。机器学习是人工智能的核心，是使计算机具有智能的根本途径，其应用遍及人工智能的各个领域，它主要使用归纳、综合。机器学习是一门多领域交叉学科，涉及概率论、统计学、逼近论、凸分析、算法复杂度理论等多门学科。专门研究计算机怎样模拟或实现人类的学习行为，以获取新的知识或技能，重新组织已有的知识结构使之不断改善自身的性能。按照学习形式分类，机器学习可以分为监督学习、非监督学习、弱监督学习。监督学习是指：利用一组已知类别的样本调整分类器的参数，使其达到所要求性能的过程，是从标记的训练数据来推断一个功能的机器学习任务。在监督学习中，每个实例都是由一个输入对象（通常为矢量）和一个期望的输出值（也称为监督信号）组成。监督学习算法是分析该训练数据，并产生一个推断的功能，其可以用于映射出新的实例。监督学习的算法通常包括：回归分析和统计分类等。非监督学习是根据类别未知（没有被标记）的训练样本解决模式识别中的各种问题的机器学习。非监督学习的算法通常包括：主成分分析方法，聚类分析，关联规则等。机器学习算法是医学领域相关数据分析和挖掘的重要工具。

大数据是一种规模巨大、结构复杂的数据集合，而人工智能是基于知识的科学。大数据是人工智能的基础，人工智能是由数据或大数据驱动的科学。大数据和人工智能是相辅相成的，人工智能技术可以加强大数据的处理和分析，高质量的数据又可以促进人工智能的场景应用。基于上述的常规研究与分析方法，以及大数据与人工智能技术，在中医学领域，我们可以进行真实世界证据研究，为临床提供诊疗证据，还可以进行临床决策支持系统研究，为临床医生提供智能决策。

三、大数据与中医临床研究

在大数据时代，无论是疾病的流行病学调查、机制研究、新药物的研发，还是临床实效研究，都贯穿着对数据的获取、管理和分析。如何高效地利用研究数据将是决定研究成败的关键。大数据时代给中医药发展带来了机遇，特别是中医临床研究。大数据与中医药具有高度的相关性和相似性。

（1）复杂性：中医学是一个开放的复杂巨系统，复杂系统层次上的性质不适合用简单还原论思维。人体功能并不是几个脏腑功能的简单叠加；中医的证候研究，涉及多方面要素，且这些要素之间存在动态相互作用，辨证过程中会存在大量不确定信息。在疾病的不同阶段，证也会呈现出差异，且不同的医生对四诊信息的判断也是不确定的。这种非线性和涌现性特征反映了中医学复杂性和多样性的特点。大数据技术能够对复杂性和多样性数据进行兼容并包，而且可以从技术层面上解决来自不同路径、不同模式、不同格式的各种数据，能够为中医数据处理及临床研究提供可靠的技术支持。

（2）整体性：中医学强调自然整体论。中医学以整体观作为指导思想，强调人与自然环境具有密切联系、人体内部是一个有机整体以及人与社会环境之间同样存在协调统一。在治疗方面，中医学亦强调从整体调节阴阳气血的变化、改善脏腑功能失调，消除病变对全身作用的影响，从而通过整体的治疗效应，达到祛病防变的目的。大数据可以对纷繁复杂的数据进行收集和处理，将整体变成一个数据化的整体，从全局入手，将全部数据作为分析的对象，更强调数据完整性。

（3）关联性：通过分析相关性，可以找出数据集里隐藏的相互关系网。大数据构成了数量巨大、结构复杂、类型众多的数据集合。这种数据并非零散的信息碎片，而是依据一定的内涵联系在一起的。大数据研究对海量数据进行整理、挖掘、比较、聚类等分析以发现变量之间的规律性。从因果关系到相关关系的思维转变，强调了数据的关联性。中医药研究中存在大量不精确的描述和大量的隐性知识，如专家诊疗经验。这些隐性知识是中医医家在临床实践中形成的、个体所拥有的、难以用文字描述和语言传授的知识和体验，阻碍了中医知识的转化和共享。大数据通过对整体数据进行挖掘分析，可以将模糊数据中反映的关联信息呈现出来，将隐性知识显性化，便于人们理解和知识传递。

（4）层次性：中医学理论体系所探讨的人体功能结构是由不同功能、不同层次的子系统组成，具有复杂而繁多的层级结构的特性。各个层次之间并不是孤立的，而是具有多功能、多结构，并且相互络属与联结。大数据的构成方面，数据分为初级、中级、高级等多个不同层次，且各个层次之间并不是独立的，而是相互作用、相互制约、相互影响，有时多层数据之间还存在协同作用；随着资源流通和共享，大数据的内容也在发生转变，开始从单一的转变为学科相互交叉的数据资源，这也体现了研究对象和内容的多层次性。

中医学思维与大数据思维都具有复杂性、整体性、关联性和层次性特征，说明中医药临床更适合用大数据技术来研究和处理。基于大数据的理念以及真实世界的临床研究模式，使研究者不将关注点转移到了疾病干预措施与结局指标的相关关系研究上，这无疑给中医药发展带来了重大契机。

四、人工智能与临床研究

人工智能对临床研究的优势明显。

（1）工作效率的显著提高，借助人工智能技术，可以很好地提高人们的工作效率。人工智能可以辅助研究人员提升查找信息的效率，可以很好地提升临床研究管理效率、改进管理方式和完成管理工作。

（2）人力成本大幅度节省。人工智能可以代替研究人员完成一些简单重复性的工作，从而大幅降低人力成本；可以代替研究人员完成一些烦琐的结构化的工作，从而大幅节省人力成本；可以代替研究人员完成一些危险性较大的工作，从而降低人力安全事故相关的成本。

（3）资源利用率的提升，借助人工智能技术，可以很好地提升临床资源利用率。借助人工智能技术，可以较好地优化资源的分配，使得资源的分配更加科学，从而实现资源的合理分配；可以较好地控制资源的消耗，使得资源的消耗大幅降低，从而实现资源的合理使用；可以较好地协调资源的调度，使得资源的共享更便捷，从而实现资源的优势互补。

在医学领域合理应用人工智能技术，能够取得良好的效果。人工智能技术在临床医疗诊断研究的应用，其中主要是医疗数据挖掘和医疗专家系统的构建。医疗专家系统在构建时，其主要是通过人工智能的知识表示、推理技术等有效结合，医学专家对患者病情的诊断以及治疗的整个过程进行有效的模拟。对临床医生而言，该系统可以被看作是一种有效的辅助工具。该系统不仅能够帮助医生解决临床诊断上的一些难题，而且还能够提高医生在日常工作时的效率和质量。

基于人工智能技术的智能健康管理系统。整合大数据技术与人工智能技术，构建高品质和高效率的健康监测系统，提升智能健康系统的预测能力，对常见病进行预防，从而实现科学的健康管理；借助人工智能技术提升智能健康管理系统的健康风险评估系统，提升智能健康管理系统对人群进行健康评估的性能；借助人工智能技术构建健康生活计划系统，提升健康管理系统的分析能力，实现针对不同的人群进行针对性的健康生活规划。

人工智能技术在医学领域中有效的利用，能够为临床研究对象提供良好的服务，还能够辅助临床研究人员减少日常的烦琐性工作。在保证人工智能技术整体应用效果的同时，要在实践中对其进行不断完善和优化，使之逐渐成为临床研究中不可缺少的重要辅助帮手。

小　结

　　为更好讲解和学习，本章讲解了中医证候研究、临床病例报告、队列研究、病例对照研究、随机对照临床试验、单病例随机对照试验、真实世界研究、单臂临床试验8种中医临床常用设计，并对大数据和人工智能进行了介绍。当然，如果想获得更多直接的关于方案设计的信息，寻找可以借鉴的例子，可以利用对应的设计类型如随机对照试验为关键词在中国临床试验注册中心（http://www.chictr.org.cn/index.aspx）进行检索参考，英文的可以查阅注册机构有WHO国际临床试验注册平台（http://www.who.int/ictrp/en/）等。也可以在相关数据库进行临床试验研究方案（protocol）的检索和下载。至于研究设计的样本量计算公式，则仅供参考，现在基本上都可以利用软件进行样本量的计算，但要明确样本量的计算依据是什么，哪些数据是需要事先确定的。一般来说，病例报告表（CRF表）的印制数量要比样本量多15%~25%；如果有筛选受试者的信息需要记录，考虑到筛选失败的受试者人数，一般要求CRF表的印制数量比样本量多1倍以上，当然筛选表格可以与CRF表分别装订，以节约资源。为符合伦理要求，不可将知情同意书与CRF表一起装订。当然，本章介绍的仅是具体中医临床研究中常用的方法，而针对以中药新药注册上市为目的的研究，相关的技术规范规定了其明确的临床试验分期，不同分期的目的、适应范围、受试对象以及药物剂量各有具体要求，需要参照执行。

第五章
中医证候模型研究

随着现代科学技术的不断发展，中医学研究已经完全突破了长期以经典校注、引证发挥和临床观察为主的传统模式，动物实验已经成为中医科研体系的重要组成部分。中医证候动物模型研究是中医药动物实验的核心，如何成功构建中医证候动物模型并对其进行合乎中医临床实际的评价成为首要也是最重要的问题，是中医证候基础研究的立足点。可以说，中医证候动物模型研究打破了中医长期以来单一的临床观察和文献研究模式，打破了中医学从宏观、定性、抽象研究和微观、定量、实证研究之间的壁垒，使之互鉴互参。但如果中医证候模型建立不成功，则不仅影响对中医证候内涵的揭示，也难以为中医证候临床研究和干预措施的疗效评价提供参考。当然，由于中医证候是多种致中医证候因素（以下简称"证因"）综合作用的结果，而同一"证因"由于暴露程度和兼夹因素以及感受对象禀赋（抵抗力和体质等）的差异又有可能导致不同的中医证候。这在缺乏自然科学知识的古代虽无实证却往往可以用隐喻来阐述，如"黄帝曰：一时遇风，同时得病，其病各异，愿闻其故。少俞曰：善乎哉问！请论以比匠人。匠人磨斧斤，砺刀削，斫材木。木之阴阳，尚有坚脆，坚者不入，脆者皮弛，至其交节，而缺斤斧焉。夫一木之中，坚脆不同，坚者则刚，脆者易伤，况其材木之不同，皮之厚薄，汁之多少，而各异耶……各有所伤，况于人乎"（《灵枢·五变》）。故而目前中医证候动物模型研究争议颇多且无法统一也是不争的事实。其争议的焦点之一是所选择的施加因素是否是产生该证的主要"证因（即证候形成的原因，下同）"；其次是经过该"证因"处理后所导致的主要证候是否是所要研究的目标证候；再次是选择何种模式动物，其感受"证因"所导致的证候与人类最接近（包括四诊和病机）；最后是证候模型的药物治疗反应（包括宏观和微观的，乃至作用机制）是否与人体一致。即：①"证因"在什么状态下可以诱发其所对应的证候出现，证候又在什么时点出现；②"证因"的暴露量如何计算、怎么控制（如寒邪侵袭，暴露量少可能产生风寒表证，表现为阳气受损，随着暴露量的增大则有可能出现寒凝血瘀、寒邪直中胃肠，并出现多种疼痛症状，这里面的转折点在哪里；③不同的"证"或病证所对应的适合动物种类是什么；④相同的"病机"在动物的四诊表现与人的四诊表现如何对应统一，转变规律又是如何；⑤中药复方治疗后证候模型的反应如何，其宏观表现、功能状态变化、病理机制、作用途径和靶点与中医临床证候是否一致。这些问题的存在一定程度限制了中医证候动物模型研究的深入和普及，但由于其和中医证候本身的复杂性息息相关，无法完全杜绝。所以，能否在现有中医证候模型研究的基础上，探寻一种新的思维模式并在这种思维模式下进行中医证候动物模型研究，并使不同思维方法和切入点相互补充和借鉴有着较大的现实意义，是进行中医理论科学阐释的有效路径之一。当然，还有一种相对简单但应用较为普遍的做法是利用现代医学的疾病动物模型作为载体评价中药复方、针刺、贴敷等中医疗法的有效性、不良反应和作用机制，目的在于评价干预措施对疾病的治疗效果，而非进行中医证候模型研究。

第一节　中医证候模型的分类及优缺点

目前中医证候动物模型约略可分为以下三类，中医病因模型（根据中医病因病机研制动物模型，包括单因素与复合因素造模两类）、现代医学病理模型（根据现代医学病因病理研制动物模型）、中西医病证结合模型（包括多因素复合建立模型和对现代医学疾病模型进行辨证建立模型），三者由于切入点和针对性的不同而各有优缺点。

一、中医病因模型

在中医辨证论治中病因的角色举足轻重，"治病活法虽贵于辨受病之证，尤贵于问得病之因"（《仁斋直指方论·得病有因》）。但中医病因具有复杂性和部分描述语言隐喻化的特点，部分中医病因存在非特异性以及与中医证候之间的非线性对应关系，这些给中医病因模型的量化和标准化复制带来困难，在一定程度上影响了中医病因证候模型本身属性的稳定性、可重复性和精准对应性。单因素模拟病因相对条件容易控制，但其所得中医证候模型相对单纯，有些时候也可能就是一个或几个症状，与临床中尤其是疑难复杂性疾病的中医证候产生原因和表现形式存在差异。而且有些单因素"证因"看似与某证候关系密切，但也有可能只是其诱因。而复杂性病因在模拟时要注意各组成部分间的构成比例和相互之间的交叉关系，在评价时要注意主证（必然证）和可能出现的兼夹证（次证、或然证）的鉴别并作合理的分析。目前，研究者在"证因"性质的选择上基本达成一致，但具体"证因"的选择、暴露剂量以及持续时间，乃至模型生物表征、药物反证等方面却仁者见仁、智者见智，存在争议。这种争议的根源在于中医证候本身的复杂性、中医临床证候诊断标准制定的滞后性和缺乏广泛的共识、中医临床疗效评价多倚重患者的四诊信息。

中医病因模型举例如表 5-1 所示。

表 5-1　中医病因模型举例

动物种类	病因模拟	生物表征	客观指标检测	中医证型	方药反证
SD 大鼠	劳则气耗（神劳）：睡眠剥夺法，睡眠剥夺强度为每天随机睡眠剥夺 14～16h，剥夺后正常饲养	①精神萎靡，对外界反应迟钝，自主活动明显降低，消瘦明显，毛发重度枯槁。②运动总路程、平均速度与活动时间显著下降，运动能力显著降低。③体质量下降，舌面色彩 R（红）、R/G（绿）、R/B（蓝）降低。④脉搏幅度显著降低	①心功能指标：左心室射血分数、短轴缩短率、有效心输出量降低，左心室舒张末期内径升高。②血清中 ATP 含量降低，ADP 含量升高。③凝血功能：部分凝血活酶时间降低，凝血酶原时间降低，纤维蛋白原升高	气虚证	/
Wistar 大鼠	大黄法 + 力竭法 + 饥饿法（上午以 10ml/kg 体质量灌服大黄制剂液，1 次 /d；下午负重游泳，尾根部缠绕该大鼠体质量 10% 的保险丝，放入 50cm 深、20℃水槽中游泳，大鼠鼻尖没入水面 10s 为力竭，1 次 /d。控制饮食：每日 8:00-20:00 喂食），共 21d	第 5 天即开始出现蜷卧、被毛稀疏干枯；第 10 天后出现少食、怠动、消瘦，肛周污秽，部分动物出现脱肛，动作迟缓，甚至行动歪斜，同时毛发失去正常光泽而枯槁、疏散，而后出现畏寒，成群蜷缩或拱背，并逐渐出现体质量减轻，大便增多	血清及小肠组织 P 物质 / 胆囊收缩素含量均升高，小肠组织丝裂原活化蛋白激酶 14 mRNA 相对表达量升高，且以脾虚模型 21d 组显著	脾气虚证	四君子汤

动物种类	病因模拟	生物表征	客观指标检测	中医证型	方药反证
小白鼠	饮食失节：甘蓝+猪脂（隔天加喂一次），9d	体质量减轻，体温下降，纳呆、泄泻、脱肛、消瘦，畏寒蜷缩、四肢不收、萎靡不振、毛色枯槁，耐寒力低	/	脾虚证	黄芪、人参、白术、茯苓、陈皮、附子、甘草
SD大鼠	饱食1d，禁食2d，每天游泳至力竭，连续2周，制备脾气虚模型；在此基础上应用"苦寒泻下"法，通过连续灌服100%番泻叶，1ml/100g，2次/d，连续2周，制备脾阳虚模型	主症为神疲，乏力，体温下降，便溏，不欲饮；次症为食少，毛色枯槁无华；评价标准为3项主症+1项次症或2项主症+2项次症为动物模型复制成功	/	脾阳虚证	附子理中丸
Wistar大鼠	每天2次10℃水浴20min，浴后按大鼠体质量给予0℃冰水1ml/100g，连续4d后，冰水换为0.3mol/L的NaOH，连续灌胃3d	3d后大便稀溏、沾染肛门，气味酸臭。体质量增长缓慢，摄食量、饮水量下降，舌色、爪趾、耳郭颜色变淡	胃组织中IL-2升高，胃部病理改变评分升高	胃寒证	理中丸
Wistar大鼠	用乙醇溶液每天灌胃2次（10ml/kg体质量），后2周给予辣椒素和乙醇溶液每天灌胃2次（10ml/kg体质量），并于灌胃后以该溶液1ml注入大鼠口腔中给予味觉刺激	口渴多饮；舌红次症，消谷善饥；牙龈红肿；大便秘结；小便短黄；情绪亢奋；爪趾、鼻唇颜色发红	①胃部解剖学和组织学检查：胃黏膜弥漫性充血，出现黏膜炎症，淋巴细胞浸润。②相关指标检测：炎症相关指标，如IL-2，IL-8等出现明显升高	胃热证	左金丸
昆明种小鼠	每天予小鼠按照0.2ml/10g灌胃温热药水煎液（制附子、干姜、肉桂按照1∶1∶1比例水煎提取3次，合并浓缩成100%）1次，连续30d	体质量增长率降低	①胸腺指数降低、脾脏指数降低。②血浆中环磷酸腺苷（cyclic adenosine monophosphate，cAMP）含量升高，cAMP/环磷酸鸟苷（cyclic guanosine monophosphate，cGMP）比值升高。SOD活力降低，肝组织中丙二醛含量升高，谷胱甘肽过氧化物酶活性降低	阴虚证	沙参麦冬汤

续表

动物种类	病因模拟	生物表征	客观指标检测	中医证型	方药反证
大白鼠	喂食温热药（附子12g、干姜10g、肉桂10g、党参10g、黄芪10g、白术6g，制成100%水煎剂灌胃，每次2ml，每天2次），20d	心率加快，饮水量增加，尿量略少	尿内肾上腺素、去甲肾上腺素、17-羟皮质类固醇排出量增多	热证	龙胆草12g、黄连12g、黄柏10g、银花10g、连翘10g、石膏20g，制成100%水煎剂灌胃，每次2ml，每天2次，10d
Wistar大鼠	热盛伤阴：熟附子、肉桂、干姜按照1∶1∶1比例制成2g/ml水煎剂，灌胃1.6ml/100g，1次/d，连续14d	/	/	虚热证	/
Wistar大鼠	①正常温湿度环境下高脂饲料喂养2周后，放入人工气候箱（温度35℃，相对湿度95%，放入时间为8:00-12:00及13:00-17:00）②放入人工气候箱高脂饲料喂养12d后，灌服大肠杆菌10^9/（ml·200g），4h后复灌服1次，继续放入人工气候箱造模观察3d	在灌服大肠杆菌前，大鼠饮水量、饮食量已有所减少，少数大便较软，存在少许黏液，尿黄浊。灌服大肠杆菌后，全部大鼠体温升高，3d后仍不退。上述症状加重，大便次数增多，有些呈稀烂状。全部大鼠蜷卧懒动，耸毛明显，毛色黯黄无泽，与正常组比较普遍消瘦	①肝线粒体 Na$^+$-K$^+$-ATP ase 活力下降。②胃动素升高，胃泌素降低。③血浆高密度脂蛋白胆固醇、低密度脂蛋白胆固醇升高	湿热证	/
SD大鼠	形劳伤阴：游泳8周，每周5d，1次/d，每天游泳时间由10min逐天增加至第7周末180min，水深60cm，水温30℃	体质量和抓力明显下降、面温和痛阈明显升高，出现了阴虚症状	①血清免疫球蛋白（immune globulin, Ig）A、IgG 和 IgM 含量显著下降。②血浆 cAMP 含量显著升高，cGMP 含量显著下降，cAMP/cGMP 显著升高	阴虚内热证	黄精

续表

动物种类	病因模拟	生物表征	客观指标检测	中医证型	方药反证
Wistar 大鼠	黄柏、知母、生石膏、龙胆草按 1.5：2：1：1.2 的比例常规制成 200% 煎剂，灌胃，每只 4ml/次，每天 3 次，试验至第 17 天开始每天 4 次，28d	被毛脏、枯，精神萎靡，蜷缩，倦怠乏力，腹泻。舌淡白、苔少。体质量增长明显减慢，体温降低，进食饮水量减少，游泳时间减少	①血浆 cGMP 含量升高，cAMP/cGMP 比值降低。②皮质醇含量降低，雌二醇含量降低趋势，睾酮含量降低，雌二醇/睾酮比值有降低趋势。③血清乳酸含量降低，乳酸脱氢酶活性升高。④卵巢指数降低，肾脏、脾脏、肝脏、肾上腺指数升高	虚寒证	/
SD 大鼠	每天定点将大鼠放入冰水中冷冻 5min，共 20d	①舌质紫黯，舌下脉络增粗增长。模型组舌质色泽较正常组黯，舌下脉络较正常组深黯且长。②耳郭润泽、微血管清晰黯红	①血液黏度：血液流变学全血黏度和还原黏度不同切变率状态下各项指标升高。②红细胞比容降低，聚集指数和聚集面积升高。③血小板最大聚集率升高，凝血酶时间和凝血酶原时间缩短	寒凝血瘀证	丹参饮
SD 大鼠	将放于特制鼠笼中的大鼠置于（−18±2）℃冰柜中连续冷冻，每次 2h，2 次/d，连续 7d	蜷缩少动、反应迟钝、皮毛蓬松竖立无光泽、眼睛颜色黯红、耳郭边缘瘀红、舌质颜色青紫、舌底脉络增粗增长、爪部皮肤青紫色	①微循环血液流速明显减慢，流态多为粒线流或粒流。②全血高、中、低切黏度，红细胞比容、红细胞电泳时间等指标明显升高，红细胞变形指数明显降低	寒凝血瘀证	/
SD 大鼠	每天放入水温（43±1）℃、水深 35cm 以上的水池里游泳，当全组 50% 大鼠出现自然沉降时全组停止游泳，从第 8 天起，每只大鼠在游泳前皮下注射 0.01% 盐酸肾上腺素 0.4ml/kg，造模共持续 14d	/	血黏度高切、全血黏度中切、全血黏度低切、红细胞聚集指数、红细胞电泳时间升高	气虚血瘀证	补阳还五汤

动物种类	病因模拟	生物表征	客观指标检测	中医证型	方药反证
SD 大鼠	① 半高脂高糖饲料（84.5% 基础饲料加 5% 蛋黄粉、0.5% 胆固醇、5% 猪油、5% 蔗糖）喂养，每天 0.9% 氯化钠溶液灌胃 1ml/100g。② 采用不可预知的慢性应激刺激方法进行干预，包括大鼠足底电击刺激 10 ~ 12h（电压 25 ~ 35V，持续时间为 60 ~ 120s，每间隔 8 ~ 15 分钟给予刺激 1 次），噪声刺激 10 ~ 12h（噪音频率为 5 ~ 15kHz，强度等级为 3，持续时间为 60 ~ 120s，每间隔 8 ~ 15 分钟给予刺激 1 次），闪烁光刺激（频率为 1 ~ 3Hz，持续时间为 60 ~ 120s，每间隔 8 ~ 15 分钟给予刺激 1 次），以及 24h 光照与黑暗刺激。以上刺激平均在 7d 中各给予 1 次，连续重复 6 周	/	①血液流变学：血浆黏度升高，低切变率、中切变率、高切变率升高。②血脂：血清总胆固醇、低密度脂蛋白、高密度脂蛋白含量升高。③血管活性分子：血清降钙素基因相关肽含量降低	气滞血瘀证	血府逐瘀汤
C57 小鼠	自造模之日起隔天由眼底后经脉丛放血 0.4ml，并将饲料控制在每天 75g/kg 体质量，隔天温水池中强迫游泳 20min。持续 10d	/	外周血白细胞、红细胞以及血红蛋白的含量显著降低，骨髓 CD34+ 细胞数量升高，胸腺指数显著下降，脾脏代偿性增大，以及相关细胞因子的表达降低	血虚证	四物汤
Wistar 大鼠	采用风寒和二氧化硫（SO_2）综合刺激。SO_2 刺激量为 200 ~ 250ppm，每天刺激 1h。SO_2 刺激结束后即行风寒刺激（温度为 5℃的冷风每天刺激 15min）。持续 13d	①少动、反应迟钝、精神萎靡、毛发凌乱、脱落、少泽。②负重游泳时间缩短；刺激后饮水量减少、体质量降低	①绿脓杆菌气溶胶攻击后气管感染率和细菌培养菌落数增加。②免疫指标：IgG 和 T 淋巴细胞转化率降低。③气管和支气管上皮细胞脱落，纤毛减少、变细、扭曲、折断甚至缺损	肺气虚证	补肺汤（黄芪、党参、熟地黄、五味子、紫菀、桑白皮）

续表

动物种类	病因模拟	生物表征	客观指标检测	中医证型	方药反证
Balb/c 小鼠	①将小鼠置于熏烟箱中熏烟，每次连续熏卷烟2支，每支卷烟约燃烧10min，中间间隔5min，每天2次。②置于4℃水中游泳2～3min/d	①皮毛凌乱、粗糙、精神萎靡、呼吸无力、乏力少动等，并出现喘鸣声。②体质量下降	①肺脏外观黯红色，可见大片的斑片状瘀血或实变区。出现不同程度的肺泡壁增厚即炎性浸润，肺泡结构不清晰，肺泡萎缩、塌陷。②免疫功能下降，免疫平衡被打破	肺气虚证	/
SD 大鼠	每天上午9时按10ml/kg体质量进行给药造模，连续21d。造模所用伤阴热性中药为：熟附子、吴茱萸、肉桂、细辛按2：2：1：1的比例混合提取挥发油后，水煎2次，每次40min，合并后在80～100℃水浴浓缩，兑入挥发油，制成1.5g/ml（生药量）的水溶液	身体消瘦、竖毛、易怒、好斗、烦躁、饮水量稍微增多、易出汗、体温变化不明显（肛温）	雌二醇升高，睾酮降低，雌二醇/睾酮升高，皮质醇升高	肾阴虚证	二精丸（黄精、枸杞）
Wistar 大鼠	郁怒：慢性束缚法，28d	兴奋性、活跃度、反应性减弱，精神状态不佳，食量减少，体质量减轻，皮肤毛发逐渐枯乱不泽，大便变干	脑单胺类神经递质5-HT降低、5-羟吲哚乙酸降低，去甲肾上腺素（norepinephrine，NE）降低。下丘脑促肾上腺皮质激素释放激素（corticotropin releasing hormone，CRH）升高，垂体促肾上腺皮质激素升高，血清皮质酮升高	肝郁证	柴胡疏肝散
Wistar 大鼠	每周皮下注射40%四氯化碳花生油2次，每次0.3ml/100g体质量，6周后改为每周1次；第5、6周加附子、肉桂、干姜复方灌胃，每天1次，灌药容积为1.5ml/100g体质量，灌药剂量为生药每天18g/kg，共2周 附：附子、肉桂、干姜各420g，附子先煎1h后下肉桂、干姜煎20min，1.2g/ml（生药/药液）	①毛疏松无光泽，烦躁不安（活动频率增加），饮水量增加，大便干结，舌质红。②体质量减轻，体温升高，心率增快	①血清谷丙转氨酶、血浆醛固酮、红细胞膜Na^+-K^+-ATP酶活性增高，白蛋白含量降低。②血浆前列腺素E2含量、前列腺素E2/前列腺素F2α比值升高。③肝组织大量炎症细胞浸润，肝细胞变性，血管瘀血	肝阴虚证	一贯煎（沙参、麦冬、当归、生地黄、枸杞、川楝子）

续表

动物种类	病因模拟	生物表征	客观指标检测	中医证型	方药反证
SD 大鼠	湿热环境 + 高脂高糖饮食 + 白酒：普通饲料基础上，加用 200g/L 蜂蜜水自由饮用；隔天按体质量灌服油脂 10g/kg，并与灌油脂隔天灌服 10ml/kg 白酒，共 10d。然后放入温度为（32±2）℃、相对湿度 95% 的人工气候箱中，共 5d	前 10 天体质量增加，粪便时干时软，后 5 天放入气候箱中以后，食量减少，体质量减轻，精神萎靡，嗜卧懒动，毛发疏松粗糙，晦暗无光泽，大便时干时溏，肛温稍有增加	①血清胃泌素升高，胃动素含量降低。②结肠组织胃泌素含量下降，肠组织胃动素含量升高	脾胃湿热证	清热化湿方（白蔻仁 10g、川朴 12g、黄芩 12g、半夏 12g、猪苓 15g、郁金 12g、台乌 10g、玄胡 12g）
SD 大鼠	普通饲料 + 自由饮用 18% 蔗糖水 + 灌胃自制辣椒加干姜油（1.4g/kg）+ 灌胃白酒（56 度 2.1ml/kg），1 次 /d，并置于人工气候箱中（温度 35℃、湿度 95%，6h/d）；第 30 天灌胃克林霉素磷酸酯（250mg/kg），连续 7d。第 37 天以侵袭性大肠杆菌［1.0×10⁹CFU（菌落形成单位）/ml］灌胃（2.0ml/只），4h 后再灌胃 1 次，自然环境下喂养 1d	精神萎靡，嗜睡蜷卧，喜扎堆，摄食量减少，体质量增长缓慢，被毛稀疏无光泽，粪黏腻；灌胃克林霉素磷酸酯后，大鼠腹泻明显，粪稀溏，肛周污秽伴充血红肿，体质量明显下降，肛温升高	①血清中肿瘤坏死因子 α（tumor necrosis factor-α，TNF-α）、IL-1β、二胺氧化酶和 D-乳酸含量显著升高。②肠黏膜分泌型 IgA（secretory IgA，SIgA）降低，髓过氧化物酶（myeloperoxidase，MPO）升高。③结肠内容物中乳酸杆菌、双歧杆菌显著减少，而肠球菌、大肠杆菌增多	大肠湿热证	/
昆明种小鼠	设定温度（23±2）℃、相对湿度（31.5±2）%，风速 2.7m/s，每天 8:00-20:00 打开风扇并提供正常光照。香燥饲料（辣椒粉、五香粉比例 1：3 制作"五三粉"，五三粉以 1：100 比例投入正常饲料制成香燥饲料）喂养。14d	①第 5 天起出现直立、爬笼、打斗，并逐渐表现出烦躁易怒状态。②粪便略显干燥。进食量减少	①光镜下见肺大泡增多、泡壁充血增厚，少量红细胞渗出及炎性细胞浸润。②肺组织、大肠组织、大便含水率降低	燥证（云南春燥证）	桑杏汤、沙参麦冬汤及两者合方
ICR 小鼠	每天 11:00 至 21:00 时将小鼠放入人工气候箱，系统设定为 6℃，相对湿度 25.0%~32.8%。持续 21d	第 7~14 天逐渐变得烦躁、易怒，修饰反应增加，对刺激反应敏感，毛稀疏少泽，有弓背现象；大便成型、细长半湿，舌质黯红少津。后期渐趋安静，对刺激反应较前迟钝，毛黯淡无泽，大便湿烂，青紫舌、类滑苔	外周血中 NE、DA 含量降低，5-HT 含量增高；脑组织中 NE、DA、5-HT 含量升高	西北寒燥证	/

续表

动物种类	病因模拟	生物表征	客观指标检测	中医证型	方药反证
自发性高血压大鼠	外科手术法摘除两组大鼠双侧卵巢，制备成更年期高血压大鼠。术后1周，每天给予西北燥证特殊饲料（普通大鼠饲料+0.5%孜然+0.5%五香粉+10%动物脂肪+2.5%油炸花生仁+2.5%熟芝麻）100g，饮用水200ml，每天10:00-20:00放入参数设定为（25±3）℃，相对湿度25.0%~32.8%，持续21d	毛黄干枯、少泽，性情烦躁、易怒好斗，进食量减少，饮水量增加，体质量减轻，小便短赤，大便干结而少，舌黯红少苔，爪枯干燥多皮	①血清神经递质：CRH、NE、DA、5-HT水平升高。②血清激素：雌二醇、睾酮水平降低，雌二醇/睾酮比值升高。③肝脏、脾脏、肾上腺、下丘脑组织结构均发生明显改变	更年期高血压燥证	/
家兔、Wistar大鼠	干姜、荜茇、胡椒以1:1:1比例制备水煎剂，过滤后在60℃恒温水浴锅上浓缩成12.5g/ml水溶液。予家兔1.4g/次、大鼠0.14g/次灌胃，每天2次，时间21d	体温无明显变化、口渴喜饮、进食量减少、精神萎靡不振或烦躁、呼吸频率增高、口唇发干、耳郭赤红、眼结膜充血、粪便干燥，鼻衄	①血液黏度增高，红细胞比容变大。②血红蛋白、平均红细胞血红蛋白含量、平均血红蛋白浓度升高	蒙医血热证	/

二、现代医学病理模型

药源性疾病是指药物在使用过程中引起人体功能的异常或组织结构的损害而出现各种临床症状的疾病，即药物不良反应在一定条件下产生的后果。同样，如果从中医理念出发对这些由于药物的作用或影响而出现的各种症状和体征进行分析辨证分型，则可根据中医病因学说将之命名为"药源性证候"。药源性证候大约有如下几部分组成：①经现代医学干预后，影响了疾病中医病机的转变规律，出现了一些在传统中医看来的不期然变化；②导致中医"四诊信息"对原有疾病证候的反应灵敏度和精确度受到影响，这些"四诊信息"不仅是疾病本身病机的反应，还包括被药物暂时或长期改变了的中医病机反应，更为棘手的是两者夹杂后的"四诊信息"所代表的意义是否发生了改变？这些都是需要进行深入地研究，而在此过程中基于疾病证候动物模型的研究不可或缺。严格说来，大部分病理模型应该属于现代医学治疗过程中的"副产品"——当然是需要临床给予关注的"副产品"，比如造模结果多为一些药物、手术等的不良反应或继发反应。但从某种角度看，这些"副产品"与中医证候产生的病因条件可能存在较大出入，其是否符合相应中医证候还存在争议，但古代中医在临证时候又何曾过多地考虑过微观的、具体的病因呢？虽对此中医证候模型的认定存在一定争议，但将该模型用作研究中药干预现代医学治疗不良反应的载体模型却无可非议。随之而来的问题是中医临床如何对这些"副产品"进行辨证，当然，如果在预先不知道"证因"的前提下，中医医者肯定是会根据望、闻、问、切的步骤进行辨证论治，且往往取效，正是这种流程的存在才一定程度支撑了中医证候病理模型的存在。但现在的中医在"证因"明确的前提下，反而有所顾虑，为传统中医治疗增加了不必要的负担，而这种现象又绝不仅限于对上述现代医学"副产品"的治疗。

现代医学病理模型举例如表 5-2 所示。

表 5-2　现代医学病理模型举例

动物种类	病因模拟	生物表征记录	客观指标检测	中医证型	方药反证
SD 大鼠	阿米卡星 250mg/kg 体质量，腹腔注射每天 2 次，连续 14d	①毛稀松易脱落、畏寒、食欲下降、精神萎靡、体质量增长缓慢。②尿量增多，尿色清淡；尿比重显著降低	①血尿素氮和血肌酐升高。②肾脏集合管水通道蛋白 2 表达量下调	肾气虚证	/
昆明种小鼠、ICR 小鼠、Balb/c 小鼠	第 2 天、第 5 天皮下注射乙酰苯肼 20mg/kg、40mg/kg，第 5 天起每天腹腔注射环磷酰胺 40mg/kg，连续 4d	在注射物后第 4 天即出现行动迟缓，团缩弓腰，喘促，面、眼、耳、尾苍白而凉，毛蓬竖而少光泽，血色黯红。体温降低	①外周血：红细胞计数减少、白细胞计数减少、网织红细胞计数增多。②骨髓有核细胞计数减少，骨髓细胞超微结构遭到破坏，细胞数量明显减少，细胞出现变性、坏死与凋亡。③cAMP/cGMP 比值降低	血虚证	当归补血汤
ICR 小鼠	第 1 天和第 4 天给予小鼠皮下注射乙酰苯肼（170mg/kg）	爪尾唇舌黏膜及皮肤色苍白无光泽	①脾脏肿大、胸腺萎缩。②血红细胞数量减少或红细胞形态异常，网织红细胞增多。③骨髓环状核细胞减少。④肾脏 Epo 基因异常高表达、粒细胞和或巨噬细胞集落刺激因子表达异常。⑤小鼠骨髓造血生成因子表达以抑制为主。⑥并继发肾上腺皮质功能亢奋	血虚证	/

续表

动物种类	病因模拟	生物表征记录	客观指标检测	中医证型	方药反证
新西兰兔	耳缘静脉缓慢注入去甲肾上腺素（用0.9%氯化钠溶液配制成0.1g/L浓度）2ml/kg，每天1次，连续21天。造模第1天和第11天按照5ml/kg予模型经脉注射牛血清蛋白（0.9%氯化钠溶液配制成50g/L浓度）	/	①低切变率和高切变率全血黏度、血浆黏度、全血还原黏度明显升高，血细胞压积明显降低，红细胞电泳时间明显延长。②红细胞C3b受体花环率降低；血小板1min聚集率、血小板最大聚集率均明显增加；血浆血栓素B2升高。③肠系膜微循环血流流速以粒线流、粒流为主，红细胞聚集明显增加	血瘀证	/
SD大鼠	大鼠腹腔注射内毒素即脂多糖（2.5mg/kg，2次/周），连续8周	体质量增加缓慢、进食下降和活动减少，皮毛枯黄、爪甲枯燥，尾部紫黯，眼睛分泌物多，多处于闭目状，大便异常臭秽。舌质黯，干涩，舌下静脉加长更显著	血小板聚集率升高，血浆黏度升高，血胆固醇、高密度脂蛋白、低密度脂蛋白升高	热毒血瘀证	黄连解毒汤
Wistar大鼠	肌注氢化可的松注射液10mg/kg，连续14d，分别于第14d及次日取血1h皮下注射0.1%肾上腺素0.5mg/kg	/	①各切变率下的全血黏度升高。②血浆黏度、血沉、红细胞比容及血小板黏附率升高。③血小板1min、5min以及最大聚集率升高	阴虚血瘀证	六味地黄汤（熟地、山茱萸、山药、泽泻、牡丹皮、茯苓）
Wistar大鼠	每天按25mg/kg体质量腿部肌肉注射氢化可的松注射液，自由饮食，连续21d	①活动次数减少、精神萎靡、毛发稀疏无光泽、便溏、肛周污染等现象。②体质量增长缓慢，抓力下降，体温下降	①肾脏系数升高，肾上腺、甲状腺等脏器系数降低。②骨骼强度下降	肾阳虚证	/

动物种类	病因模拟	生物表征记录	客观指标检测	中医证型	方药反证
ICR 小鼠	每天灌服甲状腺素（甲状腺素片配成 15mg/ml，按 0.1ml/10g 体质量给药）；同时灌服利血平注射液（0.01mg/ml，按 0.1ml/10g 体质量剂量给药），均为每天 1 次，连续 7d。后采用 SO_2 熏蒸法，以 $0.5g/m^3$ 的浓度熏 15min，1 次/d，连续 8d	①体质量增长缓慢。②出现呛咳、蜷伏、食少、皮毛光泽差、毛发凌乱脱落、易怒症状	①肺部组织有明显的支气管肺炎症状，肺泡形状不规则或有明显肿大，终末细支气管周围有大量淋巴细胞为主的炎症细胞浸润。②胸腺指数、脾脏指数降低。③血清 IL-2、干扰素 -γ 水平升高	肺阴虚证	/
Wistar 大鼠	给予浓度为 $1.0×10^9/ml$ 菌液 0.5 ml/kg 体质量，用带有 4 号半针头的注射器将菌液缓缓滴入大鼠鼻腔，给菌速度为 0.05 ml/min，每隔 12 小时给菌 1 次，连续 3 次	活动减少，精神萎靡，毛糙色黄，舌质红绛而干，饮食减少，尿少色黄，大便干燥，呼吸时有轻微的喘鸣音，喘气粗重，个别大鼠鼻周有黏性分泌物，偶有咳嗽。体温升高	①外周血白细胞总数、中性粒细胞、淋巴细胞增多。②肺泡壁增厚明显，肺泡腔充满大量红细胞及一定量纤维素、嗜中性粒细胞的渗出物	肺热证（细菌性肺热证）	黄芩
日本大耳白家兔	注射器抽取仙台病毒原液（sendai virus，为 Fushimi 株，血凝效价 1 : 521），经皮肤由环状软骨下注入气管，剂量为 0.6ml/kg	①发热效应：感染病毒后，一般 1h 左右体温开始升高，于 10h 达到高峰，幅度 0.7～1.4 ℃，58h 内可维持在高于基础体温 0.8℃。②见耸毛、蜷缩等症状。壮热、烦躁、呼吸急促、口渴喜饮、进食减少、耳郭发热发红，舌干、质红绛，尿少、大便干燥	①染毒 2～3 天胸片见肺纹理增加，3～4 天可见点、片状阴影。②全血比黏度、血浆比黏度升高；肺组织过氧化脂质（lipid peroxide，LPO）浓度升高；血浆 SOD 活力下降；血清特异性抗体水平升高；③镜下形态符合病毒性肺炎改变	肺热证（病毒性肺热证）	/
大鼠	每天注射大剂量醋酸氢化可的松 0.5ml（12.5mg），连续 7d	双目半睁无神，倦怠懒动，摄食减少，畏寒，毛无光泽且不顺	/	阳虚证	/

续表

动物种类	病因模拟	生物表征记录	客观指标检测	中医证型	方药反证
大白鼠	腹腔注射三联疫苗（白喉、百日咳、破伤风）1ml，每天1次，共2次；然后给予寒凉药（龙胆草12g、黄连12g、黄柏10g、银花10g、连翘10g、石膏20g，制成100%水煎剂灌胃，每次2ml，每天2次），共20d	心率减慢，尿量增多	尿内肾上腺素及17-羟皮质类固醇排出量减少	寒证	附子12g、干姜10g、肉桂10g、党参10g、黄芪10g、白术6g，制成100%水煎剂灌胃，每次2ml，每天2次，10天
SD大鼠	每天上午灌胃以优甲乐混悬溶液120mg/kg，15d	躁动、易怕惊人、背部皮毛枯槁、饮食量饮水量增加、大便干结等症状	\	热证	\
Wistar大鼠	大鼠背部皮下注射2.5mg/ml的2,4-二硝基苯酚0.9%氯化钠溶液（10ml/kg）	体温升高	\	实热证	大黄
SD大鼠	10mg/kg的剂量连续灌胃甲巯咪唑15d，给药体积为10ml/kg	体脂系数升高	①肝糖原、肌糖原含量升高。②血清游离脂肪酸含量和脂蛋白脂酶、肝脂酶活性降低。③ Na^+-K^+-ATP酶、Ca^{2+},Mg^{2+}-ATP酶、琥珀酸脱氢酶活性显著降低	阳虚内寒证	盐巴戟天
NIH小白鼠	①连续控食，食量50g/kg体质量。②每天强迫负重（小鼠体质量的5%）连续游泳10min。③实验20d后每天灌服普萘洛尔溶液0.5ml（含普萘洛尔1mg/ml），连续4d	①精神不振，活动减少，皮毛枯槁，毛发竖立，尾部颜色淡白，缩肩拱背，行动迟缓，呼吸急促（灌服普萘洛尔4d后）。②体质量减轻，负重游泳耐受时间缩短	①心率减慢，每分输出量、心肌收缩强度指数降低。②心肌SOD降低	心气虚证	/

三、中西医病证结合模型

该模型则吸收了中医病因学说和现代医学疾病模型的经验并将之结合，吻合于中医临床中证和病的相互依附性，似乎更符合目前的大部分中医临床实际。尤其对已经建立的现代医学疾病模型进行中医辨证论治可以动态观察证候动物模型的生物表征和微观指标，中西医病证结合模型可能是中医证候动物模型研究的未来发展趋势。其中复合因素建立中西医病证结合模型，根据不同的研究目的可分为如下 4 种模式：①在中医理论指导下建立中医的证，然后在证的基础上建立现代医学疾病模型；②将现代医学疾病的造模因素与中医学证的造模因素同时施加于动物以产生病证结合动物模型；③在疾病模型成功建立的基础上施加中医证的造模因素，以诱发或促使疾病基础上中医证候的出现；④对现代医学疾病模型进行中医辨证。而对现代医学疾病模型进行辨证建立模型则可分为诱发疾病模型基础上的辨证和自发疾病模型基础上的辨证两种。根据中医临床可知中医证候并不能游离于疾病之外，疾病发展过程中就伴随着证候的产生和变化，而这种变化又有隐性和显性之分，这是对疾病动物模型进行辨证的依据。相对于诱发模型，自发疾病模型与人类疾病具有更好的相似性，其重复性、可靠性更好，也有学者将其引进中医证候模型的研究。但探索建立自发中医证候模型，目前鲜有尝试。

中西医病证结合模型举例如表 5-3 所示。

表 5-3　中西医病证结合模型举例

动物种类	病因模拟	生物表征	客观指标检测	中医证型	方药反证
Balb/c 小鼠	①第 1 天、第 8 天腹腔注射内含卵蛋白 100μg、氢氧化铝 4mg 的 PBS 缓冲液 0.5ml 致敏，第 15～28 天开始以 1% 的卵蛋白 0.9% 氯化钠溶液 5L/min 雾化吸入 30min 诱发哮喘发作，每天 1 次，连续 14d。②单笼饲养 4 周的 C57BL/6J 小鼠经选拔后作为入侵者于第 22～24 天、第 26～28 天放入 Balb/c 小鼠笼中，2h 后取出。注意同一笼每次更换不同的攻击鼠	反应迟钝、自主活动减少、蜷缩；旷场实验中央格停留时间缩短，水平活动增多，垂直活动减少，排便增多	①在乙酰甲胆碱激发时肺阻力（lung resistance, RL）增高。②BALF 中炎症因子（IL-4、IL-5、IL-6、TNF-α）水平升高。③血清皮质酮水平升高，卵蛋白-免疫球蛋白 E、IL-4、IL-5、IL-13 水平升高。④肺组织周围气管炎细胞浸润、水肿及上皮损伤情况更加明显	哮喘肺肾气虚证	/

续表

动物种类	病因模拟	生物表征	客观指标检测	中医证型	方药反证
SD 大鼠	①从第1天起，予大鼠地塞米松混悬液（1.5ml/100g体质量，0.032g/L），每天1次，自由进食、饮水，连续18d。②分别在第1天和第8天予大鼠腹腔注射混悬液（卵蛋白150mg，氢氧化铝150mg，0.9%氯化钠溶液1.5ml）1.5ml致敏，并于第19天将大鼠置于透明密闭容器中用2%卵蛋白雾化吸入10min，诱发哮喘发作，隔1次，引喘2周	有明显咳嗽、喷嚏、烦躁等现象出现。爪尾颜色肉眼观变淡，触其皮肤明显变凉，精神萎靡、一般状态较差；爪温、腋温均降低；体质量增长速度明显变缓，喘模型组爪尾 r 值降低	\	哮喘肾阳虚证	\
Wistar 大鼠	①饮食不节：单日喂食甘蓝 10 ~ 15g/只，饮水不限；双日以猪油3ml/只灌胃，不限制饮食。②疲劳过度：耐力极限游泳。共 8d。③脾虚模型建立后，在第1、3、5天，以抗原液（含卵蛋白100mg、灭活百日咳杆菌疫苗 5×10⁹个、氢氧化铝干粉100mg）1ml/只腹腔注射致敏。④激发：腹腔注射抗原液后第15天，以1%卵蛋白0.9%氯化钠溶液雾化吸入激发	①体质量下降，肌肉瘦削、食量减少，饮水增多，肛温升高，倦怠懒动、扎堆，游泳耐力明显下降。可认为脾虚模型成立。②出现呼吸加深加快，点头运动明显，腹肌强烈收缩，偶可闻及痰鸣音等呼吸困难症状可认为哮喘模型成立	外周血和肺泡灌洗液中白细胞总数、嗜酸粒细胞计数升高；干扰素-γ降低，IL-4升高，干扰素-γ/IL-4降低	哮喘脾虚证	益气定喘汤（白术、陈皮、防风等9味）
Wistar 大鼠	气管滴注脂多糖加熏烟的方法（第1天和第14天气管滴注脂多糖，滴注脂多糖当天不熏烟，其余时间每天上下午各熏烟1h，共28d）	呼吸喘促、咳嗽、口鼻气管内分泌物明显增多，喷嚏频发且挠鼻动作增多；大便减少、质干，饮食减少，饮水增加，体质量增长缓慢，舌色呈黯紫色爪甲颜色加深	肺体积增大，表面苍白不平；支气管腔内中性粒细胞及黏液蓄积，平滑肌明显增厚；终末呼吸细支气管炎症明显，腔内常有中性粒细胞聚集。肺泡管、肺泡囊明显扩张，肺泡壁变薄破裂形成肺大泡	慢性阻塞性肺疾病痰热壅肺证	\

续表

动物种类	病因模拟	生物表征	客观指标检测	中医证型	方药反证
Wistar 大鼠	①N-甲基-N′-硝基-亚硝基胍溶液 150μg/ml 自由饮用。②含 0.05% 雷尼替丁的 SPF 级大鼠饲料喂养。③饥饱失常，双日饱食，单日禁食。④禁食期间给予 2% 水杨酸钠溶液 0.5ml/100g 体质量灌胃。造模时间 16 周	①体质量减轻，进食量、饮水量减少。抓力减少。②气虚：活动度减少、眼睛黯红、唇及舌淡白、毛干燥、爪淡白。（第 5～9 周出现）③血瘀：唇青紫、舌黯红、爪青紫。（第 13～15 周）	①胃壁较薄，胃黏膜苍白、皱襞走向紊乱，部分皱襞变浅。或见胃黏膜上皮浅表糜烂，小凹狭长，呈锯齿样。②胃黏膜固有层变薄，腺体数量减少，排列不规则。或见上皮细胞退变，表面微绒毛稀疏、短小、脱落	慢性萎缩性胃炎气虚血瘀证	\
Wistar 大鼠	①予大鼠高脂饲料（2% 胆固醇、10% 猪油、0.2% 甲硫氧嘧啶，余为基础饲料）喂养。②每天将大鼠放于 −4～−2℃ 冰柜中 2h，持续 6 周。③第 35 天皮下多点注射垂体后叶素 10U/kg	大鼠背温降低	①心电图：ST 段水平向下或向上偏移 ≥ 0.1mV；T 波高耸，超过同导联 R 波的 1/2；T 波高耸伴 ST 段移位。②血脂水平：总胆固醇、低密度胆固醇上升，高密度胆固醇下降。③血清 CK/MB 酶含量增高。④心脏彩超：E/A 峰值 < 1	冠状动脉粥样硬化性心脏病心阳虚证	温心胶囊（人参、仙茅、半夏、瓜蒌、薤白、厚朴、赤芍、柴胡）
Wistar 大鼠	大鼠用戊巴比妥钠（40mg/kg）腹腔注射麻醉后，沿腹中线打开腹腔，经腹膜后近主动脉侧分离左肾动脉，用 0.2mm 银夹套在左肾动脉，右肾不触及，术后缝合腹腔并注射青霉素 10 万 U/ 只，常规饲养	①易激惹程度提高。②体质量增加缓慢。③体温升高。④饮水量增加，尿量减少	①尾动脉收缩压较术前升高 3kPa（22.6mmHg）以上，并超过 18kPa（135mmHg）。②血清 TNF、IL-1 升高。③血清 cAMP 升高，cAMP/cGMP 比值升高	高血压阴虚阳亢证	滋阴降火饮（生地黄、熟地黄、石决明、钩藤、牡蛎、何首乌）
SD 大鼠	1. 高脂饲料喂养（含胆固醇 2%，猪油 10%，胆酸钠 0.5%，普通饲料 87.5%）。2. 暴怒伤阴：双后肢束缚，成对倒悬于笼中，以引起明显激怒，首次激怒 20min，以后每隔 1 天增加 10min，直至 40min	活动减少，出现扎堆、蜷卧、嗜睡、拱背、胡须下垂、叫声细、毛无光泽、大便干燥、易激怒等现象	①血清总胆固醇、甘油三酯、低密度脂蛋白 - 胆固醇升高。②血浆 cAMP 含量升高，雌二醇、雌二醇 / 睾酮比值升高	高脂血症肝肾阴虚证	\

续表

动物种类	病因模拟	生物表征	客观指标检测	中医证型	方药反证
青紫蓝家兔	剃除兔背部肩胛骨间以及双后腿膝关节周围的毛，将 4mg/ml 的卵蛋白溶液与等量弗氏完全佐剂混匀，充分震荡成乳化剂，以 2% 碘酒、75% 酒精消毒肩背部均匀选定 6 个点，用注射器每点皮下注射该乳化剂 0.2ml；14d 后以相同方式、剂量重复皮下注射 1 次；第 2 次免疫后 6d，以 2% 碘酒、75% 酒精消毒家兔双膝关节，向关节内分别注入 20mg/ml 卵蛋白 0.9% 氯化钠溶液 0.4ml；24h 后用 70% 酒精消毒两后腿，上、下、左、右围置冰袋（3 份冰 +1 份结晶氯化钙，粉碎混合，温度降至 -25 ~ -20℃ 之间）冷冻 1.5h，在 45℃ 温水中复温 5min（室温 12℃），共冷冻 1 次	活动减少，精神萎靡，两后肢匍匐跛行，膝关节青紫肿胀	滑膜衬里层细胞增生，层数较少，有稀疏散在少量巨噬细胞以及纤维细胞增生，滑膜内可见少量炎性细胞浸润，病理积分升高	类风湿关节炎寒证	\
C57BL/6 小鼠	隔日早上皮下注射 α-萘异硫氰酸酯（ANIT）橄榄油（50mg/kg）；每天上午灌胃番泻叶汤剂，共 14 天。注：ANIT 溶液：称取适量的 ANIT，配制成 5mg/ml 的 ANIT 橄榄油溶液，现配现用；番泻叶汤剂：取适量番泻叶饮片，加入纯水煎煮 10min，纱布过滤后滤液使用旋转蒸发仪将浓度浓缩至 1g/ml 生药，4℃ 备用	/	血清谷丙转氨酶、谷草转氨酶、碱性磷酸酶、总胆汁酸均显著升高。肝脏病理切片显示炎性浸润和胆管增生	藏医寒性肝病	甲嘎松汤（干姜、豆蔻和肉豆蔻按 6：5：4 的重量比例混匀打粉，配制成 0.66g/kg（0.066g/ml）的混悬液，煮沸 10min，用前混匀）

当然，只有在中医理论指导下研制的中医证候动物模型，才有可能较好地模拟人体中医临床证候。而仅仅利用化学物质造成的中毒反应和病理状态比对中医证候之表象，貌合神离，似乎并不可取。所以，在造模之前需要进行必要的准备工作：①进行中医证候文献的梳理研究，明确中医证候病因、病机的文献记载，如"风寒湿三气杂

至合而为痹也"(《素问·痹论》);②进行中医临证尤其是名老中医对证候临床变化的全过程认识,揭示证候初始产生、过程变化的可能原因。③通过流行病学调查,对比全国不同地区环境特点、饮食特色以及可能致病因素等,一定程度揭示中医证候产生的可能原因,然后通过对这个病因、"证因"的量化来建立中医证候模型也不可或缺,比如对于血瘀证和西北燥证的系列研究。

第二节　深化对中医证候模型的分类评价

目前,中医证候模型的建立一般应经由"选定合适的动物 - 中医病因模拟 - 生物表征观察 - 中医证型确认 - 药物反证"5 个步骤,每一步都要制定具体的、可量化的操作流程。①选定合适的模型动物时除考虑中医证候的特点外,还需要考虑疾病的发病特点,并结合研究目的和侧重点。②在中医病因模拟中应该对病因的种类、组合过程、暴露时间和剂量等予以量化,这个量化过程应该结合中医临床流行病学的调查数据和所使用动物的特点进行。③生物表征观察时应制定详细的生物表征采集方法、采集时间和观察记录表,这些都需要在实验开始前制定完毕并经过预实验的反馈。生物表征观察记录表一般应该包括所建立模型的舌苔、皮肤毛发、尾部色泽、耳郭色泽形态、爪甲荣枯,以及唾液分泌状态、每天出入量(进食量、饮水量、大便量、小便量等)等;同时需要对模型的行为状态、情绪反应、修饰反应、兴奋程度、抓捕抵抗等进行描述。当然,也要针对所建立模型的具体特点进行针对性的观察记录,如观察肺部病证模型需要重点观察记录模型口鼻分泌物、气喘等症状。④中医证型确认应该结合前期中医证候模型的研究成果,并对比临床中医证候的特点进行确认,在这一过程中要注意引入基于患者的客观检测或检查指标并进行比对。⑤根据中医"方证相应"选择经典的、对应的方药进行证候模型建立的反证,类似现代医学的诊断性治疗,如果方药疗效良好则可一定程度反证中医证候模型建立的成功性,当然在实际操作中需要将这 5 步的结果进行综合分析方可得出结论。本节提出将以此五步骤的完善程度并结合动物实验研究报告规范 ARRIVE(animal research:reporting of *in vivo* experiments)指南作为中医证候模型质量的评价指标(表 5-4),在后续的研究中应基于高质量的中医证候动物模型开展细化分类研究。

表 5-4 中医证候模型质量评价表

序号	条目名称
1	**动物选择**——根据疾病特点和中医证候特点及研究侧重点
1.1	疾病的发病特点（限病证结合模型）
1.2	中医"证因"的特点及侵袭过程
1.3	动物品系及选择依据，是否适合辨证要素的采集和分析
2	**中医"证因"模拟**——基于文献、临床和流调的中医证候成因模拟
2.1	"证因"归属：中医病因、病理因素等
2.2	单因素：暴露剂量及时间
2.3	复合因素：因素名称及比例、暴露剂量及时间，并交代因素间可能的叠加效应
2.4	"证因"如何确定：有无文献、中医临床流行病学和前期建模数据支撑
3	**生物表征**——与疾病病理密切相关的症状及非疾病诊断相关临床表现
3.1	模型生物表征与临床症状的对应关系
3.2	模型特有的生物表征及意义分析
3.3	模型生物表征出现的比例和可能原因分析
3.4	详细的信息采集表，明确采集时点和采集方法
4	**客观指标**——证候的前期研究基础、疾病诊断及规律性变化指标
4.1	模型功能性指标与患者对应临床指标的对比
4.2	模型其他客观检测指标与患者检测指标的比对
4.3	模型功能指标、其他客观检测指标与既往模型的比对
5	**药物反证**——方证相应
5.1	复方药物的选择依据：临床、基础、药理 3 个方面
5.2	药物的组成、剂量、制作方法和服用方法
5.3	药物的疗效体现（组间对比和前后对比）

中医不缺证候模型，缺少的是与中医临床高度吻合、能真实反映中医证候内在病理生理变化的高质量模型。与现代医学所建立的疾病动物模型面临的问题一样，笔者通过对现有中医证候模型进行分析发现，同一中药复方对不同"证因"建立的相同证候模型的起效特点存在一定差异，由于中药治病有其相对稳定的物质基础，所以可以反证的一个问题是不同"证因"建立的同一中医证候模型的发病机制可能存在差异。

即研究者也无法苛求用一种固定方法建立的中医证候模型来反映与人体对应的中医证候全部的发病特点，而应对所建立的中医证候动物模型进行如下的定位：不同动物和不同技术方法复制的中医证候模型各有优缺点，不同技术方法建立的中医证候模型可以反映人类中医证候的某一方面特点，而非全部；而具有这些特点的模型可以根据研究目的进行针对性选择，以促进这些模型在机制揭示方面的相互补充与借鉴，目前没有完全反映人类疾病中医证候的动物模型。但目前的部分中医证候模型研究存在片面追求全面反映的倾向，即部分研究者寄希望于用一个中医证候模型来反映人类某一中医证候的全部特征和内涵。鲜有考虑不同造模方法所建立的中医证候模型对应患者中医证候的哪方面特点的，而这恰是研究者需要考虑的切入点之一。现代医学在这方面的针对性研究值得中医研究者借鉴，如研究发现烟草烟雾暴露联合细菌脂多糖暴露所建立的慢性阻塞性肺疾病动物模型对肺功能的损害、肺组织炎症和气道黏液分泌更为明显，更能模拟人类慢性阻塞性肺疾病急性加重期的病理特点；而单纯烟草烟雾暴露所建立的慢性阻塞性肺疾病模型则更好地模拟慢性阻塞性肺疾病稳定期的病理变化。那么如何对这些已经存在的中医证候模型进行分类比较研究成为深化中医证候模型研究的现实问题，笔者认为可利用以下 5 种方法对已经存在的中医证候模型进行整理分析和评价。即：①模型"证因"模拟→患者"证因"组成；②生物表征→患者症状；③模型某项功能→患者机体功能；④模型某项指标→患者对应检测指标（包括改变方向与程度）；⑤模型治疗后症状和指标改善→患者辨证论治后症状和指标改善。进行上述整理分析的目的，一方面基于现代医学理论，明确哪些模型可以用于症状改善研究、哪些模型可以用于免疫学研究、哪些模型可以用于肺部黏液分泌相关蛋白表达研究等；另一方面，基于中医学特点确定哪些模型适合中医脏腑经络研究、哪些模型更适合于气血津液研究等。即揭示已有研究中中医模拟"证因"与模型外在表现、内在病理生理机制的可能对应关系，以及方证对应关系，以为后续此类研究提供参考。

第三节　推进中医证候模型研究的广度和深度

与现代医学部分疾病相对明确的病因描述、病因与疾病之间的关系，以及具有更便于操作的疾病诊断标准（宏观的、微观的）不尽相同，中医的"证因"较为复杂，且确切的中医证候诊断标准以及与之对应的明确的客观化指标目前尚无明确界定，导致中医证候模型研究面临现代医学疾病模型研究所不存在的命名问题。因为临床上中医证候是一组宽泛的概念，其发生、发展不仅会受到特定致病因素的影响，而且还会受到当地气候、环境、饮食甚至文化背景等因素的影响，从而被赋予与当地特点相适应的生理病理状态，表现于外就是某特异"候"的出现或某"候"在相应证候群中所占的比重不同。但在中医动物模型的建立及评定动物模型建立成功与否的时候，不能仅仅依靠以此之生物表征比照彼之生物表征的吻合度来确定，必然要考虑到该种属动物的生活习性，也必然要照顾到人体罹患该病证的普遍原因（有些可能是抽象的乃至哲学化的语言）并将之物化。因为有些动物模型就算出现了和某证候非常相似的生物表征，但也未必就是该证候在此类动物的表现，譬如豚鼠非常的胆小，而且喜欢打洞，所以我们不能因此就诊断为怯证；又如中华田园犬中的广西土猎狗有些舌头天生是黑色的，也不能因此就诊断为血瘀证。同样以某化学物质的应用而导致的动物出现某组症状，除非经过一系列深入研究，否则也很难因此就诊断为某证，因为那有可能不过是药物的不良反应，而在更多的时候人出现该组症状（证候）却并非由此原因引起的；当然，我们也不能因为某动物模型在导致人群出现该证的"证因"作用下一段时间，没有出现患者中医证候诊断标准的主证、次证就轻易否定该证在动物身上的存在，还要考虑可能存在的证候隐潜性变化。如果我们只是参照诸如以上所述传统的证候模型的评判标准来判断其成功与否，从而诊断或否定某证的存在，那极有可能失之偏颇，甚至事与愿违。

如果从源头看，在没有中医辨证标准的年代，中医先贤是如何进行基于患者四诊信息的一组综合症状的中医证候命名的？以六淫学说为例，医者根据人与自然的关系，把人体在疾病过程中表现出来的一系列症状和体征，结合气候特征与自然界中的直观现象进行广泛的联系和比较，取象比类，来推求"病因"，然后结合症状和病因将机体的表现初步命名为某种证（或暂不命名），并用试探治疗（即现在所谓方药反证）的方法予以确认，哪种对此证疗效好，就将之命名为什么汤证，其代表就是《伤寒论》桂枝汤证等各种汤证。那么，进行中医证候模型命名的时候首先应该摸准该类动物的常态和非常态，寻找在同一"证因"（包括在中医理论的指导下从人的证候推导而来的）作用下，该类动物可能出现的主症、次症，详加观察分析并予以归纳总结。

当然，在这方面积极引入中兽医的研究成果并基于此开展模拟中医临床研究意义重大，也许更符合动物中医证候产生的实际，也能更好地为中医临床证候研究提供参考。其实古人有些时候认为动物病证的发生、发展与人类似，正如李德华在《增补猪经大全》所谓"忖度其情（病因、病情），与人无异，非风寒暑湿不能成病，奈以不能言，即初受病时，人不能知，待至病深不食时，缓医之已不及矣"，故而治法也多为中医临床之验方，"牛之病不一，其用药与人相似，但大为剂以饮之，无不愈者"。说明，自然界中动物得病的原因与治法在古代中医看来也与人相差不大。比如："一奶牛掉入冰窟窿 1 小时后救出，牛全身畏寒战栗、被毛逆立、耳鼻四肢俱凉、鼻流清涕、口流清水、口色清白，脉细弱，体温 36.2℃，食欲、反刍皆无。听诊心音低弱，瘤胃没有蠕动。诊断为心肾虚寒证，治以附子理中汤加减，3 剂痊愈。"又如虽未有明显"证因"，但见牛"精神委顿，口眼黏膜苍白，粪便稀薄，尿频数，耳鼻四肢发凉，腰部板硬，后肢下部水肿。诊断为肾阳虚寒证，治以四逆汤加减，6 剂痊愈"，这些当然是较好的、天然的中医证候模型，无论从"证因"、治疗过程看都更接近临床实际。故而，若能仿照中医临床研究，实现临床试验设计者与中兽医之间密切合作，制定良好的中医动物病证纳入和排除标准，在各动物诊疗机构招募"动物病例"，开展基于临床试验设计模式的动物中医证候临床研究，或许可以拿出更有意义、更切合临床实际的临床数据和中医证候客观指标。通过对发表的中兽医临床文献分析发现，目前的中兽医研究基本以病例报告和病例系列报告为主，设计质量有待提升。

第四节　规范中医证候模型的研究报告

　　动物实验与临床试验一样，在医学研究中发挥了重要作用，成为研发药物、阐释疾病发病机理等领域重要手段。动物实验设计的合理性和报告的规范性直接影响着实验本身的科学性和实用性，并直接影响该成果向临床研究的进一步转化。为提高动物实验研究的报告质量，促进动物研究透明化和规范化，国际实验动物 3Rs 中心（national centre for the replacement refinement & reduction of animals in research，NC3Rs）牵头提出并制定了 ARRIVE 指南（表 5-5），日渐得到行业内的认可，需要中医研究者进行引进、吸收和利用。与临床试验方案注册一样，动物实验研究前期方案也可以进行实验方案的在线登记注册，其网址为：https://www.preclinicaltrials.eu/。

表 5-5　ARRIVE 指南清单

条目		建议
标题	1	尽可能对文章内容提供一个精确和简明的描述
摘要	2	提供一个准确的摘要，包括研究背景、目的，所用动物的种系、关键方法、主要结果和结论
前言		
背景	3	a. 充分、科学的背景（包括既往研究的相关参考文献），以明确研究动机和背景，并解释实验方案和依据。b. 解释所用动物种类及模型如何和为什么可以被用来达成研究目的。如有可能，解释该研究与人体生物学的相关性
目的	4	清楚地描述研究的主要和次要目的，或者将被验证的具体研究假设
方法		
伦理声明	5	伦理评估许可的性质、相关执照［如动物（科学程序）法案 1986］，与研究相关的国家或机构的动物护理和使用指南
研究设计	6	对于每个实验，给出简明扼要的研究设计细节： a. 实验组和对照组的数量 b. 旨在减少主观性偏倚影响而采取的任何步骤：分配实验动物（如随机化分组程序），评估结果（如已施盲请描述被施盲对象和时机） c. 实验单位（如以单个动物、群组或以一笼动物为单位） d. 可用时线图或流程图来解释复杂的研究设计是如何实施的
实验步骤	7	对于每个实验和每个实验组（包括对照组），应提供所有已实施步骤准确的详细资料。如： a. 何法（药物配方和剂量，给药部位和途径，麻醉镇痛药物的应用和监测，手术步骤，动物安乐死的方法），提供所使用的任何专业设备的详细信息，包括供应商 b. 何时（如时间点） c. 何处（饲养笼、实验室和水迷宫） d. 何因（如特定麻醉药、给药途径和药物剂量的选择缘由）
实验动物	8	a. 提供研究动物的详细资料，包括种类、品系、雌雄、发育阶段（例如年龄均值或中位数及其范围）和体质量（均值或中位数及其范围） b. 提供进一步的相关信息，如动物来源、国际命名、遗传修饰状态（如基因敲除或转基因）、基因型、健康／免疫状况、未使用过药物或未曾用于实验、和先前的实验使用等
饲养场所和饲养	9	a. 饲养场所（如设施类型、无特定病原、笼舍类型、垫料、同笼动物数量、饲养鱼类水箱的形状和材料等） b. 饲养条件（如繁殖计划、光／暗周期、温度、鱼类的水质、饲料的种类、获取水和饲料的途径和环境的丰富度等） c. 实验前、中和后期动物福利有关的评估和干预
样本量	10	a. 特别说明实验中使用的动物总数和每个实验组中分配的动物数 b. 解释动物实验所需样本量是如何确定的，并提供样本量计算的详细信息 c. 如适用，标明每个实验的独立重复的数量

	条目	建议
动物实验分组	11	a. 详细描述动物如何分配到各实验组的信息，包括随机化分组或配对分组，应介绍匹配条件 b. 描述对各实验组实验动物进行处理和评估的顺序
实验结果	12	明确界定所评估的主要和次要实验测量指标的结果（如细胞死亡、分子标记和行为改变）
统计学方法	13	a. 提供每种分析所使用统计方法的详细信息 b. 特别说明每个数据集的分析单位（如单个动物、一组动物和单神经元） c. 描述如何评估数据是否满足统计学方法的假设
结果		
基线数据	14	对于每个实验组，报告治疗或测试前动物的相关特征和健康状况（如体质量、微生物状况和未使用过药物或未曾用于实验）（这些信息常可用表格形式表示）
数字分析	15	a. 报告每一项分析中所包括的每组动物的数量，报告绝对数（如 10/20，而不是 50%） b. 对于分析中未纳入的任何动物或数据，需说明原因
结果与评估	16	报告每一项分析的结果及精确度测量（如标准误或置信区间）
不良反应	17	a. 给出每个实验组所有重要不良反应详细的信息 b. 描述为减少不良反应而对实验操作规程所作出的修改
讨论		
诠释 / 科学内涵	18	a. 解释结果时需考虑研究目的、假设以及文献报道的当前的理论和其他相关的研究 b. 评价研究的局限性，包括可造成偏倚的任何潜在来源，动物模型的局限性以及与结果相关的不精确性 c. 描述该研究方法或研究发现对于科研中遵循替代、优化或减少动物使用原则（3R 原则）的意义
概括 / 转化	19	评论是否、如何使本研究成果转化到其他物种或系统，包括与人体生物学的相关性
基金支持	20	列出涉及本研究的所有资金来源（包括基金号）和研究资助者的作用

本指南主要针对现代医学动物实验设计，由于中医证候动物模型本身的特殊性，笔者基于此并根据中医证候模型的特点提出如下建议，即"中医证候模型研究报告增加条目"，以与之参阅，具体内容见表 5-6 所示。

表 5-6　中医证候模型研究报告增加条目

	条目	内容
标题	1	体现所建立模型的中医证候名称，如是中西医病证结合模型则需要明确现代医学疾病和中医证候名称
研究背景	2	①"证因"（造模方法）及暴露剂量是如何确定的
		②现代医学疾病造模因素与中医证候造模因素之间的关系
		③研究目标证候的哪方面特点
		④所选择的模型动物是否适合该证候的研究
试验设计	3	①明确"证因"的暴露剂量（物理化学方法、组合方式、时间等）
		②对现代医学疾病造模因素和中医学证候造模因素施加先后顺序的描述，明确病基础上的证还是证基础上的病
结果	4	①重视对模型生物表征的描述，包括舌象、"尾象"，若有条件则增加脉象等
		②对与临床证候相关的组织结构、功能改变和微观指标的检测／检查结果描述
		③药物反证结果的描述（组间、前后对比）
		④模型的成功率
讨论	5	①对中医证候反证用药组和空白对照组、模型组、证候自然恢复反证组进行对比分析
		②将证候生物表征与客观检测指标联系起来进行分析
		③模型"证因"模拟→患者"证因"的对比
		④生物表征→患者症状的对比分析
		⑤模型某项功能→患者机体功能的对比分析
		⑥模型某项指标→患者对应检测指标（包括改变方向与程度）分析
		⑦模型治疗后症状和指标改善→患者辨证论治后症状和指标改善分析

第五节　中医证候动物模型命名的探讨

随着现代科学技术的发展，中医药的研究已经完全突破了长期以来以经典校注、印证发挥和临床诊治观察为主的传统模式，动物实验研究已经成为现行中医科研方法体系的一个重要组成部分，并实现了中医证候研究从临床向实验室的过渡，为中医临床研究提供了一个较好的载体和佐证。研究表明，中医证候模型的四诊表现和实验室检测数据与人有相似的地方，可以用以模拟人类证候；当然，中医和中兽医近似相同的理论基础，也从侧面佐证了中医证候模型的可行性。中医证候动物模型研究至今已近半个世纪，但以证候动物模型的生物表征比照人的生物表征来判断动物模型某证建立成功与否的方法，由于当今科学发展水平的限制，无疑已经成为中医证候动物模型发展的瓶颈。所以必须加强中医证候动物模型命名方法后研究以期为临床提供切合实际的临床前研究载体。

一、进行中医动物模型研究的必要性

《素问·宝命全形论》说："天覆地载，万物悉备，莫贵于人"，为什么人最贵？《荀子·王制》在分析了"水火""草木""禽兽"都由气构成之后说："人有气有生有知亦且有义，故最为天下贵"。现代医学研究也规定，进行正式的临床研究之前必须有动物实验的数据，使得人的"贵"得以确立，也使得动物实验作为临床的前期研究得以确立。而且研究发现动物对于同一个施加因素干预后，表现于外虽则种属有异，但内在的生理病理变化则是相同或相近的，比如对大鼠基因组的研究已经非常深入且大鼠基因组与人的基因组序列较为相似；所以动物模型作为实验室的体外研究与人类发病研究之间的桥梁，对很多疾病的临床状态研究有非常重要的作用。而且，中医要实现质的飞跃，完成中医证候研究从临床向实验室的过渡、人向动物的过渡，必然要借助中医证候动物模型。

虽则不同医学基于各自不同的理论体系会对疾病（或患病机体）有不同的阐述，但由于其所针对主体的同一性，决定了它们之间的可通约性。中医学经过几千年的发展，一直在不断借鉴吸收其他学科的先进成果，比如中医初始形成阶段，哲学在社会生活中占据统治地位，所以先贤们就借鉴了哲学的思维方式，形成了中医的哲学思辨医学模式，解释医道医理首先从哲学的观点出发。后来，中医又不断接受并吸纳了易学、数学、理学等学科的思维方式。也就是说中医历来是开放的、是善于借鉴和吸收当时先进的科学和思维发展模式的。

王永炎院士曾提出"证候是四诊信息表达的机体病理生理变化的整体反映状态"，就是说"候"是"证"即机体内部状态的反映，而中医讲究的也是辨证论治，而不是"辨候论治"。所以理论上讲，只要机体内部出现了病理生理的一系列变化，不论有无异常生物表征的表现，理应诊断为某种"证"。古人之所以重视"候"的作用，不过是限于当时的技术诊断水平。时至生命科学技术迅速发展的今日，我们应该在证的诊疗上有所突破，争取在"候"出现之前就诊出某种"证"的存在，所谓"候前状态"，即有"证"无"候"的状态，提前干预，"务在先安未受邪之地"，以防病邪"陷入易易耳"，为中医"治未病"提供支持，这无疑必须借鉴动物模型。

二、传统意义上的中医证候动物模型命名及其优缺点

传统的诊疗方式是，由一组症状我们可以判定为某种证，也就是所谓的证候诊断标准，而且可以推测其内部存在生理病理状态的改变。那么我们在一种生存状态的模拟下，一段时间，动物模型出现了某组症状，而且这组症状有着一定的稳定性，经过检测，模型机体内部确实处于一个异于正常的病理生理状态，那么在生命科学技术迅速发展、各种诊疗手段日益丰富的今天，我们该如何在中医理论的指导下对该组模型的症状进行证候学的科学命名呢？

目前对中医动物模型的命名主要依据动物模型已经出现了的生物表征（四诊表现）和人的某种证所表现生物表征的符合程度，制定所谓的主证、次证和哪个证的诊断标准符合得多一些就诊断为哪种证，这在中医学的发展中无疑是一个创新，一定程度上促进了中医实验科学的发展。但目前的实际情况是，我们至今很难搞清哪怕是灵长类动物猿或者猴的某一表现到底和人的表现是否表达相似的意义。譬如人有喜怒哀乐，高兴了有的表现方式是笑，而有的表现方式则是哭，还有的表现为进食各种零食。关于动物，是否有相似或相近的现象出现，这也值得考证。至于啮齿类动物，就更值得我们去研究其具体的"生活方式"和"行为准则"了，至于其具体表现代表的意义，需要花更长的时间和更大精力去探索。而且，中医证候讲究的是相互联系与演变的过程和趋势，这样以某一时点动物模型的生物表征比照人体生物表征的模型命名方式可能会陷入僵化，使流动的证候演变为生硬的症状比对，有失证候的实质内涵。

三、中医证候动物模型命名的探讨

中医证候具有相当的复杂性，当我们都在为动物模型的四诊表现与人相似的四诊表现所表达的实质内容相似与否而殚精竭虑、苦苦考证的时候，我们是否可以换一种思维方式，从源头即古人当初是如何根据症状凝练命名为某种证的思维方式出发来给

动物模型的证候诊断以命名，部分摆脱仅靠生物表征对应生物表征的动物模型评价及命名依据呢？因为，在中医形成的初始阶段，并没有现成的某种证的诊断标准，都是在古人的探索中形成的对一组综合症状病机探讨、方证相应基础上的命名，后来才成了诊断依据。那么古人是怎样命名证候名称的呢？一般而言，《黄帝内经》确立的证候命名要素有致病因素（如风、寒、暑、湿、燥、火）、病变部位（如脏腑、经络、营卫、气血、津液等）、病变性质（如寒热、虚实）和病变态势。具体操作是根据疾病的临床表现，按构成证候类型之要素加以分析，然后进行有机综合，给予命名，以此构成证候名称，从而反映病变实质。正如本章第三节所述，我们在进行中医证候动物模型命名的时候也应该先花一些时间和精力来摸准该类动物的常态和非常态，寻找在与人体导致某证候相同或近似的施加因素作用下，该动物的病变部位和病变性质，并推导病变态势。基于该类动物出现的主症、次症，详加观察分析并予以归纳，并通过各种手段去揭示其可能存在的生理病理状态，以该病理生理状态为辅助中介并比照人的生物表征来命名该组动物模型，进而总结出该组症状所表达的与人类相似的中医临床意义，即揭示某证在动物模型上的实质内涵，内涵相同则证候命名一致，而非先入为主的完全由人的证候诊断标准来比对模型。

无疑诊断依据的形成和规范促进了中医临床学术的发展和服务范围的扩大，增加了可操作性和可信度。但是我们现在在对中医动物模型的研究中，采用了一条恰好与古人相反的思维方式，我们是在假定动物模型所有表现和人类相同/相近的前提下，采用从人类得来的证候诊断标准来诊断命名动物模型的。当然有的时候我们会"反弹琵琶，出奇制胜"，但是如果我们能回本溯源，从另一种与当初中医证的命名阶段相似的思维方式出发来给中医证候动物模型命名，也就是用古人总结命名中医证候名称的思维方式，在相当长的一段时间内，分别从人和动物出发来总结证候内涵，形成统一的人和动物通用的"证"的命名，其机体内在的病理生理状态是相同或者相近的，但其"候"由于不同的种属和行为表现方式的不同可能会有所不同，就是说同一个"证"在动物和人身上会表现出不同的生物表征，但是这一组不同的生物表征代表的内涵是相同的，因为病机相同。以病机的改变为主要评价手段命名中医证候模型，以期提供一个与传统中医的思维方式及证候实质更吻合的中医证候模型命名方式。

小　结

　　中医证候动物模型研究是中医证候研究的重要组成部分，可以一定程度弥补中医证候长于宏观而疏于微观的不足，但如何成功建立与中医临床契合度高的中医证候模型并进行正确评价是目前急需解决的科学问题。本章在分析中医病因模型、现代医学病理模型和中西医病证结合模型三种中医证候模型的优缺点的基础上，总结形成"中医证候模型质量评价表"，并对 ARRIVE 指南清单进行了基于中医证候模型特点的条目补充；提出应基于此二表对现有中医证候模型进行细化分类与评价，以期揭示"证因"与模型生物表征、客观指标的可能对应关系，深化现有理念下中医证候模型的研究。进而总结出该组症状在模型所表达的与人类哪个证的中医临床意义相似或相同，内涵相同则证候命名一致，而非先入为主的完全由人的证候诊断标准来比对模型。同时，提出可仿照中医临床研究，实现临床试验设计者与中兽医之间密切合作，制定良好的"动物病证"纳入和排除标准，在各动物诊疗机构招募"动物病例"，开展基于临床试验设计模式的"动物中医证候临床研究"，或许可以拿出更有意义、更切合临床实际的临床数据和中医证候客观指标，提升中医证候模型从定位基础到模拟临床的广度和深度。

第六章
中医药物研究

中医的药物起初是药食同源，是我们的祖先在长期生存生活实践中积累起来的成果。随着文字的发明，中华文明的发展，人们赋予中医药十分丰富的文化底蕴，形成了丰富的药物研究理论和实践。随着现代生命科学的发展及其对中国历史的影响，这种局限于经验积累和辩证分析而缺乏科学的研究方法的中药研究，大大地限制了中药的发展。而中药现代化可能是其适时而存的必然趋势，也是满足人们对中药产品"三效"（高效、速效、长效）、"三小"（剂量小、毒性小、副作用小）、"三便"（便于储存、便于携带、便于服用）消费需求的必由之路。

第一节　灿烂悠久的历程

一、中国药物研究的历史

中国的药物起初是药食同源，是我们的祖先在长期生存生活实践中积累起来的成果。在原始时代，我们的祖先由于采食植物和狩猎，得以接触并逐渐了解这些植物和动物及其对人体的影响，不可避免地会引起某种药效反应或中毒现象，甚至造成死亡，因而使人们懂得在觅食时有所辨别和选择。为了同疾病作斗争，上述经验启示人们对某些自然物的药效和毒性予以注意。古人经过无数次有意识的试验、观察，逐步形成了最初的药物知识。古有"神农尝百草"的传说，所谓"尝"，指的就是当时的用药都是通过人体自身的试验来了解其治疗作用的。原始社会的后期，人们从野果与谷物自然发酵的启示中，还逐步掌握了酒的酿造技术。至殷商时期，酿酒业已十分兴盛。酒不仅是一种饮料，更重要的是具有温通血脉、行药势和作为溶媒等多方面的作用，故古人将酒誉为"百药之长"。酒的发明促进了中国医药的进步。

在文字还未产生前，先民们尝百草获得的经验只能靠口耳相传来交流传播，之后有了结绳契刻的记载方法。随着文字的发明，对药物的认识和研究开始用文字记载，这就是药物典籍的起始。目前我国现存最早的药物专著是《神农本草经》，该书是汉以前药学知识和经验的第一次大总结，标志着中国药物从单纯的临床经验积累发展到了系统理论总结阶段。此书奠定了我国药物典籍的基础，之后中医的药物研究沿着其既定的方向和开拓的道路，不断向横向及纵深发展。到了南北朝时期，陶弘景著《神农本草经集注》是对《神农本草经》的补充和注释；唐代的《新修本草》（又称"唐本草"），为中国古代第一部由国家行政力量组织编纂和发行的官修药物专著，它标志着政府已全面介入中药的管理。自此以后，每隔一段时期，都会有新的药物著作问世，而且往往都有政府的介入，如《开宝本草》《嘉祐补注本草》等。时至明代，伟大的医药学家李时珍编纂的《本草纲目》更是使我国的中药典籍发展到成熟的阶段。此书载药 1 892 种，附方 11 000 多个，并按药物的自然属性，分为十六纲，六十类。每药之下，分释名、集解、修治、主治、发明、附方及有关药物等项，体例详明，用字严谨，是中国本草史上最伟大的著作，也是中国科学史中极其辉煌的成就。到了今天，中药已列入国家药典，对各种中药的性状、成分等均按现代科学进行了规范。此外，国家对中药的种植、生产、销售各环节都分别制订 GAP、GMP、GSP 等全面质量管理体系，中药发展已走上现代化道路。

二、中药现代化历程

中国传统药物即中药，经过几千年的积累和发展，已经积累了大量的经验。由于中药的疗效确切，有数千年的临床经验，加上现在的科学研究，中国医药在世界范围内逐渐得到了承认和发扬。正如诺贝尔生理学或医学奖得主屠呦呦所说的"青蒿素是传统中医药送给世界人民的礼物"，中药是人类共同的财富，应该由全人类共享。中医学的发展赋予了"百草"药物的内涵，使其成为具有性、味、归经和功效主治的"本草"。在我国"一元医学"的中医学向"二元医学"的中西医学迈进的过程中，医学家们发现，如果对中药的研究始终局限于经验积累和辨证用药分析，而忽视现代科学的研究方法，将不利于中医药的深入发展，也不利于中药的现代化和国际化。过去，中药在国际社会和现代生命科学领域上的认可度和接受度不高，主要原因是中药的成分不清、药效不明、质量不可控。由此提示，中药要被现代生命科学认可，其关键则是用国际标准和世界语言来揭开神秘的中药"黑箱"，即中药现代化。其实，中药现代化数十年前就开始提出，但直到 20 世纪 90 年代中后期才形成真正意义上的"中药现代化"概念。1996 年，政府启动《中药现代化科技产业行动计划》（简称《中药现代化计划》），旨在使中药具备安全性、药效、质量、作用方式、机制等方面的科学依据。经过 20 年的艰苦探索，我国在中草药栽培、中药化学、中药药理学、中药加工、中药质量控制、中药安全性、中药药效验证、中药生产质量管理规范以及中药制药工艺等方面取得了巨大进步。随着制定和实施 GAP、中药质量控制模式从单标记模式转变为以指纹图谱和多组分分析为主要特征的整体研究等一系列规范化的制度，中药现代化逐渐走上正轨。

三、中医药物研究现状与未来研究重点

目前，由于国家对中药的研究逐渐重视，我国对中药的研究已向应用先进的科学技术方向发展。特别是近十余年来，中药在基础性研究方面取得了较好的成果。主要表现在以下几个方面：①在中药资源研究方面，对全国的中药资源进行了普查，我国现有的药物资源种类达 12 870 种；②在中药的品种整理和质量研究方面，对 200 种常用中药进行了系统的品种整理和质量研究，对每味中药都进行了系统的考证、调查和研究；③在中药的化学成分和药效物质基础研究方面，已对 300 余种中药进行过较系统的化学成分研究，分离和鉴定了 6 000 多种新的天然产物，包括可能用于新药开发的大量生物活性化合物；④在中药的生物技术研究方面亦取得了可喜的进展，对十余种植物建立了液体培养系统，经过筛选已使有效成分的含量达到或超过原植物。在此基础上，未来中药基础性研究应重点从以下领域进行开展：一是中药的药效物质基础研究。包括：①以常用中药为研究对象，得到具有不同药理作用的化合物，鉴定化学结构，从而最终明确有效成分。②加强对常用水溶性成分的研究。③对道地药材的化学成分进行系统的研究，从而发现有价值的道地药材特征性有效成分。④阐明中药炮制前后化学成分的种类和含量发生变化对于活性成分的影响。⑤有的中药品种亲缘关系密切，化学成分相似，临床应用却不同；有的中药品种亲缘关系疏远，临床应用有很大区别，但却有相似化学成分。比较这些药物的化学成分，有望发现新的化学成分。二是从中药中寻找活性先导化合物。主要途径：从粗提取物开始，进行活性导向

分离，最终分离鉴定活性先导化合物；加强对我国特有的、具有药用价值的动植物药材的研究。三是对民族药和民间药中一些有特色的药物开展系统的研究。四是对单味药材进行研究的基础上，开展中药复方的有效成分研究。五是分离纯化水溶性成分，微量高效成分的新技术研究。

中药现代化研究的内涵很丰富，除了中药基础性研究方面，未来中医药物研究的重点还要从以下几个方面入手：一是发挥传统优势，加强中草药的化学成分研究。我国有丰富的中医药物资源，从中医药物中寻找和发现先导化合物的工作是创新药物的关键，尽管我国中医药物资源丰富，可由我国学者独立发现的天然先导化合物目前仅有青蒿素。二是加强中草药活性成分的构效关系研究。三是发展与结构修饰有关，以提高活性或降低不良作用为目的的半合成药物。四是开展天然组合化学研究。五是加强药用植物资源的再生研究。

第二节　研究技术与方法

随着中药现代化的不断深化，中药的现代化研究不仅仅是中药的化学成分研究、药理研究等，而是依靠现代先进科学技术手段，将来源于经验和临床的传统中药，遵守严格的规范标准，研究出优质、高效、安全、稳定、质量可控、服用方便，并具有现代剂型的新一代中药，符合并达到国际主流市场标准，可在国际上广泛流通的全过程。这个过程包括：中药理论现代化、中药质量标准和规范现代化、中药生产技术现代化、中药的文化传播现代化和提高中药产品的国际市场份额。因此，利用现代先进科学技术手段，建立一套适用于中药现代化研究的技术方法尤为重要。

一、中药提取现代化的技术方法

中药提取是中药生产过程中最基本和最重要的环节之一。中药提取的目的是最大限度地获得药材中的有效成分，避免有效成分的分解流失和无效成分的溶出。随着科学技术的快速发展，依托其他科学领域的新技术，中药提取新技术也层出不穷。现有的中药提取、分离、纯化的技术方法主要有：

1．**半仿生提取法**　简称 SBE 法，是将整体药物研究法与分子药物研究法相结合，从生物药剂学角度模拟口服给药及药物经胃肠道转运的原理，为经消化道给药的中药制剂设计的一种提取工艺。具体做法是先将药料用一定 pH 的酸水提取，继以一定 pH 的碱水提取，提取液分别滤过、浓缩，制成制剂。这种提取方法可以提取和保留更多的有效成分，缩短生产周期，降低成本。

2．**仿生提取法**　该方法是针对半仿生提取法的缺陷改进的。它模拟人体胃肠道的内环境，提出用人工胃液、人工肠液在低温下提取中药，并且引进酶催化，使药物转化成人体易综合利用的活性混合物。

3．**CO_2 超临界流体萃取**　超临界流体兼有气、液两者的特点，密度接近于液体，黏度和扩散系数接近于气体，它不仅具有与液体溶剂相当的溶解能力，而且具有优良的传质性能。超临界流体萃取具有高选择性、高收率、低毒害等优点，但操作压力大、萃取时间长、提取能力小、萃取效率有待进一步提高、对极性物质萃取能力弱及萃取物纯度不高等不足。针对这些不足，研究者进行了 SFE-CO_2 新技术研究。主要的新技术包括超临界 CO_2 微乳技术、夹带剂强化超临界 CO_2 技术、超临界 CO_2 络合萃取、外场强化超临界 CO_2 萃取技术、超临界 CO_2 萃取与其他分离技术结合。

4．**高速逆流色谱法**　这是两个互不混溶的溶剂逆向流动，样品在两相之间分配，而不采用固态吸附剂的全液态色谱法。它的优点就是不存在样品的不可逆吸附，样品可定量回收，极大地控制了样品的变性问题，样品不会遭到破坏。该技术分离效率高，产品纯度高，不存在载体对样品的吸附和污染，具有制备量大和溶剂消耗少等特点，尤其适用于制备性提取。应用该技术研究生物碱、黄酮、蒽醌、香豆素、萜类等成分的分离都取得了较好的效果。目前已成功开发出分析型和生产型两大类，用于中草药成分的分离制备和定量分析。

5．**微波提纯技术**　微波提纯是利用微波场中各种物料吸收微波能力的差异使得基体物质的某些区域或萃取体系中的某些组分被选择性的加热，从而使得物质内部产生能量差或热能差，使被萃取的物质有足够的动力从基体物料中分离。微波加热的原理有两个方面，一是通过"介电损耗"或称为"介电加热"，二是通过离子传导。微波具有很强的穿透力，可以在反应物内外部分同时均匀、迅速地加热，故提取效率较高。因此利用微波提取植物有效成分具有简便、快速、加热均匀的优点，但不适用于热敏性成分的提取。微波辐射技术在食品萃取工业和化学工业上的应用研究虽然起步只有短短几年的时间，但已凸显出其优越性：反应或萃取快；产率高，产品质量好；后处理方便；安全；无污染，属于绿色工程；生产线组成简单，节省投资。

6．**大孔树脂吸附分离技术**　大孔吸附树脂是一类不含离子交换基团，具有大孔结构的高分子吸附剂。理化性质稳定。不溶于酸、碱及有机溶媒，对有机物有浓缩、分离的作用，且不受无机盐类及强离子、低分子化合物的干扰，其吸附性能与活性炭相似。与范德华力或氢键有关。同时，网状结构和高比表面积，使得其具有筛选性能。大孔吸附树脂法主要用于从中药复方煎液中有选择地吸附其中的有效成分和去除无效成分。该技术20世纪70年代末逐步应用到中草药有效成分的提取分离。近年来在新药研究中的应用较多，适用的新药类别有四种：中药有效成分的粗分和精制；单味中药有效部位的制备；中药复方有效部位的制备；中药复方制剂中糖、氨基酸、多肽等水溶性杂质的去除。

7. **膜提取分离技术**　这是现代分离技术领域中先进的技术之一。使用膜技术（包括超滤膜、微孔滤膜、半透膜、反渗透膜等）可以在原生物体系环境下实现物质分离。与其他提取方法相比具有明显潜在优势：富积产物或滤除杂质效率高；无须加热浓缩，有效成分不被破坏，能耗小；有效膜面积大，滤速快。该法与其他分离方法如高速离心法、醇处理法等结合用于中药液体制剂的澄清、分离、提取和浓缩。特别适用于中药注射剂等液体制剂。

二、中药复方现代研究的技术方法

"辨证论治"和"君 - 臣 - 佐 - 使"等原则是中医用药的精髓，其组方之间的科学配伍规律存在许多未知的难点和疑点需要深入研究和探讨。中药不等于一般的植物药，它必须具备中药应有的内涵，且中医药治病防病理念和实践的精华在于复方用药，因此，从中药的"整体观""辨证论治"出发，中药复方现代化研究是中药现代化的重要方向。近年来，国内中药复方现代化研究顺应当前医药科学发展趋势，综合应用现代医学、生物学、中医、药理、药化、制剂、数学以及计算机等学科的概念和方法，将现代科学新技术、新方法与中医药传统理论及组方治病原则相结合，构建一个全方位研究中药复方的技术平台、研究方法，对中药复方进行整合性研究。

1. **中药复方研究与生物芯片技术相结合**　综合应用基因芯片、蛋白芯片、组织芯片等生物芯片技术，结合现代药理学研究方法，并与中药复方组方原理君臣佐使、药味、药性理论及用药剂量相联系，全面分析构成复方诸要素之间的内在联系。

2. **用于中药复方研究的数据库与计算机技术相结合**　现已建立的技术数据库有中药化学数据库、中国天然产物数据库、用于中药复方研究的计算机系统等。

3. **中药代谢物组学研究**　代谢物组学是以代谢物分析的整体方法来研究功能蛋

白如何产生能量和处理体内物质，评价细胞和体液内源性和外源性代谢物浓度及功能关系的新兴学科。通常采用绘图技术、现代分析测定方法（NMR、HPLC、MS）以及应用计算机技术和统计学方法，以高通量实验和大规模计算为特征，完成细胞或生物样品所有代谢物的"指纹图谱"。其核心思想是，它能通过整体代谢物图谱直接认识生理、生化状态，并通过信息学分析方法得出内源性物质与外源性物质（化学物质和中药）相互作用的复杂关系。

4. 细胞层次 ADME/Tox 研究方法　ADME/Tox 方法是一种在细胞（特别是人源细胞或证明与人相关细胞非常接近的细胞）水平上早期进行活性与吸收、分布、代谢、清除和毒性以及药物 - 药物的相互作用研究的模式。该模式与以往 ADME/Tox 串级研究模式的区别在于提取与筛选同时进行，采用高通量技术，用细胞特别是人体细胞进行实验。将 ADME/Tox 与组合化学和生物信息学结合，构成了体内、体外和计算机三者结合的平台，可以全方位预测吸收、分布、代谢、清除和药物毒性、药物间相互作用。同时用人源细胞进行实验可极大程度地缩小人与实验动物之间的种属差异，从而做到药物研究中早期淘汰、降低失败率及不必要的损失。

5. 模糊数学与中药复方的结合　模糊数学是针对处理自然界及人类思维中普遍存在的模糊性现象而提出和建立的。传统中医药理论中存在大量模糊性概念和规律，无论是性味归经、君臣佐使、组方变化的理论探讨，还是功能主治、临床应用的具体研究，采用模糊数学方法来处理，有可能突破传统定性研究局限。在方剂配伍规律的量化研究中引入模糊数学方法，并以计算机技术为工具，有助于从复方配伍的动态性、模糊性本质上去深入而确切地开展方剂配伍规律量化研究。

6. 分子烙印技术分离中药复方有效部位　分子烙印技术是根据特定目标分子（即模板分子）制备具有高度亲和性分子印迹聚合物（molecular imprinting polymer，MIP）的技术。MIP 存在与模板分子空间结构互补，功能团相互作用（氢键、离子或范德华力等）的聚合物孔穴。MIP 与模板分子的作用类似于酶和底物的结合，对模板分子具有较强亲和性及识别能力。利用 MIP 特异亲和性从中药复方中提取、分离具有相同空间结构、相似功能团的有效部位，将会成为中药复方有效部位提取、分离的有效手段。

7. 应用肠内细菌生物转化法研究中药复方　一般认为药物进入机体后，在消化道和肠道内要发生生物转化或代谢。肠内菌微生物的中药成分生物转化法是利用肠内菌微生物中特定酶将中药成分进行多种生物转化，具有单酶或多酶的高密度转化和高度立体选择性，反应条件温和，可完成一般化学方法难以实现的反应。例如萜类、甾类、生物碱类等中药成分结构中的非活泼氢可通过微生物进行羟基化反应，生成新物质。肠内菌微生物的中药成分生物转化法对揭示中药复方药效学物质基础具有十分重要的意义。

三、中药制剂现代研究的技术方法

常规制剂、长效和肠溶制剂、控缓释制剂或药物输送系统或透皮治疗系统、靶向制剂是药物制剂发展的四个时代。传统中药的剂型研究也随着医药制剂工业的发展而得以逐步拓宽，从而更加符合日益发展的临床治疗的需要。目前中药制剂的剂型主要有：胶囊剂、颗粒剂、咀嚼片、分散片、泡腾片、喷雾剂、注射剂、软膏、栓剂、灌肠液、橡胶膏、膜剂、凝胶剂等，传统的膏、丹、丸、散已很少见。其中蕴含现代科学技术的制剂方法有：软胶囊、滴丸、控缓释制剂、膜剂、巴布剂与透皮吸收制剂、脂质体、微囊、纳米中药等。

四、中药质量控制

20 世纪 50 年代至今，是理化鉴定的现代发展阶段。由于各种现代分析技术的不断发展，紫外光谱、红外光谱、荧光光谱、原子吸收光谱、薄层色谱、气相色谱、高效液相色谱、核磁共振、扫描电子显微镜、X-衍射、各种电泳技术、差热分析技术、同工酶分析法、分子生物学技术、计算机图像分析、聚类分析等数理统计方法均被用于中药质量控制中，逐步形成一套较为科学、先进、完善的中药质量控制体系。

1. **中药指纹图谱**　中药指纹图谱是指某种（或某产地）中药材或中成药中所共有的、具有特征性的和某类或几类成分的色谱或光谱组成的图谱。其特点是：通过指纹图谱的特征性，能有效鉴别样品的真伪；通过制定指纹图谱特征峰的面积和比例，能有效控制样品质量，保证样品质量的相对稳定。目前指纹图谱已成为国际公认的控制中药或天然药材质量的最有效手段。构建中药指纹图谱的方法有很多，主要有色谱法、波谱法、X 射线衍射法及分子生物学法。色谱法为目前最常用方法，包括薄层色谱（TLC）、高效液相色谱/气相色谱（HPLC/GC）、高效逆流色谱（HSCCC）等。波谱法包括 UV、IR、NMR、MS。

2. **扫描电镜（SEM）技术**　扫描电镜已被广泛地应用于观察分析微观形态或结构的亚显微水平，其最大特点之一就是能获得具有真实感的三维物体图像。目前电镜主要用于植物中药的种子、花粉、叶表面构造的研究和蛇类中药等的研究。扫描电镜的优点是无须经过烦琐的预处理，尤其是对处于干燥状态的中药材，就能直接进行观察并获得样品表面或断面的亚显微特征。

3. **图像分析技术**　用 CCD 摄像机直接对样本进行采样，将采样图像输入计算机图像分析系统，待图像完全格式转化后，用特定的图像分析程序进行分析测定，将分别得到系列参数（如最大直径、最大横截面积、周长、体积等），然后进行数学处理。图像分析与常规测量相比具有很多优点，用计算机代替人工进行烦琐的形态学测量，可以得到三维立体参数，为生药的现代鉴别探索了一条新路子。

4．色谱与质谱联用技术　色谱技术，尤其是 GC 和 HPLC 是中药检验分析的常用手段，质谱仪作为强有力的分析仪器，能够提供大量的分子结构方面的信息。色谱与质谱的联用是应用于中药分析检验中最为活跃的技术，能够使样品的分离、定性、定量一次性完成。

5．超临界流体萃取法与色谱法联用（SFE-C 或 SFC）技术　SFE 所用的流动相是 CO_2 超临界流体（SF），并加入改性剂以调节溶解、洗脱能力、改善峰形。一般采用 GC 型检测器，如火焰离子化检测器（FID），电子捕获检测器（ECD）等。由于 SFC 对生产工艺及技术上的要求比较高，目前仅对少量用 HPLC 和 GC 都无法进行分析的物质才考虑采用 SFE-C 分析。

6．高效毛细管电泳（HPCE）技术　其原理是以高压电场为驱动力，以毛细管为分离通道，依据样品中各组分之间电泳淌度或分配行为的差异而实现分离的液相分离技术。它将电泳技术和色谱技术结合，是一种分离效率高、检测灵敏度高、样品用量少的分析技术，兼有电泳和色谱技术的双重优点，被认为是目前最重要的分离、分析手段之一。

中药现代化需要药学工作者发扬传统中药优势，在继承传统研究方法的基础上，融合分子生物学、生物信息学、地理信息学、生态学、生药学等的前沿技术与方法，推陈出新，建立一套适合于中国国情的，能够被国际广泛接受的规程，还有很长的一段路要走。

第三节　范围与举例

随着现代化学、药学及分子生物学的发展，已有可能从微观上、分子水平上去探索与阐明中药有效性的物质基础。在进行中药及其复方的研究中，应当以中医理论为指导，紧密结合药理实验与临床研究，应用现代科学方法和分离、分析手段，把中药及其复方的化学成分、结构、理化性质、量比关系和进入人体后所产生的疗效机制研究清楚，进而从分子甚至基因水平阐明中药的性能功效和使用规律的物质基础，为用现代科学的语言解释中药、认识中药提供有力的科学依据，只有这样，中药现代化才能成为真正意义上的现代化。

而单味中药的化学成分，特别是有效成分的研究是研究复方有效成分和开发新药的基础，迄今为止人们已对中药进行了大量的化学研究，并从单味中药中分离得到大量化合物。其中不少应用于临床：如丹参多酚治疗冠状动脉粥样硬化性心脏病，黄芪注射液用于肺心脑疾病，三七总皂苷广泛用于心脑血管疾病，甘草酸制剂用于肝脏疾病，青蒿素治疗疟疾等。

一、丹参（Salviae Miltiorrhizae Radix et Rhizoma）

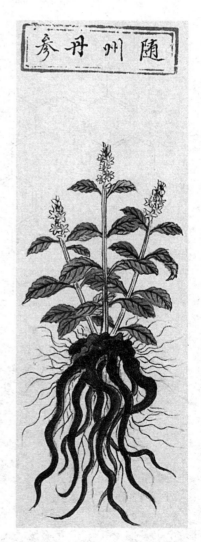

丹参（图6-1）为唇形科植物丹参 *Salvia miltiorrhiza* Bge. 的干燥根和根茎。味苦，性微寒，归心、肝经。具活血祛瘀，通经止痛，清心除烦，凉血消痈之功效。用于胸痹心痛，脘腹胁痛，癥瘕积聚，热痹疼痛，心烦不眠，月经不调，痛经经闭，疮疡肿痛。始载于《神农本草经》，被列入上品，认为可用于心腹邪气，肠鸣幽幽如走水，寒热积聚，破癥除瘕，止烦满，益气。

1. 化学成分

丹参主要含有两类活性成分（图6-2），包括以酚酸为代表的亲水性成分和以丹参酮类为代表的亲脂性成分。水溶性的成分以酚酸类物质为代表，如丹参素（tanshinol）、咖啡酸（caffeic acid）及一系列低聚物丹参总酚酸（salvianolic acids）。丹参总酚酸包含丹参总酚酸 A ～ K，其中以丹酚酸 B 含量最高，丹酚酸 B（$C_{36}H_{30}O_{16}$）作为丹参质量控制的标准，《中华人民共和国药典 2020 年版》规定其含量不少于 3.0%。另有丹参酸甲、乙、丙，原儿茶酸、原儿茶醛等。脂溶

图6-1　丹参（《本草品汇精要》）

261

性成分包括多种菲醌衍生物，如丹参酮Ⅰ（tanshinone Ⅰ）、丹参酮ⅡA（tanshinone ⅡA）、丹参酮ⅡB（tanshinone ⅡB）、隐丹参酮（cryptotanshinone）、二氢丹参酮（dihydrotanshinone）等。有文献报道，丹参酮ⅡA在丹参中的含量不应少于0.3%，丹参酮Ⅰ及隐丹参酮在丹参中的含量不少于0.1%，二氢丹参酮在丹参中的含量少于0.1%。丹参酮类作为丹参质量控制的标准，《中华人民共和国药典（2020年版）》规定含丹参酮ⅡA（$C_{19}H_{18}O_3$）、隐丹参酮（$C_{19}H_{20}O_3$）和丹参酮Ⅰ（$C_{19}H_{12}O_3$）的总量不得少于0.25%。另有羟基丹参酮、丹参酸甲酯、丹参新酮、丹参醇、丹参酚等。

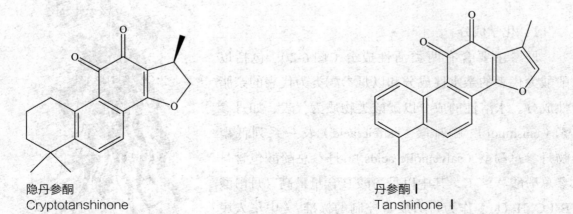

丹酚酸 B
Lithospermic acid B

丹参酮 ⅡA
Tanshinone ⅡA

隐丹参酮
Cryptotanshinone

丹参酮 Ⅰ
Tanshinone Ⅰ

图 6-2　丹参的主要化学成分

2．药理作用

水溶性的丹酚类成分的药理作用以抗氧化、抗炎、抗血栓形成、心血管保护作用更为明显。脂溶性的丹参酮类成分的药理作用以改善血液循环、心血管保护、神经保护和抗癌作用为主。

3．现代应用

作为一种传统的活血化瘀中药，丹参在临床上被广泛应用，《本草纲目》中作过论述："按《妇人明理论》：四物汤治妇人病，不问产前产后，经水多少，皆可通用。惟一味丹参散，主治与之相同。"现代临床上主要用于治疗冠状动脉粥样硬化性心脏病、心绞痛、缺血性中风等疾病。临床研究表明丹参还可以用于治疗糖尿病并发末梢神经炎、慢性肝病、小儿病毒性心肌炎、脉管炎、硬皮病、过敏性紫癜、血管性头痛、哮喘以及鼻炎等。目前临床应用的丹参制剂有丹参注射液、丹香冠心注射液、丹参滴丸、复方丹参片、复方丹参注射液、丹参多酚注射液等。其中，以活性成分丹参乙酸镁为基础研制出的现代中药丹参多酚酸盐粉针剂，可治疗冠状动脉粥样硬化性心脏病、心绞痛等。

二、黄芪（Astragali Radix）

黄芪（表6-3）为豆科植物蒙古黄芪 *Astragalus membranaceus*（Fisch.）Bge.var. *mongholicus*（Bge.）Hsiao 或膜荚黄芪 *Astragalus membranaceus*（Fisch.）Bge. 的干燥根。

味甘，性微温，归肺、脾经。具补气升阳，固表止汗，利水消肿，生津养血，行滞通痹，托毒排脓，敛疮生肌之功效。用于气虚乏力，食少便溏，中气下陷，久泻脱肛，便血崩漏，表虚自汗，气虚水肿，内热消渴，血虚萎黄，半身不遂，痹痛麻木，痈疽难溃，久溃不敛。《神农本草经》中被列入上品：味甘，微温。主治痈疽，久败疮排脓止痛，大风癞疾，五痔，鼠瘘，补虚，小儿百病。

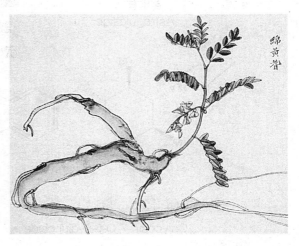

图6-3　黄芪（《本草图汇》）

1. 化学成分

目前,已经从蒙古黄芪和膜荚黄芪中分离得到的主要化学成分包括:①黄酮类:约有 40 种黄酮类化合物,其中包括黄酮、异黄酮、异黄烷、紫檀烷 4 大类。②皂苷类:已发现 40 多种三萜皂苷类化合物,主要有黄芪皂苷 I - Ⅷ、乙酰基黄芪皂苷 I、异黄芪皂苷、大豆皂苷、黄芪皂苷甲、黄芪皂苷乙等。③多糖类:黄芪的多糖成分主要有葡聚糖和杂多糖,葡聚糖包括水溶性葡聚糖和水不溶性葡聚糖,杂多糖大多是水溶性酸性杂多糖。④生物碱类:目前从蒙古黄芪中分离鉴定出 6 种生物碱类化合物,分别为黄芪碱 A、B、C、D、E、F。⑤氨基酸类。⑥微量元素。⑦其他化学成分:黄芪中还含有多种其他物质成分,如黏液质、维生素 D、β- 谷甾醇、棕榈酸等。其中,作为黄芪质量控制的标准,《中华人民共和国药典(2020 年版)》规定黄芪甲苷含量($C_{41}H_{68}O_{14}$)不得少于 0.080%,毛蕊异黄酮葡萄糖苷含量($C_{22}H_{22}O_{10}$)不得少于 0.020%(图 6-4)。

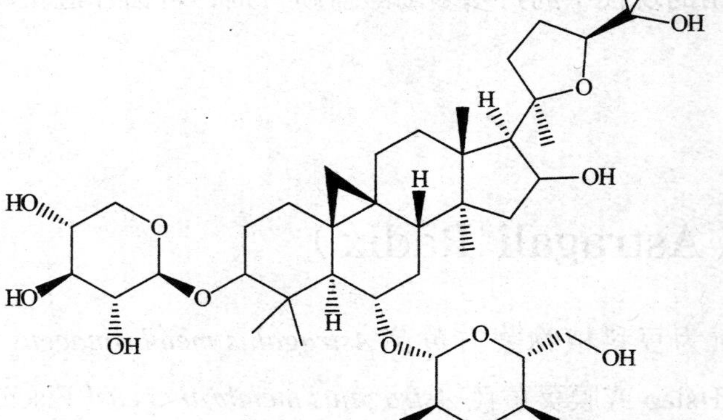

黄芪甲苷
Astragaloside

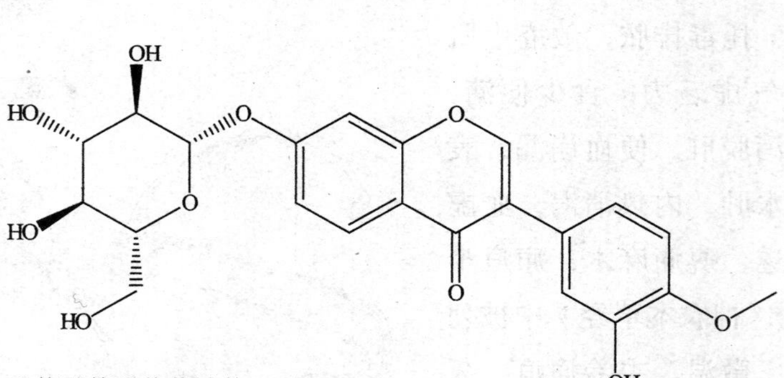

毛蕊异黄酮葡萄糖苷
Calycosin-7-O-β-D-glucoside

图 6-4 黄芪的主要化学成分

2．药理作用

增强机体免疫功能，增强骨髓造血功能，对物质代谢的影响，增强性腺功能，延缓衰老，对心血管系统的影响（①对脑血管的作用；②对血压的双向调节作用；③对心肌的作用；④抗血栓作用；⑤降血脂作用；⑥促血管生成作用；⑦对血管平滑肌的影响），抗肿瘤作用，抗菌作用，保肝作用，抗溃疡作用，抗辐射作用，对中枢神经系统的作用，对肾的作用，对肺的作用，利尿作用等。

3．现代应用

黄芪是补气固表的良药，可与多种药物配伍发挥不同的作用，广泛应用于临床。黄芪水提液可使肝炎患者的总补体和各补体含量升高促进抗体生成，黄芪注射液为中药黄芪提取物制成的针剂，具有益气养元、扶正祛邪、通脉养心、健脾利湿的作用，比黄芪的应用更加广泛，在临床上常用于肝硬化、过敏性鼻炎、病毒性心肌炎等肺心脑疾病方面。

三、三七（Notoginseng Radix et Rhizoma）

三七（图 6-5）为五加科植物三七 *Panax notoginseng*（Burk.）F.H. Chen 的干燥根和根茎。味甘、微苦，性温，归肝、胃经。具散瘀止血，消肿定痛之功效。用于咯血，吐血，衄血，便血，崩漏，外伤出血，胸腹刺痛，跌仆肿痛。《神农本草经》有"景天三七"一药，表明秦汉时期的确有"三七"一物，并已经被用于药方之中。《本草纲目》曰："甘、微苦，温，无毒。止血，散血，定痛，金刃箭伤、跌扑杖疮、血出不止者，嚼烂涂，或为末掺之，其血即止。亦主吐血衄血，下血血痢，崩中经水不止，产后恶血不下，血运血痛，赤目痈肿，虎咬蛇伤诸病。"

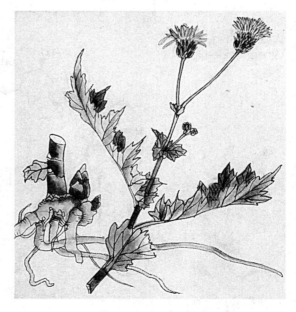

图 6-5　三七（《本草图汇》）

1. 化学成分

三七的活性成分包括诸如无机离子与无机盐类、氨基酸、黄酮类、三七多糖、生物碱、抗菌蛋白糖类、聚炔醇类、瑙醇成分挥发油、三七素以及三七皂苷类等。

其中最为重要的活性成分当属皂苷类成分。当前，从三七中分离提纯、鉴定出多达 70 余种皂苷类成分，如三七皂苷 Rh_1、Rh_2、Rg_1、Rg_2、Rb_1、Rb_2、Rc 及 F_2 等。黄酮类成分主要包括槲皮素、山柰酚及槲皮素的糖苷，目前从三七总挥发油中分离鉴定出 34 种化合物，主要有莎草烯、α- 榄香烯、γ- 杜松烯、α- 愈创木烯、β- 愈创木烯、δ - 愈创木烯等。三七素为三七中一种特殊的氨基酸，具有非常好的止血作用。《中华人民共和国药典（2020 年版）》规定，三七中含人参皂苷 Rg_1（$C_{42}H_{72}O_{14}$）、人参皂苷 Rb_1（$C_{54}H_{92}O_{23}$）及三七皂苷 R_1（$C_{47}H_{80}O_{18}$）的总量不得少于 5.0%（图 6-6）。

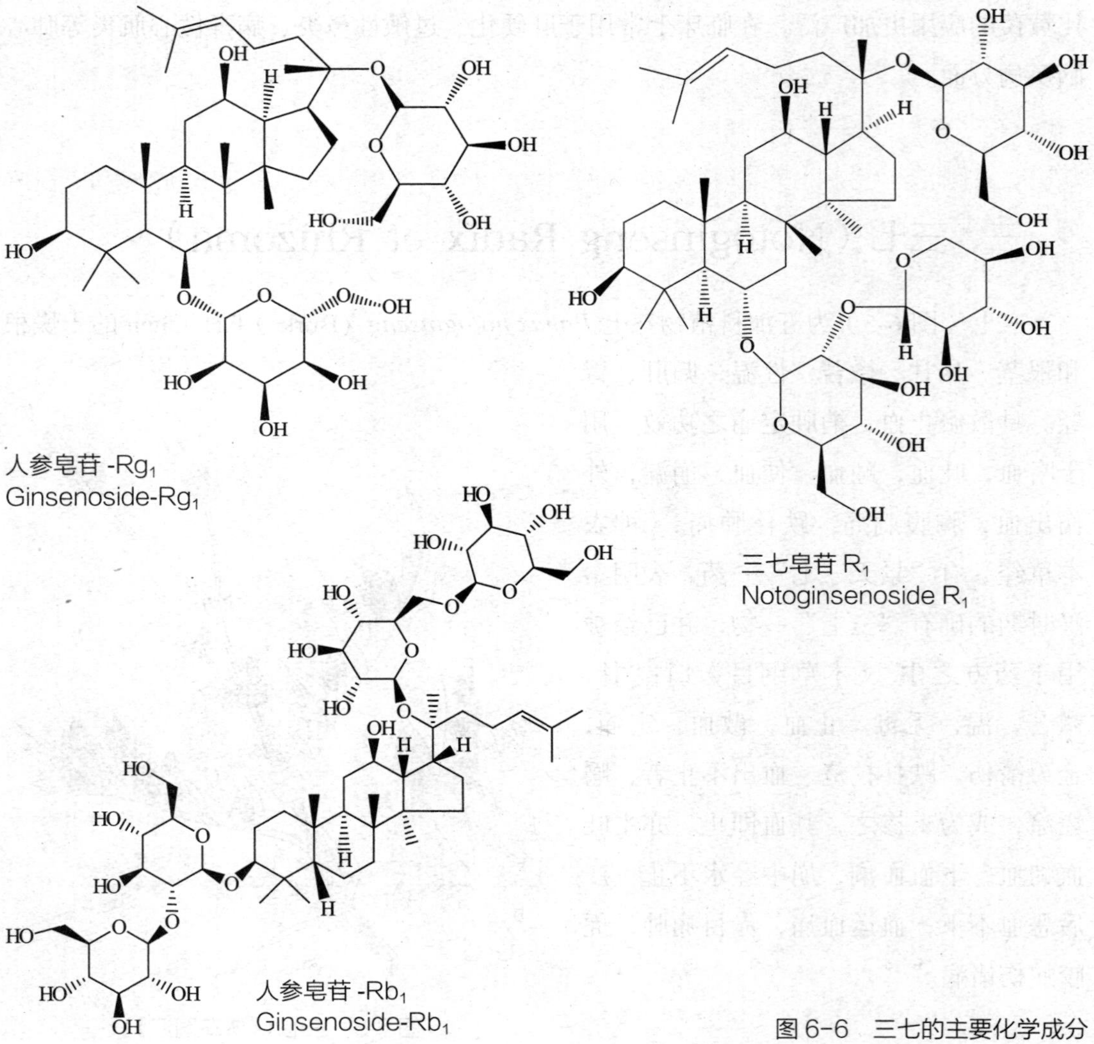

人参皂苷 -Rg_1
Ginsenoside-Rg_1

三七皂苷 R_1
Notoginsenoside R_1

人参皂苷 -Rb_1
Ginsenoside-Rb_1

图 6-6　三七的主要化学成分

2．药理作用

具有止血、补血、抗血栓、促进造血作用；对脑缺血的保护作用、对心肌细胞的作用、抗心律失常作用、镇静催眠作用；对高脂血症的作用、抗衰老、抗疲劳作用；抗氧化作用、抗肿瘤作用、抗纤维化作用；另有溶血作用、抗炎作用、清咽润肺、保肝利胆功效、增强小鼠学习和记忆力等作用。

3．现代应用

广泛用于治疗人体免疫系统、中枢神经系统、生殖与泌尿系统、消化系统以及循环系统等疾病。用于治疗冠状动脉粥样硬化性心脏病心绞痛、缺血性脑血管病、高脂血症、高血压、急性黄疸型肝炎、慢性肝炎和肝硬化、胆囊炎、胆囊结石、肛肠疾病（包括痔疮、溃疡性结肠炎、肛周脓肿）、慢性支气管炎、咽喉炎、咯血、风湿病、神经系统疾病（心悸、失眠、烦躁等神经症状）、肿瘤治疗、顽固性头痛、外科跌打损伤，三七尚可治疗寻常疣、瘢痕疙瘩、前列腺肥大、脑震荡引起的呕吐等多种病症。

三七在现代临床应用上已广泛用于心脑血管疾病中多个环节的治疗。临床常用制剂有：注射液、注射用无菌粉末、普通片剂、分散片、颗粒剂、散剂、胶囊剂、滴丸剂、糖浆剂、合剂及外用软膏剂、酊剂，其中以含三七总皂苷的注射剂和片剂最为常用。为了提高三七总皂苷在胃肠道的稳定性、吸收性、靶向性、生物利用度，对其三七新剂型进行了广泛的探索与研究，包括口腔崩解片、缓释片、微孔渗透泵片、泡腾片、微丸、微粒、口腔微乳、水凝胶贴剂、脂质体凝胶、微乳凝胶剂及鼻腔给药制剂、肺部给药制剂等。

四、甘草（Glycyrrhizae Radix et Rhizoma）

甘草（图 6-7）为豆科植物甘草 *Glycyrrhiza uralensis* Fisch.、胀果甘草 *Glycyrrhiza inflata* Bat. 或光果甘草 *Glycyrrhiza glabra* L. 的干燥根和根茎。《神农本草经》中被列入上品：味甘，平。主五脏六腑寒热邪气，坚筋骨，长肌肉，倍力，金疮肿，解毒。

1．化学成分

甘草的主要成分有三萜皂苷类、黄酮类、香豆素类、生物碱类、多糖类和氨基酸等，三萜皂苷类和黄酮类是其主要活性成分。目前在甘草属植物中已鉴定得到 61 种三萜类化合物，其中含有 45 种三萜皂苷元成分。主要是甘草酸、甘草次酸、甘草内酯及异甘草内酯等。黄酮大致可分为水溶性黄酮和脂溶性黄酮。甘草黄酮类成分因连有异戊烯基后会使得其脂溶性增加。目前，从甘草属植物中已发现黄酮及其衍生物300多种，它们的基本母核结构类型有15种，其中包括黄酮、异黄酮、查尔酮、双氢黄酮、黄酮醇、双氢黄酮醇、双氢异黄酮、异黄烯、异黄烷等。其中，作为甘草质量控制的标准，《中华人民共和国药典（2020年版）》规定甘草苷（$C_{21}H_{22}O_9$）含量不得少于0.50%，甘草酸（$C_{42}H_{62}O_{16}$）含量不得少于2.0%（图6-8）。

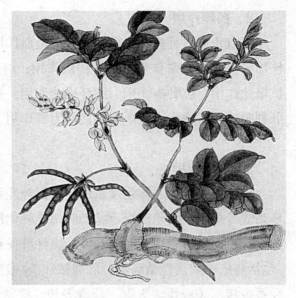

图 6-7　甘草（《本草图汇》）

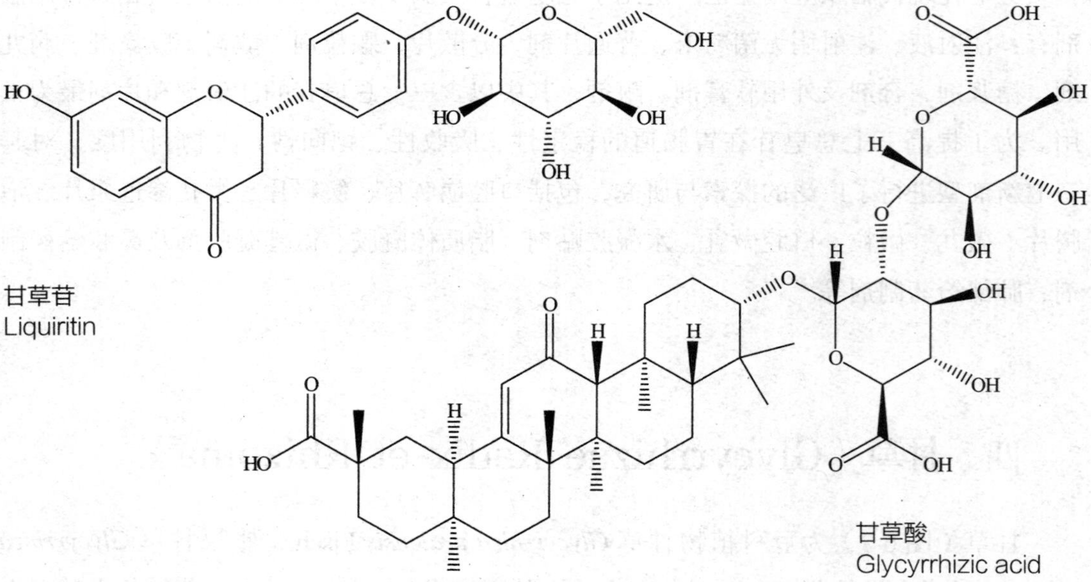

甘草苷
Liquiritin

甘草酸
Glycyrrhizic acid

图 6-8　甘草的主要化学成分

2．药理作用

主要活性成分是三萜皂苷和黄酮类化合物，具有抗溃疡、抗炎、解痉、抗氧化、抗病毒、抗癌防癌、抗抑郁、保肝、祛痰、增强记忆力、免疫调节和预防骨关节炎等多种药理活性。近年来研究发现，甘草酸具有良好的降血脂与抗动脉粥样硬化作用。另有实验表明，甘草酸可改善脑细胞能量代谢，减轻脑水肿，促进脑功能恢复。

3. 现代应用

甘草的药用历史悠久，在临床应用上素来就有"十方九草"的说法，可见甘草的应用之广泛。在传统中医药的临床应用中，甘草主要是在复方中以使药的形式发挥调和药性、解毒等功效，随着制药工业的发展，甘草酸苷等化学成分单品投入临床使用。甘草酸作为甘草中最重要的有效成分之一，临床被广泛用于治疗肝炎、支气管炎、胃溃疡、获得性免疫缺陷综合征及皮肤病的治疗，还具有抗癌防癌、干扰素诱生剂及细胞免疫调节剂等功能。目前，甘草酸制剂应用于肝脏疾病已极为普遍，如复方甘草酸，甘草酸二铵注射液等在临床广泛使用。随着研究的深入，甘草酸类的其他作用也正得到逐步开发应用。此外，甘草黄酮用于肺部炎症的治疗；甘草酸苷用于溃疡性结肠炎的治疗；复方甘草酸苷用于肝病的治疗；复方甘草酸苷注射液用于湿疹、银屑病和药物性皮炎的治疗。

五、青蒿（Artemisiae Annuae Herba）

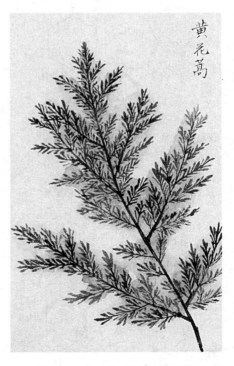

青蒿为菊科植物黄花蒿（图6-9）*Artemisia annua* L. 的干燥地上部分。味苦、辛，性寒，归肝、胆经。具清虚热，除骨蒸，解暑热，截疟，退黄之功效。用于温邪伤阴，夜热早凉，阴虚发热，骨蒸劳热，暑邪发热，疟疾寒热，湿热黄疸。青蒿始载于战国时期《五十二病方》云："青蒿者，荆名曰萩，主疗痔疮"，《神农本草经》中被列入下品：味苦，寒。主疗瘰痂痒，恶疮，杀虱，留热在骨节间，明目。晋代葛洪《肘后备急方》治疟病方载有："青蒿一握，以水二升渍，绞取汁尽服之"，以后历代本草均有收录，如明代李时珍称青蒿"制疟疾寒热"，清代《温病条辨》用"青蒿鳖甲煎"治"少阳疟"。

图6-9　黄花蒿（《本草图汇》）

1. 化学成分

青蒿化学成分多样，包括倍半萜、二萜、黄酮、苯丙酸、香豆素和挥发油等成分，另有单苯环类、三萜类、聚炔类等多种类型化学成分。其中倍半萜是青蒿中的主要化学成分，尤以具有抗疟作用的青蒿素最为著名。目前，从青蒿中分离出来的倍半萜类化合物以杜松烷型倍半萜为主，有青蒿素、青蒿甲素、青蒿乙素、青蒿丙素、二氢去氧青蒿素 B、去氧青蒿素 B、青蒿酸等（图 6-10），此外还分离得到少数的桉叶烷型倍半萜以及吉玛烷型倍半萜等。

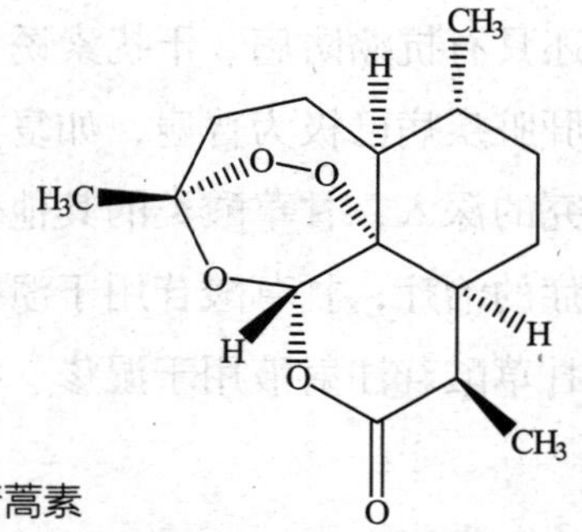

青蒿素
Artemisinin

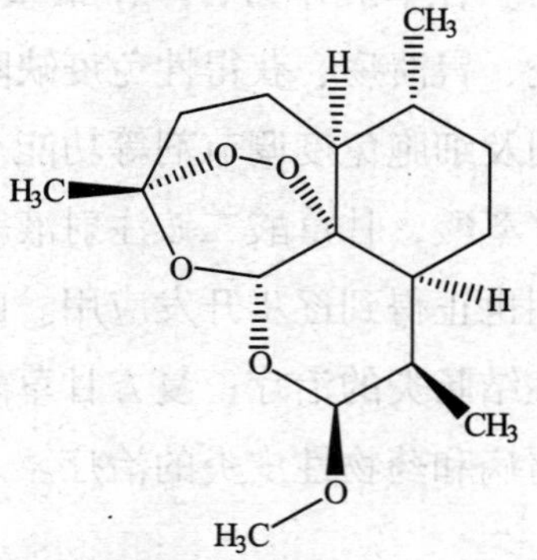

蒿甲醚
Artemether

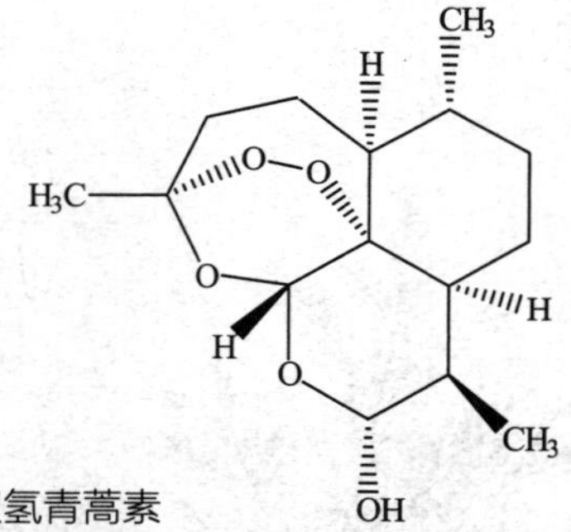

双氢青蒿素
Dihydroartemisin

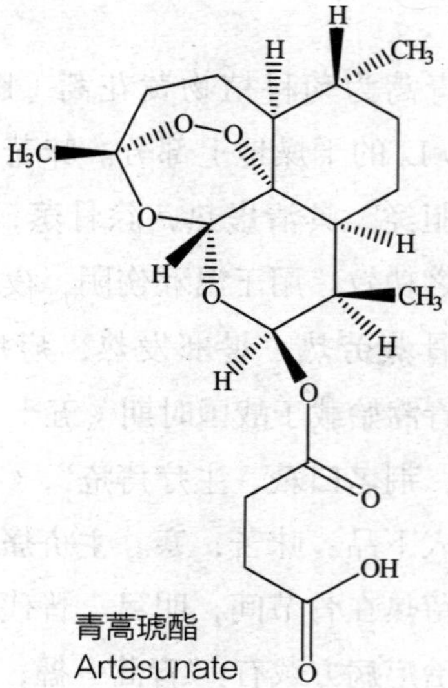

青蒿琥酯
Artesunate

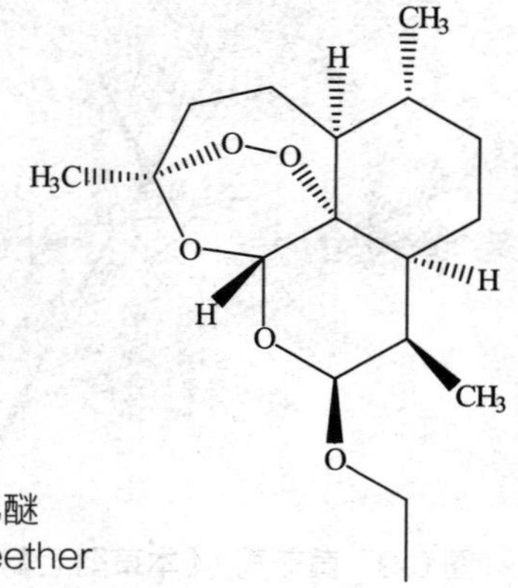

蒿乙醚
Arteether

图 6-10　青蒿素及其衍生物结构式

2．药理作用

青蒿提取物及其主要成分倍半萜具有广泛的药理作用，与其传统功用基本相符。青蒿素是屠呦呦等科研工作者从青蒿中分离得到的一种具有抗疟活性的倍半萜内酯类化合物。进一步研究发现青蒿素除具有抗疟作用外，青蒿素及其衍生物尚有多方面的药理作用：抗血吸虫、抗心律失常、平喘、抗系统性红斑狼疮、抗内毒素、抗变态反应、抗癌、免疫调节、解热、抗病毒、抗纤维化、抗结核及保护非酒精性脂肪肝等作用。此外，近年来研究发现，青蒿中的倍半萜内酯和黄酮类成分具有较好的抗肿瘤活性作用，青蒿种子挥发油对大肠杆菌和乳酸球菌均有较高的抑制作用。

3．现代应用

因为速效低毒的抗疟特点，青蒿素及其衍生物作为全球疟疾治疗的首选药物，大量临床结果证明青蒿素对疟疾具有速效、低毒的特点，但是用后其"复燃率"很高，而且只能口服。为解决青蒿素生物利用度低、复燃率高以及因溶解度小而难以制成注射剂液用于抢救严重患者的问题，中国科学家们对青蒿素进行改造，先后合成一系列稳定性更好及溶解性更强的双氢青蒿素、蒿甲醚、蒿乙醚、青蒿琥酯等衍生物。目前已被成功开发成新药的青蒿素及其衍生物制剂有：复方蒿甲醚片、双氢青蒿素哌喹片、青蒿琥脂片、青蒿酯钠水注射剂、蒿甲醚油注射剂等。青蒿素类抗疟药组成复方或联合用药（ACTs）被认为是目前治疗单纯性恶性疟疾的最佳方法，已被世界卫生组织（WHO）确定为全球治疗疟疾必须使用的唯一用药方法。临床广泛使用的复方有：蒿甲醚本芴醇复方（Coartem）、双氢青蒿素哌喹复方（Artekin）、青蒿素磷酸萘酚喹复方（ARCO）、复方哌喹片（CV8）、青蒿素-哌喹片（Artequick）等。青蒿素及其衍生物的临床应用广泛，除了用于恶性疟疾的治疗，还可用于血吸虫病、盘形红斑狼疮、系统性红斑狼疮、发热（包括肿瘤发热、亚急性甲状腺炎高热、低热）、顽固性盗汗、阵发性室上性心动过速、月经先期、百合病、口腔黏膜扁平苔藓等的治疗。

小　结

　　传统的中医药历史悠久，源远流长，随着中药现代化的进程，其价值已为临床实践所证实，已经得到日本、韩国、新加坡等欧亚国家的重视。正视现实，展望未来，中医药事业前景广阔，大有作为，必将同现代医药并存和得到快速健康地发展。

第七章
中医文化理论层面的研究

　　虽然《汉语·艺文志》载："方技者，皆生生之具，王官之一守也"，《辞源》将"方技"解释为"医、卜、星、相之术"，但毋庸置疑，在几千年的发展过程中，中医药根植中国传统文化，通过吸收中国传统文化中的养分而成长起来，兼具了技术层面和文化层面的知识，是厚重中华文化和具体实践相结合的产物，与中国传统文化的背景一脉相承，成为中国传统文化的重要组成部分。中医理论用宏观的、系统的、普遍联系的形式反映了人类的生理病理变化和生命现象，并在中华文化背景下形成了自己独特的检验中医学理论正确与否的观念与方法，即价值尺度，在这种尺度下中医学实现了几千年的稳步发展。目前世界各地文化传统、技术资源互动交流日趋频繁和深入，试图在完全拒绝和排斥现代医学的情况下建立中医药的主体性，基本既无必要又无可能。而且，只有在与现代医学深度互动和交融的过程中，中医药独特而实用的思想观念和理法方药体系才能真正得到体现，中医药的主体性最终才能够建立，也才能够稳固。但在一定程度上看，近代以来的中医学与所谓西方医学的交流却带有很强的单向性，更多的是西方医学知识体系和文化观向中国输入。在此过程中，中医学受到了挑战甚至同化，也正是在这个过程中，中医学文化层面的知识得到了更多的重视和挖掘。诚如熊月之先生所言："现代医学最得西方古典科学重具体、讲实证的精神，中医最得中国传统文化重整体、讲联系的神韵，如果在各种学科中，举出最能体现中西文化特征的一种，我以为医学最为合适。"说明中医学不仅是一门治病救人的应用技术，也包含着深刻的文化内涵。王永炎院士也认为："中医药学科的一个很重要的属性是科学、人文水乳交融。科学与文化有着密切的联系，特别是大科学与大文化。然而两者并不是等同的，而是两个范畴。两个范畴的东西结合到一块，正是中医药学最可贵的地方，也是最符合医学的内容。"

　　目前中医药界开展的研究大部分属于技术层面，也即现代的医学家们试图将已经被证明有效了的疗法作为发掘中国传统医学现代价值的立足点，而回避对其理论和概念的分析。即使有，也多是非中医药如社会学、历史学等相关专业的专家在研究。虽然这些研究独特的视角促进了中医药的发展，但也无须讳言，由于部分研究者学术背景和知识面覆盖的差异，有些也许并非中医学自身的关注焦点。就像韩启德院士评论历史学家书写科学史时所指出的："他们重视史料，也往往擅长写故事，但往往对科学理解不够深。"其实中国古代传统的哲学、科学、伦理、宗教等各方面知识，不仅渗透影响且直接参与了中医学理论的建构，并历史性地成为中医学理论的组成部分，即基本实现了文化和技术的高度融合。当然，任何脱离了文化背景而独立发展的学科基本上都是没有前途的，一些中医药大家也反对将中医学仅作为技术层面的研究。所以在进行中医学技术层面研究的同时，有必要针对性地开展中医药文化层面的研究，唯有如此才可能更好地为中医学的传承创新发展服务。黑格尔曾说："方法，是一切哲学体系的灵魂。"进行中医药文化层面的研究，除传统的文献研究、中医技术方法背后的医道医理研究外，还可以根据中医药文化层面的构成，多学科交叉，借鉴发生学、知识考古学、文化人类学、诠释学、认知语言学等理念和方法对其进行多方位阐释、学科元研究。"借助于世界上各著名人类学家的研究成果，借鉴他们得出的科学结论、原理，可以在重新审视自上古迄今的中医文化现象过程中，发现大量有趣的、过去被忽略了的事实；可以重新理解、阐释中医文化的根结与中医理论的本质"（马伯英）。

第一节　中医临床视野下的医者与病患

中医药具有深厚的中国传统文化底蕴和科学的辩证思维，致中和、重实用、尚仁德、重思辨求融通是其四种主要表现。《中庸》所谓的"致中和"是指自然界的正常状态——动态平衡，中医学据此提出人体的正常生理状态是阴平阳秘，并将病证治疗原则确定为恢复或重建人体脏腑气血阴阳的平衡协调状态；"重实用"是儒家思想的特征，表现为经世致用，体现在中医学的理论或学说都试图直接或间接地为患者防病治病服务；"尚仁德"是儒家伦理观的核心，重视道德修养，提倡仁爱、重义轻利，这种伦理观渗透到中医学就形成了相应的医学伦理——医德，所谓"天地之大德曰生"（《周易》），"而德莫大于救人"（《金匮方歌括·序》），所以中医学历来也被视为

"仁术"。重思辨求融通，首先体现在中医药领域各流派之间的全面融通上，其次体现在将部分外来药物的"本土化"上，当然中医药本身开放包容的特点和方法论决定了中医药可以对外来医药中的先进技术、方法乃至部分理论引进、吸收和消化，如通过中西医汇通乃至结合以实现优势互补。

中国哲学所关注的是人生命的原初情态。中医学临床在几千年的发展过程中形成了独特的关于医者、患者以及两者之间关系的认识，这些认识在不断地调整过程中适应和促进了中医药的发展。陶格斯认为对病名的"物化"造成了现代医学认识论上的局限性。即对于现代医学来说，诊断结论一经作出，患者即退到疾病之后，人为的病名概念变为真实存在，而患者的生活、情感、历史和经历则被略去。中医药始终注重以患者为中心，并以症状来推断病机的变化，"辨证是根据病情的变化随时改变的，不是一个病通过第一次辨证后就作为定案（《中医临证备要》）"。在疾病的整个过程中，证候诊断的流动性和个体化治疗就是最好的体现，更不用说阴阳、表里、寒热、虚实这些辨证和疗效术语所具有的明确指向——患者。其实，从社会学层面也不难解释"患者"之所以在某种程度上不等于"疾病"，欧文·戈夫曼在其著作《日常生活的自我呈现》指出"当一个个体出现在他人面前时，他的行动将会影响他人此刻的情景定义"。即医生在诊疗过程中不可能脱离眼前患者的"行动"而仅仅面对所谓的"疾病"。当然，在具体临证过程中，也鲜见有中医师因认同前一个中医师的辨证结果而延续其思路继续处方用药，于赓哲认为"传统医患关系决定了他们习惯从他医手中'接手'，而不习惯于与他医'携手'"，不喜欢"携手"的原因可能与医者彼此间对辨证得出结果的不完全一致有很大关系。其实，不同的医者即使在同一时间面对患者，最终诊断和治疗方案的确定也并不意味着所有医者观点一致。一旦脱离这个"面对面"的环境，医者势必仍然会按照自己的判断处置。

一、医者博极医源，患者尽告以所患

作为医者，应感知病证，体恤患者。医者应客观告诉患者目前的状态、病情以及预后，并积极帮助患者消除内心的苦恼，减轻心理压力；而患者对医学也要有正确的认识。《灵枢·师传》告诫说："人之情，莫不恶死而乐生，告之以其败，语之以其善，导之以其所便，开之以其所苦，虽有无道之人，恶有不听者乎？"良好的医患关系是指，作为医生的一方应该真正为患者着想，循循善诱，即东汉华佗在《青囊密录》中所谓"是以善医者，先医其心，而后医其身，其次则医其未病"。当然，所有这些语言关怀必须建立在对疾病深刻认识和准确把握的基础上，而不能泛泛其谈，更不能乱谈，避免"或巧语诳人，或甘言悦听，或强辩相欺，或危言相恐，此便佞之流也"（《医宗必读·不失人情论》）。要谨记"知其要者，一言而终。不知其要，流散无穷"（《素问·至真要大论》），同样"若强不知以为知，不如无知"（《内经知要·序》）。

医者临证时应问患者怎样觉得适宜，即《灵枢·师传》所谓"临病人问所便"。而对于患者来说，也要有一个正确的认识，患病要早治疗，并且尽量将病情完整告知医生，即"凡人有少病，若似不如平常，则需早道"（《外台秘要·诸论伤寒八家合一十六首》），"至于有疾，必先尽告以所患，而后诊视，使医了了然"（《仁斋直指方论·问病论》）。患者要相信医生，尊重医生，明确对于一般疾病的治疗，大部分医生的水平相当，真正体现能力高下的是对疑难病的把握，如《清史稿》评价清代名医赵学海称"时为人疗治，常病不异人，遇疑难，辄有奇效"。同时，患者要尽可能把所有不适及患病经过告知医者，并接受医者的诊疗意见，须知"今病有内同而外异，亦有内异而外同，故五脏六腑之盈虚，血脉荣卫之通塞，固非耳目之所察，必先诊候以审之……故学者必须博极医源，精勤不倦，不得道听途说，而言医道已了，深自误哉"（《备急千金要方·大医精诚第二》），即对专业医者尚且须通过不断学习以"博极医源"，何况患者？更有甚者"一朝而苟得权势，侥幸而世拥多资，便肆其骄慢之气，役医如吏，藐医如工"（《内经知要·序》），拒不配合或者求之鬼神，但"拘于鬼神者，不可与言至德；恶于针石者，不可与言至巧；病不许治者，病必不治，治之无功矣"（《素问·五脏别论》）。当然，现代社会一些患者虽不"恶于针石"，但却对治疗效果缺乏正确的认识，没有认识到患者禀赋、体质各异，对同一种药物的反应也不同，治疗效果也可能存在某种差异；甚至对疗程也没有足够的认识。部分患者在接受治疗后也可能出现所谓的"神不使"现象，而其原因则是"针石，道也。精神不进，志意不治，故病不可愈。今精坏神去，荣卫不可复收，何者？嗜欲无穷，而忧患不止，精气弛坏，荣泣卫除，故神去之而病不愈也"（《素问·汤液醪醴论》）。说明古人已经认识到医学并非万能的，不仅仅是医者水平高低的问题，如"越人非能生死人也，此自当生者，越人能使之起耳"（《赤水玄珠·序二》）。同样，对于看似相同的同一种疾病，患者之间有时候相互对比方药的组成和剂量，发现有不同者即觉上当受骗；或感觉不同的病证却用相同的方药，其实是所用方剂名称与组成类似而已。殊不知在中医来说"医之治病也，一病而治各不同，皆愈何也？岐伯对曰：地势使然也"（《素问·异法方宜论》），中医所提出的因时、因地、因人"三因制宜"就是对此最好的解释。这也提示我们，作为医学工作者，除具备专业的医学知识，必要的宣传引导亦不可或缺，否则就可能出现《银海指南·郁病论》所描述的"妙药难医心上病"的情况。

二、读书穷理：注重对"辨证要素"的分析

作为医者，做派要正，研精覃思。首先，古代医者无不强调"医道"的重要性，甚至认为"医道"要放到"医术"的前面，如明·赵献可在《医贯·伤饮食论》中称"夫有医术，有医道。术可暂行一时，道则流芳千古"。而如何彰显医道呢？《小儿卫生总微论方·医工论》曰："凡为医道，必先正己，然后正物。正己者，谓明理以尽数也；正物者，谓能用药以对病也。"清代医家徐灵胎也认为"况医之为道，全在自考，如服我之药，而病情不减，或反增重，则必深自痛惩，广求必效之法而后已"（《慎疾刍言·用药》），明确指出医者修身养性的重要性。其次，是医术精湛的重要性。清代医家俞震认为"善医者，法门广大无边；不善医者，小心与大胆均误也"（《古今医案按》），这个理念与近来提出的循证医学理念不谋而合，即"看方犹看律，用药如用兵，机无轻发，学贵专精"（《医学传心录》），临床疗效才是医者自身水平的有效体现，那么如何才能提升自身水平呢？清代医家宁松生认为"不读书穷理，则所见不广，认证不真；不临证看病，则阅历不到，运用不熟"（《医林选青·医有体用论》）。即只有历经数十载孜孜不倦的研读、临证，方可达到对中医辨证论治的把握。中医诊疗疾病"其法大概有四，曰明经、别脉、识证、处方而已"（《东垣试效方·序一》），明代医家刘纯还特别指出："盖不明经，则无以知天地造化之蕴。不别脉，则无以察病邪之所在，气血之虚实。不识证，则不能必其病之主名以疗之。不处方，则不能克其必效"《医经小学·凡例》）。故应从明经、别脉、识证、处方四个方面出发，掌握足够的医学知识，否则"书不熟则理不明，理不明则识不精。临证游移，漫无定见，药证不合，难以奏效"，故要避免"不学无术，急于求售，医之过也"（《医门法律·明络脉之法》）。《伤寒括要·序》也说："夫不通群儒之典籍，不窥《灵枢》之渊源，不究《本草》之情性，不明脏腑之根株，不测阴阳之消息，不察运气之精微，不晰十二经八脉之条贯，不精举按，不详脉证，开口已非，举手便错，凡病皆然，而况伤寒乎？"

当今，作为中医医师要在认真学习中华传统文化的基础上研读中医学经典，即"欲治方术活人者，须先精研六经子史，然后参究《素问》《灵枢家言》"（《伤寒括要·序》），培养原创思维，不断增强处理"辨证要素"的能力，形成一种辨证取舍的

"下意识"，以提升辨证分析的能力。更重要的是要在中医学整体观和辨证论治的指导下，将更多的现代医学检查和检验结果赋予中医学"辨证要素"的意义，如现代著名中医秦伯未"把某些实验室指标结合到中医辨证中来考虑，如白细胞增多认为是邪毒亢盛，血色素降低认为是气血两虚"（《名老中医之路·忆秦伯未老师的治学精神》），将中医学理论直接与现代医学的临床实践接轨，而非将中医学理论经由现代医学理论的媒介而与之临床实践接轨。以便提供更多的可替代"指标"，作为患者"自体感"和医者"他体感"诊病的有益补充。同时在诊断和疗效评价中引入现代医学客观化的指标体系，以防止漏诊和失治误治。在疗效评价时适当引入临床通用的客观指标作为补充，中西医互补，避免因患者"自体感"和（或）医者"他体感"的个体差异而引起对疾病诊断和疗效的误判，贻误病情。同时也要增强中医药学术自信，不要在复杂的症状、体征面前失了分寸。明末清初医家李中梓对此早有认识，提出"夫病机繁杂，变迁无穷，如珠之走盘，纵横不可测。虽纵横不可测，而终不出此盘也"（《伤寒括要·自序》）。总之，善为医者"胆欲大而心欲小，智欲圆而行欲方"（《旧唐书·孙思邈传》）。

三、临病施治：不断提高临床疗效

中医学注重传承创新，博学而多临证。刘纯强调中医之学"学必本于经，病必明于论，治必究于方，而能变通而无滞，斯能尽夫立医之意也"（《医经小学》），徐春甫认为："盖非《四书》无以通义理之精微，非《易》无以知阴阳之消长，非《素问》无以识病，非《本草》无以识药，非《脉经》无以从诊候而知寒热虚实之证矣"（《古今医统大全》），《医灯续焰》亦载："夫为医者，在读书耳。读而不能为医者有矣，未有不读而能为医者也"，喻嘉言则将中医学的诊病流程总结为"一病当前，先以意为运量，后乃经之以法，纬之以方"（《寓意草·自序》）。汉代医家郭玉认为"医之为言，意也……神存于心手之际，可得解而不可得言也"（《后汉书·郭玉传》）。清代医家罗天益解释为"经者常也，法者用也，医者意也，随所宜而治之，可收十全之功矣"（《卫生宝鉴·凡治病必察其下》）。"意"强调医者临证需要临机应变，不可按图索骥。"意"而后谈"法"，"法"而后言"方"，这里面存在一个层级关系。正如李中梓谓之后世"高者神明吾意，次者亦固守吾法足矣"（《诊家正眼》），相比背诵成方，机械记其治法而言，更重要的是要培养医者"临病立意以施治"（《医经小学·刘纯序》）的能力，"列其方而不泥其方，究其辞而融其意"（《赤水玄珠·序四》）。因为"前人方法，即当时对证之药也。后人用之，当体指下脉气，从而加减，否则不效"（《医学启源·治法纲要》）。而丰富的知识储备是变通的前提和基础，即李中梓所谓"学书先定规矩，然后纵横跌宕，惟变所适。此亦医家之规矩也，若不能纵横跌宕，是守株待兔耳，司命云乎哉？"（《医宗必读·辨治大法论》）否则，"或记丑而不精于审脉，或审脉而不善于处方，或泥古而不化，或师心而自用，或临证不多，或狃于偏见，不能已疾而转以益疾，又乌可以言医哉"（《临证指南医案·稿序》）。在药物的选择上，医者要注重经方的选用，并考虑人体服用药物后可能产生的不良反应。处方用药如有适应证则可考虑在经方的基础上合理加减，而不要一味地追求自拟。因为古人制方也是有一个烦琐的过程，一如金朝医家张元素所谓"识其病之标本脏腑，寒热虚实，微甚缓急，而用其药之气味，随其证而制其方也，是故方有君臣佐使，轻重缓急，大小反正逆从之制也"（《医学启源·用药备旨》）。在中西医结合领域，由于新病种的不断出现和明确诊断，经方也在不断扩大着其治"病"范围。在这方面，现代医学所规定的"同情用药"与之有相似之处。

人体在服用中药过程中是否存在不良反应及如何控制是中医学发展过程中必然要面对的重要问题之一。其实中医学很早就注意到了药物在治病过程中可能存在的不良反应，即中药的药源性疾病或损伤的问题，李中梓将之称为"药伤"，并认为"病伤尤可疗，药伤最难医"（《医宗必读·古今元气不同论》）。同时代医家万密斋也提出"盖金石功速而易生疾，不可轻饵，恐毒发难制……服楮石者，辄成骨痿。服钟乳、阳起石、硫黄、丹砂、雄黄、附子、乌头之属，多为虚阳发热作疾"（《养生四要·养生总论》）。李用粹以郁为例，认为"有病久而生郁者，亦有郁久而生病者，或服药杂乱而成者"（《证治汇补》）。《素问·五常政大论》从另一个视角说明中医治病如何减少药物不良反应的问题，提出"大毒治病，十去其六；常毒治病，十去其七；小毒治病，十去其八；无毒治病，十去其九，谷肉果菜，食养尽之，无使过之，伤其正也"（《重广补注黄帝内经素问》）。为了最大限度地保留疗效而减少服药后的不良反应，历代中医本草学著作对药物的用药部位甚至采摘季节、加工炮制等均有明确记载，如唐代医家孙思邈提出"夫药采取不知时节，不以阴干暴干，虽有药名，终无药实，故不依时采取，与朽木不殊，虚费人功，卒无裨益"（《千金翼方·采药时节》），陈嘉谟曰："凡药制造，贵在适中，不及则功效难求，太过则气味反失"（《本草蒙筌》）。在具体药物的选择上，明代医家傅仁宇提出"补汤宜用熟，泻药不嫌生"（《审视瑶函》），李时珍认为"升者引之以咸寒，则沉而直达下焦；沉者引以酒，则浮而上至巅顶"（《本草纲目》）；再如醋制柴胡、青皮、香附等均能增强疏肝理气的效果，同样醋还能增强三棱、莪术、玄胡等的行血止痛作用；润肺止咳的药物往往多用蜂蜜炮制，健脾消食的药物多炒制。当然，必要的炮制还可以降低或消除机体服用药材后的不良反应，便于制剂、煎服和储藏，同时还可以清除杂质和非药用部分。随着各项检测手段和技术方法的完备，药源性损伤和药源性疾病的监测和诊断已渐趋成熟，故而对中医学来说，如何加快药物有效成分的鉴定、安全剂量的确定，迫在眉睫。除此之外，正确的服药方法和规范的疗程也是保证疗效的前提，"病之愈不愈，不但方必中病，方虽中病，而服之不得其法，则非特无功，而反有害，此不可不知也"（《医学源流论·服药法论》）。

四、传承发展：以医者与患者为中心

我们要与时俱进，将现代科学技术和方法融入中医药，将传统中医药文化融入医学生人文素质的培养中。同样要考虑医者群体和患者群体的知识构成影响其对中医学的态度。如国学文化根基深厚的人，对中医学有深刻的理解，会竭力主张保持中医传统，全面继承发扬；而具有现代科学文化背景，又对中医学有相当理解的人，会主张建立现代中医学；还有一部分人，具有现代科学文化背景，但对传统中医学基本不理解或缺乏全面的认识，会自觉或不自觉地否定中医。而对于患者来说，更多取决于自身是否曾经接受过有效的中医治疗，或其身边亲人及社会舆论对中医的态度。所以首先要宣传中医药文化，营造良好的中医氛围；其次要主动将传统中医药文化融进医学生人文素养的培养中；再次，传统医学与现代医学属于不同医学体系，其诊断疾病的方法、防病治病的理念亦有所不同，而患者更多注重的是疗效和安全性，这是促进不同医学体系结合甚至融合为一体的始动因素，也是最重要的。

现今的中医学，融进了各种现代医学思想和方法。中西医结合治疗病证时，若西药和中药同时服用，西药对症治疗起效迅速，可能很快患者的症状体征就会消失了，其内在的生理病理状态也会发生相应的改变。也就是说对于有些病证可能几天后中医辨证论治的宏观依据消失了，也可能改变了疾病的中医"病机"，那么中医药在这个病的治疗中到底起了什么作用，如果单用现代医学治疗对病证有什么影响，治疗前后的中医证候演变规律是什么，到底现代医学的治疗改变了哪些中医"病机"，现代医学治疗可以作为中医辨证论治的哪部分功效体现等，又比如随着现代医学对疾病研究的深入，发现同一疾病在临床表现、病理生理学表现、影像学表现、疾病进展、治疗后的反应及预后方面存在着明显的差异性，也即疾病的异质性逐渐引起医学界的关注。中医证型研究在某种程度上来说也是对疾病异质性的一种分类，那么提倡循证医学的现代医学为什么放着疾病现成的分类——中医证型不用，却耗费大量精力去研究探寻疾病的表型？现代医学的表型和中医学的证型异同几何？能否优势互补进行结合？这些都是应该深入考虑的问题。当然，还有两个不是问题的问题需要指出，即医者在遇到棘手的问题和患者的诉求的时候，是不是会坚持中医传统疗法，而不诉诸中西医结合？其二，患者所具有的现代医学（或现代自然科学）知识是否允许医者以中医传统疗法来治疗和评价疾病的转归，即无论中医师如何强调中医的特色和依据四诊变化的疗效体现形式，但接受过现代生命科学理念的患者依然会关注其各项客观指标的变化，这个并不以医者的意志为转移。所以，如何实现传统中医关注临床指标和患者乃至现代医学关注临床指标的统一是必须面对的问题之一。

五、四诊合参：增强中医被感知的维度

中医学主张自然，期望将病证相关信息的采集完成于医患的互动之中。如仔细观察，不难发现现代医学对患者的"暗示"或者是安慰剂效应比中医学大得多。比如测量体温用体温计、拍摄胸片和 CT、抽血化验、二便常规检查等，不仅患者就连那些从未去过医院的人也能看明白这些具有明确意图的活动，从而使得患者内心笃信并认可现代医学所要进行的治疗。但中医学诊断中，患者除了能感受到脉诊是确定无疑的诊断过程外（如前所述，还要通过聊天尽量分散患者的注意力），也许患者并不知道在问诊过程中中医师已经完成了全身望诊和局部望诊，也不知道中医师完成了听声音、闻气味的"闻诊"，更没有感觉到医患"谈话"中的"问诊"逻辑和流程。相反，如果除却脉诊这个动作，患者会觉得你和他在"闲聊"，甚至是在浪费时间。

其实，在问诊过程中，医生和患者呈现出一种不对称现象，即患者可能仅仅意识到他所表达内容中的一个方面，而医生则不仅意识到这一方面，还意识到其他方面——因为对于医生来说，患者所倾诉的主观症状不是被定义为知识的形式而是被定义为需要认知的客观世界（米歇尔·福柯《临床医学的诞生》），这种意识到其他方面内容的能力有着两面性。一方面，对于疾病本身非常重要，有利于疾病的全面诊疗和鉴别；但另一方面却在某种程度成为医患和谐关系构建的一个障碍，即当患者在倾诉自己病痛的时候，他必定期待医生认真对待自己的主诉，若医生只根据自己的医学知识判断患者的病情，而没有给予患者充分的解释，可能会导致患者由于不理解医生的做法而表现出某种程度的不配合。所以，中医学也必须增加一些可以让患者一眼就看明白、必要的"诊断"过程，而这个过程又不能增加医者及患者负担，但必须在更高

的水平上推进医生和患者的互动，让患者参与医疗决策的制定与实施。如何将中医学更好地融进现代社会，如何营造良好的中医药氛围让患者包括全社会真正感知中医学的优势是至关重要的。

中医学的辨证论治、因人施策、重视与患者沟通与反馈、主要以患者感受为关注点的疾病诊疗观与当前叙事医学提倡的医生聆听患者、与患者沟通并给予关注，以获得更多的与疾病有关的个体化因素不谋而合；"叙事知识指向的是参与者或观察者的本土的、独特的理解"，与清代医家柯怀祖所谓"医道大而微，不知天地人，不可与言医"（《理虚元鉴·柯序》）的思想是一致的。有学者提出叙事医学并不完全是现代西方的新的医学模式，在中国传统医学中其实早有体现，如《黄帝内经》叙事医学文本中就蕴含着丰富的中国传统文化思想。其实从某些特定方面来看，中医临床能力的培养包含两个方面的内容：一是培养医生感知患者的能力，即从患者的角度出发去了解、认识和感知病痛，即清代嵇璜所谓"有病者思而后得之者"（《临证指南医案·嵇序》）；二是将这些感知综合归纳为某种特定的"证"，并从医学专业的角度对这些患者进行治疗。当然，在辨证治疗的过程中体现了医生的水平、医疗的现状并融合了患者的价值取向。

第二节　医学人文学

虽然医学人文的思想历史悠久，但是在现代的学科专业体系下，医学和人文社会科学像"两股道上跑的马车"，在各自的轨道上驰骋，并无交集。医学人文学作为旨在反思医学目的、维护医学尊严、坚守医学良知等内容的学术思潮、教改实践和社会运动，迟至20世纪初期才出现。1913年，法国人文医师学会（Society of Humanist Doctors）成立。该学会旨在推动医学界的古典研究，尤其是加强医学预科教育中逐渐被忽视的人文学科的教育。1919年5月，时任英国古典学会会长和牛津大学钦定医学教授的美国著名医学家、人文学者威廉·奥斯勒（William Osler，1849—1919）在英国古典学会发表主题演讲，题目为"旧人文与新科学"，描述了"科学教育与人文学科应相互了解……人文学科是激素……它对社会所发挥的作用就如同甲状腺对机体所发挥的作用。"奥斯勒在演讲中提出了医学人文学者（medical humanists）的概念，并将医学人文学的传统追溯到文艺复兴时期。奥斯勒敏锐地意识到，现代医学的超常规发展可能对医学起到负面的影响。他认为，虽然医学的分科与专业化是必需的，但专业化可导致临床医学的支离破碎，从而失去自己的特色。临床医生很容易沉迷于疾病的细枝末节而一叶障目。

奥斯勒的警世恒言，很快淹没在现代医学技术发展的整体浪潮中。当时，分子生物学领域的革命为医学家探索生命与疾病的奥秘开辟了新路径；随着抗生素、激素、化学药物、心脏外科、器官移植、人工器官等的发明与应用，临床医生拥有了治疗多种疾病的强大能力。人们普遍认为，医学技术的进步将逐步解决所有的疾病问题。不过，随着现代医学体系架构的基本完成，也逐渐有人清醒地认识到现代医学面临的新挑战，从而重新接起奥斯勒的呼吁，提倡融医学与人文为一体的医学人文主义。这一思潮首先发轫于二战后的美国，并迅速向更广的世界演变。本节拟首先详述医学人文学之何所由来，其次，观照医学人文学的演变轨迹之于中医人文学发展的意义。

一、医学人文学在美国

美国现代医学教育的开端要归功于 Abraham Flexner 于 1910 年为卡内基基金会发表的 Flexner 报告。19 世纪 70 年代以来屡有美国医生赴德学习实验室医学，Flexner 沿袭了这一传统，在报告中批评当时美国医学院校普遍缺乏科学和临床医学教育，课程标准化不足，建议应仿照德国医学模式：重视实验研究、强调知识生产、关注诊疗技术，推动美国医学教育改革。这一对生物科学和医学科学技术的重视，深刻改变了美国医学院校的医学课程体系，自然科学、临床医学、诊疗技术的内容几乎占满了所有的医学课程，原本有限的人文社会科学课程日益受到挤压，致使"冷漠的"科学知识在医疗实践中一路高歌猛进，与之相对，传统床边诊断艺术的分量越来越稀薄，冷漠的医学科学也越来越远离"温暖的"人文医学。

但是，"二战"期间纳粹医生所实施的一系列非人道医学活动，可以说与德国的医学模式不无关联。"二战"结束后，反思纳粹医生的非人道行径是医学人文学科兴起的原因之一。在美国学术界，最早提出"医学人文学"这一概念的，当属著名科学史家萨顿（George Sarton，1884—1956）。1948 年，他在《国际科学史季刊》上发表文章，提倡融汇科学与人文为一体的新人文主义，并指出医学人文学对医学发展具有重要的影响。1951 年，加拿大多伦多大学威克教授（H. B. Van Wyck）在加拿大皇家医学会年会上发表演讲，通过回顾 30 年前奥斯勒发表的"旧人文与新科学"的演讲，重申了人文学科在医学教育中的重要作用。他指出，随着医学知识的迅速增长和技术的发展，医生必然会更加关注疾病与诊疗技术问题而忽视患者，因此他建议医学院校应重视人文学科的教育。

在学者的推动下，1952年，美国凯斯西储大学（Case Western Reserve）医学院首先将医学史作为专业选修课之一，从而开设了一段为期5年的医学人文课程，这也是北美最早的医学人文课程。此后的十年间，以凯斯西储大学为模板，美国医学院掀起了一场课程变革，纷纷在医学教育中引入人文价值。1967年，宾夕法尼亚州立大学医学院首设一个全新的本科医学学制，侧重培养社区医生、慢性病的伦理与身心照护，为全美医学人文学学科的建立提供了思想基础。1969年，第一个人文学系在美国医学院内设立，旨在使医学生了解宗教、历史、哲学和文学在医学实践中的应用。

同年，美国"健康与人类价值学会"（Society for Health and Human Values）成立，下设"医学人类价值研究所"（Institute on Human Values in Medicine），系全球第一个致力于推动医学人文价值的专业类会员组织。1998年，该学会与美国生命伦理学会（American Society for Bioethics）、美国生命伦理协商学会（American Society for Bioethics Consultation）合并为一个全新的机构，美国生命伦理与人文学会（American Society for Bioethics and Humanities）。其目标是推动生命伦理与医学人文领域的研究、教学与奖励。

整个20世纪70年代，在美国医学教育中，生命伦理和医学人文课程齐头并进，尤其生命伦理学更成为一时显学。1970年代美国尚只有4%的医学院校开设生命伦理学课程，但到了1994年，生命伦理学已成为几乎所有医学院校的必修课程。生命伦理学与医学人文学之间有很多共同之处，尤其是叙事方法的运用。但如同医学史有自己独立的期刊、学会和会议一样，生命伦理学与医学人文学也各自拥有自己的朋友圈。这一点，在英国更为明显。《英国医学杂志》（British Medical Journal，BMJ）旗下创立了两个姐妹期刊：《医学伦理杂志》（Journal of Medical Ethics）、《医学人文》杂志（Medical Humanities）。

1973年，得克萨斯大学加尔文斯顿分校（University of Texas，Galveston）建立了医学人文研究所（Institute of Medical Humanities），成为美国医学院校第一所专门的医学人文教育与研究机构，并设置了医学人文学的博士学位培养计划。该所尤为注重文学与医学的研究。文学之于医学的价值，在于叙事医学概念的出现。叙事医学对现代医学的主流价值循证医学提出了挑战，将医学的焦点从面目模糊的群体统计转向特定情境下疾病之于个人的意义，鼓励医学回应作为人的患者诉求，而非仅仅作为解决临床问题的工具。

1979年，北美《医学人文杂志》（Journal of Medical Humanities）创刊，该刊主

要刊登人文学科、偏人文的社会科学类、文化研究，以及与医学和卫生相关的生命伦理类文章。该刊的主编 Tess Jones，任职科罗拉多大学博尔德分校（University of Colorado，Boulder），研究方向是艾滋病与人文学科。2014 年，Tess Jones 发起主编一本经典著作《健康人文学读本》（*Health Humanities Reader*）。该读本展示了北美医学人文学在新世纪朝向更为包容的方向发展。其编排不是按照传统的学科分类，而是以问题为导向，按不同的主题，如"残疾""身体""性与性别"和"精神与宗教"等。这标志着一个显著的转变，即超越了以学科划分研究领域，各自为政的教学与研究模式，转向以问题为导向、协同发展的医学／健康人文。新的医学人文学不仅面向临床，也关注整体的健康文化问题，例如政治、法律和政府治理策略，从而大大扩宽了所涉及的学科领域，成为医学人文社会科学。正是在她的努力下，围绕该刊，一批学者逐渐聚拢在一起，形成一个"医学人文"学术圈。1984 年，志在探讨苦难的性质与伦理的医生，Eric Cassell，发布了一份影响巨大的报告《人文学在医学中的地位》（*The Place of the Humanities in Medicine*），进一步强化了北美医学人文学术圈的凝聚力。

经过数十年的缓慢发展，北美医学人文学开始步入成熟期。1984 年，美国著名医学人文学者和生命伦理学家 Edmund D. Pellegrino 认为，医学人文已从学院内的学术研究发展成为一场社会文化运动。1988 年，纽约哥伦比亚大学内外科学院医师 Arnold P. Gold 和心理学家兼教育家 Sandra Gold 成立戈尔德基金会（Arnold P. Gold Foundation），支持医学人文学科的教育与研究。1992 年美国密苏里大学堪萨斯分校医学院的奠基人塞瑞吉夫妇（Marjorie & William Sirridge）设立塞瑞吉医学人文基金，旨在推动医学生在具备高质量临床技能的基础上，更加深入地研究临床境遇中的社会伦理问题，培养具有人文修养的新一代医生。1994 年纽约大学医学院创建了第一个医学人文学网页，汇集了世界各国的医学人文学科相关信息资源。

之后不久，美国哥伦比亚大学创办了类似的网页，叙事医学项目（Programe in Narrative Medicine）。该项目由丽塔·卡伦（Rim Claron）创建。丽塔·卡伦是哥伦比亚大学的内科学教授、内科医生及文学学者。她创造了"叙事医学"这一新兴领域，建立了哥伦比亚大学叙事医学项目并担任执行主任。卡伦于 1978 年获得哈佛大学医学博士，1999 年获得哥伦比亚大学英语文学博士学位，主要研究亨利·詹姆斯（Henry James）的作品。她的研究集中在叙事医学训练、反思性医学实践和医疗卫生的团队效率等方面。卡伦在世界范围内进行叙事医学的讲座及教学，出版了叙事医学领域一本重要的专著，《叙事医学：尊重疾病的故事》（*Narrative Medicine: Honoring the Stories of Illness*），并在各主要医学及文学期刊上发表多篇学术论文。

不仅执着于叙事医学的学术研究，卡伦与其团队还为哥伦比亚大学医科学生开设叙事医学课程，学生们在书写传统的循证医学病历的同时，还要学习书写一种平行病历——带有反思性的叙事医学记录。学生们定期与导师、同学交换、交流所写所感，讨论对病患的理解与体会。学院还设有一系列相关的人文医学选修课，并定期举办专家讲座，以各种方式鼓励、充实学生们的人文医学素养。课程从开设以来便一直受到医学生们的广泛欢迎，同类的课程在北美、欧洲等各大医学院迅速流行。时至今日，全世界有相当多的医学院和护理学院把叙事医学正式列入教学大纲，我国的医学和护理科教也在近年来开始对叙事医学产生重视。

又经过十年的发酵，到 2003 年，美国的 *Academic Medicine* 杂志的第 78 卷第 10 期特刊，专题讨论医学人文学与医学教育，标志着医学人文学科在医学界和人文学界均取得了应有的地位。该期特刊共刊载美国、英国、德国、挪威、瑞典、瑞士、加拿大、阿根廷、澳大利亚、新西兰、以色列以及中国台湾等国家和地区的医学院校学者所介绍的医学人文学教育及课程设置的情况。综合这些文章，我们可以看出，在医学人文教学内容方面，已从医学伦理学、生命伦理学、医学史等课程拓展到叙事医学、医学与文学、医学与艺术等，并突破传统的授课方式，开展了以问题为中心的学习、以案例为中心的学习、以小组为中心的学习以及以情感交流为中心的学习等多种形式的医学人文教育改革。医学人文教育改革的核心是，让医学生在成为医生的过程中，必须学会如何进行协商、床边诊断和团队精神。

然而，这期特刊收录的文章重在总结过去，批判性不足。接续该期特刊的全球视野，为展示医学人文学领域迄今整体的研究成果，2009 年，美国芝加哥的赫氏医学研究所（Hektoen Institute of Medicine）创办了一个国际医学人文学电子期刊。该电子杂志刊载世界各国医学人文医学教育的简要报道及相关论文。

迄今，国际医学人文学界已先后创设了一批富有影响力的期刊或杂志，旨在全球范围内加强医务人员和决策者对医学人文的认识和关注，促进医学人文研究，提升医学人文精神。医学史教授张大庆列表荟萃了这些期刊的基本情况，本文转录于此，可见表 7-1。

表 7-1　国际医学人文类学术期刊

期刊	创刊日期
The Journal of Law, Medicine & Ethics	1973
Journal of Medical Ethics	1975

续表

期刊	创刊日期
Journal of Medicine and Philosophy	1976
Journal of Medical Humanities	1980
Theoretical Medicine and Bioethics	1980
Monash Bioethics Review	1981
Ethics & Medicine	1985
Bioethics	1987
Journal International de Bioethique	1990
Cambridge Quarterly of Healthcare Ethics	1992
Indian Journal of Medicine Ethics	1993
Turkiye Klinikleri Journal of Medical Ethics-Law and History	1993
Christian Bioethics	1995
Medicine, Health Care and Philosophy	1998
Medical Humanities	2000
BMC Medical Ethics	2000
Developing World Bioethics	2001
The National Catholic Bioethics Quarterly	2001
The American Journal of Bioethics	2001
Journal of Bioethical Inquiry	2004
Asian Bioethics Review	2008
International Journal of Feminist Approaches to Bioethics	2008
South African Journal of Bioethics and Law	2008
American Journal of Bioethics Primary Research	2010
Narrative Inquiry in Bioethics	2011

　　除了上述来自学术界的努力，在美国医学人文学术共同体的形成过程中，政府也是重要的推动因素。1991 年美国国立卫生研究院（NIH）在批准人类基因组计划的预算中，划出 5% 作为研究人类基因组计划有关社会伦理法律问题的经费。这是联邦科

学基金第一次在资助自然科学研究项目的同时，也资助与此项目相关的人文社会科学研究。此后，诸如艾滋病防治、干细胞研究等项目，都设立了有关人文社会科学研究的配套资助。由此推动了全美医学人文学科的长远发展。

二、医学人文学在英国

当然，鉴于各国高等院校学科建制与社会民情的不同，医学人文学在各国的发展均有其独特的演变轨迹。比如，英国，美国之外另一个医学人文学发展的重阵，就是另外一个完全不同的故事。英国医学人文学的源头，最早可以追溯到 1944—1945 年间的艺术疗法运动。但该运动并未直接与英国的医学教育接轨，直到近半个世纪后，1993 年，著名的惠康基金会（Wellcome Trust）组织了一场"艺术与健康"的研讨会。同年，英国医学总会（GMC）发布《明日之医生》（Tomorrow's Doctors）第一版，明确英国医学院校内课程改革的框架，鼓励医学院校在本科核心医学课程外，将医学史、文学等增设为专业选修课。但是，英国医学总会的报告仅限于倡议，之后的很长一段时间并没有给医学院校的课程改革提供任何资金支持，以至于在 1993—2002 年的十年间，全英医学院校中只设立了三个医学人文学教职。换言之，英国医学人文学研究通常依靠大学各系之间的多学科合作，并未在医学院系内提供真正专门的、跨学科职位。

1998 年，两个在伦敦执业的全科医生（GP），Deborah Kirklin 和 Richard Meakin，试图打破坚冰，尝试在伦敦大学学院皇家自由医学院（Royal Free and University College Medical School）内设立医学人文研究中心，后改为医学人文系，以建构一个医学人文学术共同体。尽管该系有着强烈的学术导向和批判趣味，十年后，伦敦大学学院还是以合理化的名义取消了该系的建制，由此表明，医学人文学科在英国学科体系中仍处于边缘地位，一个具有内在扩张性的学术网络并未形成。

东方不亮西方亮，1999 年，纳菲尔德基金会（Nuffield Trust）帮助杜伦大学组建了人文艺术与医学健康研究中心（CAHHM），以及一个新的医学人文研究所。后者进一步发展成为医学人文联合会（Association for Medical Humanities，AMH），首要宗旨是举办医学人文年度会议，游说一些资助性机构比如惠康基金和英格兰艺术委员会（Arts Council England）为英国医学人文的发展提供战略支持。

真正学术共同体的建构还有赖专业学术期刊的设立。2000 年，英国医学期刊（BMJ）出版集团创建了一个新的学术期刊，医学人文杂志（Medical Humanities），与旗下《医学伦理杂志》（*Journal of Medical Ethics*）并立。同年，斯旺西大学（University of Swansea）举办第一届医学人文论坛。翌年，论坛文稿结集出版，是英国第一本医学人文著作，描绘了英国正在出现的医学人文研究领域发展现况，同时探索如何落实 GMC 的倡议，将医学人文学融入医学教育。2001 年，在纳菲尔德基金会的资助下，威尔士大学主办了第二届医学人文论坛。

自此，威尔士和斯旺西大学一度走在英国医学人文研究的前沿，1997 年后最早设立医学人文硕士项目。该项目由哲学家 Martyn Evans 和 David Greaves 医生，共同发起创建。由于 David Greaves 医生同时拥有伦理学博士学位，因此该项目的内容比较偏向伦理与哲学。Evans 后来担任了医学人文联合会主席，以及《医学人文杂志》联合主编。然后，Evans 又调任杜伦大学，并成功拉来惠康基金会的资助，在杜伦大学成立医学人文研究中心，并担任该中心的联合主任。

经过二十余年的发展，如今，英国医学院校如阿伯丁大学（University of Aberdeen）、贝尔法斯特大学（Queen's University of Belfast）、伯明翰大学（University of Birmingham）、布里斯托大学（University of Bristol）、坎特伯雷大学（University of Canterbury）、杜伦大学（Durham University）、法尔茅斯大学（Falmouth University）、格拉斯哥大学（University of Glasgow）、基尔大学（Keele University）、利兹大学（University of Leeds）、莱斯特大学（University of Leicester）、伦敦国王学院（King's College London）、伦敦大学伯贝克学院（Birkbeck，University of London）、曼彻斯特大学（The University of Manchester）、诺丁汉大学（the university of nottingham）、谢菲尔德大学（University of Sheffield）、南安普顿大学（University of Southampton）和斯旺西大学（Swansea University）都设立了医学人文项目或学位。所谓医学人文学，旨在实现医学学科与人文学科的整合。而关于整合之程度，从 2000 年英国《医学人文学》（*Medical Humanities*）杂志之创刊号社论可以一窥端倪。该社论认为 20 世纪末"医学人文学"在英国的兴起是对科学技术至上的医学文化的第二轮回应。第一轮回应起自 20 世纪 60—70 年代，其结果是在英国产生了医学社会学、医疗社会史，以及医学伦理学等学科分支，在美国则促成了《医学人文学杂志》（*Journal of Medical Humanities*）的创刊。

总体而言，医学人文学的发展有两种主要形式，第一种是为医学技术增加人文艺术视角，但学科之间并没有紧密联系，这可称之为"附加"（additive）途径。第二种致力于将医学在整体上与完整的人相联系，将技术、人文、临床实践融合在一起，可称之为"整合"（integrated）途径。BMJ 主编 Richard Smith 在该社论中总结道："附加"观念认为，医学可以通过将其职业者暴露于人文中而被"软化"（softened）；"整合"观念则显得更为雄心勃勃，旨在塑造"医学本身的本质、目标和知识基础"。北大医史学者陈琦指出，目前，不仅在英国，从全球来看，"附加"的医学人文还占据着一定的地位，但"整合"的观念已成明显趋势。

这一将医学学科与人文学科"整合"的取向，尤其表现为"健康人文学"（Health Humanities）概念的提出。首倡这一概念的是英国诺丁汉大学健康人文研究中心的克劳福德（Paul Crawford）。2010年，克劳福德最早提出这一更具包容性的概念，认为除医师之外，护士、医师助手、从事医疗保健服务的相关人员以及患者等，都应在医学人文的发展中做出贡献。相较医学人文学主要在医学教育中推进，健康人文学科的建立与实践，不仅要在医学院系，也可在艺术和人文学院系的高校实行，在私人和慈善信托基金会，在诸如国家和国际会议，以及公共领域通过公众参与活动，如展览等促进医学教育。经过几年的沉淀，2015年，克劳福德在其与同仁一起合著的《健康人文学》（*Health Humanities*）一书中，进一步阐释了他的健康人文学理念。

三、医学人文学在中国：中医人文学

如上所述，医学人文学发迹于在英美，但基于各国学科建制与医学实践的差异，各国医学人文学科的发展往往带有鲜明的民族烙印，中国亦概莫能外。

若论中国医学人文学的发展，最早可追溯到协和医学院早期成立的中文部，其开设的医学史、医学伦理学和医学法学讲座，是中国现代医学院校里最早开设的医学人文课程。但医学人文学的教学与研究系统进入中国医学教育还是始自20世纪80年代，是在原有医学史、医学辩证法等学科传统的基础上逐渐发育出医学人文社会学科群。40余年来，无论在课程建设、机构设置、理论研究以及走进临床方面，都有长足的发展。

尤其是，相较于西方各国，我国长期奉行中西医结合、中西医并重的政策，医学院校和学科系统中有着独特的中医以及民族医学建制，人文学科与中医和民族医学的结合或者整合，形成独特的中医关怀或者中国故事。更有论者，中医学本身具有强烈的人文属性，它的起源、发展与我国古代丰富多彩的传统文化关系密切，可以说，中医学与现代人文学科有着天然的汇通属性，现代人文社会科学多学科的理论与研究方法，也自然能惠益中医学的发展。以下略举两个领域的研究现状以为代表。

1. 社会建构论与中医

20 世纪 60 年代开始，社会建构论（social constructionism）的理论与方法受到健康与疾病社会学和医学史领域学者的关注，涌现出一批学术研究专著。社会建构论是由 20 世纪著名的思想家米歇尔·福柯在其《性史》第一卷中提出的。社会建构主义认为，所有的知识并不是一种独立于外界条件的观念，而是文化建构的结果，而这种建构会随着时代和社会的改变而不同。在这个意义上，医学知识也不是普遍的、独立的，而是现实社会结构中的一部分。因此在考察医学知识的演化与医疗保健活动时，不仅需要考察疾病实体、病痛状态和身体经验，更应关注它们是如何通过社会实践认知和解释的。社会建构论通过解释医学与疾病和身体的社会、文化维度，承认宏观政治过程构成、塑造这些经验和知识，强调医学知识并非像进步主义奉行的那样简单、线性发展，其发展与变化取决于社会历史文化境遇。因为将医学的研究视野扩展到更广泛的社会历史文化，所以社会建构论承认非主流医学解释的合理性，它们也是医学知识的社会化产物。

正是从这个视角出发，在 2000 年左右，包括中医学在内的补充与替代医学（Complementary and Alternative Medicine，CAM）成为健康与疾病社会学一个重要的研究领域，社会学家通过一系列著述试图解释 CAM 在西方社会中的地位以及患者信赖的来源。可以说，21 世纪之交，替代医学在临床医学、公共卫生政策、专业学术圈内引起广泛注意，也形成一批重要研究成果，通过研究替代医学的起落，透视更广泛的社会变迁。

近几年，透过社会建构论视角研究中医和其他补充与替代医学，不再仅仅将中医和其他 CAM 视为社会变迁的缩影，而是更关注社会变迁如何反过来影响、塑造中医和其他替代医学知识的生产过程。在这一研究进路中，科学技术论（Science and Technology Studies，STS）塑造了医学社会学和医学人类学新的思考方向。有关的研究已初具规模，但总体还只是刚刚起步，有待进一步深化拓展。

2. 医学人类学与中医

"医学人类学"这个术语译自 19 世纪的荷兰词汇 "medische anthropologie"，在欧洲曾使用过"医疗人类学"（anthropology of medicine）、"卫生人类学"（anthropology of health）与"疾病人类学"（anthropology of illness）等术语。在 19 世纪 40 年代，某些作者选择医学人类学这个术语，用来指称人类学家针对有关卫生、疾病及护理照料行为的社会过程与文化意涵，所做的实证研究与理论探讨。医学人类学与医学社会学有着密切的关系，两者的学科界限比较模糊，其与医学史也有很多相通性。因此，在理论上医学人类学也吸收了相关学科的思想和方法，并随着时代的发展呈现出不同的理论取向。

就中国医学人类学而言，按照景军的描述，由于学科分类的国际惯例，人类学由四大部分组成：一是社会文化人类学，二是语言人类学，三是考古学，四是体质人类学。在当代中国，人类学列为社会学和民族学二级学科，考古学划在历史学，语言人类学纳入民族语言学和语言学大类，体质人类学归在生物学、法学人类学以及古脊椎动物与古人类研究门类。换言之，人类学被界定为社会文化人类学。而医学人类学在中国更是社会文化人类学的一个分支或研究方向。

中国的医学人类学虽早在民国时期就已经有研究学人和零星著述，但严格地说，中国医学人类学是在改革开放一段时间后才开始兴起，过去 10 年（2009—2019 年）方进入迅速发展期，相关研究成果层出不穷。虽然在现代的学科建制中，医学人类学长期处于边缘地位，但经过数十年的经营也取得了长足发展。其中，伴随医学人类学在我国的建立，中医文化人类学（TCM Cultural Anthropology）也应运而生。这主要是因为，医学人类学是用人类学理念和方法，从事有关医学知识、医疗实践、就医行为、健康理念以及卫生制度等议题的社会文化研究。人类学最基本的一个学科理念当属文化多样性，而文化多样性理念广泛适用的研究议题之一是医疗多元性（medical pluralism）。鉴于我国现代医学、中医学并存的医疗多元性事实，医学人类学在中国的很多研究成果聚集在以中医为研究对象的医疗多元研究领域。这一领域的研究成果又可进一步细化为以下三个方面：

第一，深耕国内，重视中国民族医学传统和少数民族地区的医疗多元化，在跨文化的视野内解读田野调查材料。

医学人类学对传统、民族医学的研究主要集中在对巫医和地方民族医疗体系的研究这两个方面。关于地方民族性医疗体系的研究，医学人类学将医学体系作为一种文化现象，在文化的情境中对其进行解释。认为在复杂社会，医学现象表现出或多或少的一系列医学体系的混合，即医学多元主义。在地方民族性医疗体系中，患病时都会有两种以上的治疗选择，每一种都可以作为其他方法的替代措施，它们共同在生活中发生作用。在这种多元选择之中，对病患原因的信仰，起着重要的指导作用，这种信仰是和当地的文化传统紧密联系的。

第二，外国学者在境内从事的中医人类学田野工作成果。最有代表性的是冯珠娣教授（Judith Farquhar）。冯珠娣主要从事中医的医学人类学研究，她于 1982—1983 年在广州中医药大学做访问学者，并在 1986 年完成其博士论文，*Knowledge and Practice in Chinese Medicine*。随后的 1990 年和 1991 年，冯珠娣继续在山东省从事关于中医学的研究。冯珠娣教授认为从医学人类学视角研究中医潜力巨大，并对相关研究方向进行了深入的分析。

另外一位学者当属英国牛津大学医学人类学学者许小丽（Elisabeth Hsu）教授。许小丽教授于1985年获得苏黎世联邦理工学院生物学学士和硕士双学位。1987年和1992年先后取得剑桥大学语言学硕士学位和社会人类学博士学位，并进入苏黎世大学人类学学院任教。2002年在德国海德堡大学完成了汉学特许教授资格论文。2001年任职于牛津大学社会与文化人类学学院，目前执医学人类学教授席位，并于2006年创立了牛津大学东方医药人类学研究组，旨在推动有关传统医药跨地域和跨学科合作。许小丽教授于1988年9月至1989年12月，在云南昆明居住了16个月学习中医并做田野调查。在此基础上完成其博士论文，*The Transmission of Chinese Medicine*。该文选经修改，1999年由剑桥大学出版社出版，是许小丽教授的学术代表作之一。本书主要探讨了中医在中国社会学习和传授中的几种不同的方式，尤其聚焦于在这一过程中的一些关键性术语的变化以及在不同社会环境中理解它们的方式。除本书以外，她还著有其他关于中医研究的专著，*Pulse Diagnosis in Early Chinese Medicine*。

第三，中国学者走出国门取得的田野工作成果。跨出国门的医疗多元性研究较早见于贺霆在法国社会科学高等学院开始的中医西传系列研究。贺霆，原国内现代医学内科医生，后在法国留学并定居。法国高等社会学学院社会人类学博士，研究法国社会居民与中医有关的行为，并在法国国家自然历史博物馆、Xavier Bichart 医学院社会医学系、巴黎第七大学人文学院及尼斯大学人文学院人类学系授课。在云南中医学院（现为云南中医药大学）任教后，贺霆协助云南中医药大学成立了一个中医西传博物馆（现已改为中医西学博物馆），专门展示法语针灸书籍、针灸会议老照片、针灸诊所记录、针灸工具、人体穴位图等实物。并自2013年起，每年举办中医西学国际论坛，迄今已举办七届，志在推动中医西传现象的人类学研究。

除此之外，中医药国际化研究的田野工作还包括在"海外民族志研究"系列。所谓"海外民族志研究"是北京大学高丙中在2009年提出的一个学科发展观，也就是组织更多的中国人类学家走出国门从事研究。到目前，部分高校，先后派遣了百余人前往境外从事人类学田野调查，比较有代表性的例子包括，任杰慧有关中医在泰国的研究，以及崔佳有关中医在美国的研究。

以上，本节仅列举了中医人文学研究的两个主要领域。其他，尚有叙事医学与中医、女性主义与中医、身体理论与中医等理论与方法，均有境内外学者涉足，并形成可贵的研究成果或尝试。总之，尽管存在国情和文化的差异，中国医学人文学研究者、中医人文学研究者同其他地区的同行一样，也是以探究人类健康、疾病苦痛、医疗制度及人类的生物文化适应性为主，所从事的研究绝非医学科学的配角，也不是急功近利的政策研究，而是从社会文化的视角系统审视和阐述人类健康的多重意义。

第三节 发 生 学

发生学（genetics）最早由英国生物学家 W. 贝特逊（W. Bateson）于 1906 年根据希腊语"繁殖"（generatione）一词正式命名，是指在地球历史发展过程中生物种系的发生和发展，主要用于探索生命科学领域生物体的发生发展和演变规律。发生学作为一种研究方法和范式，于 18 世纪逐渐从生命科学中扩散至更多研究领域，在自然科学和人文科学研究中都普遍适用，成为一种体现并揭示自然或社会形成发展及历史演变规律的研究方法，其不仅研究科学体系如何发生，也研究科学体系为何发生。

一、简介

所谓发生学方法是发生学运用各种具体手段和方法，对发生点的各个对象进行动态的、实验性的综合研究方法，可反映和揭示自然界、人类社会和人类思维形式发展、演化的历史阶段、形态和规律等。它起始于自然科学领域，如对胚胎发生的探讨、对物种起源的探讨等。经由人类发生学这个纽带和媒介，发生学研究从自然科学跨入人文社会科学领域。《哲学大辞典》将发生学定义为反映和揭示自然界、人类社会和人类思维形式发展、演化的历史阶段、形态和规律的方法。发生学研究的主要特征是把研究对象作为发展的过程进行动态考察，有分析地注重考察历史过程中主要的、本质的、必然的因素。是观察方法、比较方法、试验方法、分析方法、个案研究、跨学科研究等诸多方法的联合应用。楼培敏教授撰文指出发生学方法的一般步骤是：①选择和确定研究的切入口；②广泛收集资料和发现自然事例；③进行实验和资料研究；④进一步交互分析；⑤更广泛更标准化的检验；⑥自然生活中验证。从目前所能查到的文献看，将发生学方法引入中医学研究至今大约 40 年，当时的研究认为中医理论的形成是先实用后科学、先结构后功能，并充分利用当时的逻辑思维和哲学思想。

二、发生学与中医药

随着现代生命科学技术的观念和方法逐步渗透到中医学理论书籍的编写，甚至对中医经典的解读也存在着现代文化的明显痕迹，这些模糊了中医学理论传统、经典的本来面目。20世纪90年代就有学者指出，现代的中医学并不等同于传统的中医学，同中有异，正是这些现代中医学与传统中医学貌合神离的方面参与导致了目前所进行的中医学规范化、方证相应等研究步履维艰。当然，学界也难以要求现今的中医学者完全忽视和忘记现代医学的知识，而仅将思考限定在传统中医学本身的范围，"不知有汉，无论魏晋"（《桃花源记》）。如古人的诊断的"证"到底是什么，与现代中医学所谓"证"的内涵是否一致？古文献中记载的五脏六腑、现代中医眼中的五脏六腑，若以现代医学观点来看属于什么？这个问题不搞清楚，方证相应、藏象研究的意义恐怕要大打折扣。恩格斯指出："我们只能在我们时代的条件下进行认识，而且这些条件达到什么程度，我们便认识到什么程度。"对于古人也是如此。故而，我们要从中医理论/中医药文化产生和发展的全部历程来探讨中医理论/中医药文化的发生问题，不仅要理解中医理论/中医药文化为什么是这样，而且要找到它在发展过程中经过了多少次筛选才演变成这样而不是那样。在这个时候就要大量及合理地利用中医药写本和抄本的内容来补充刻本的不足，须知在古代文字初创的主要目的一定是为了记录圣人的思想意识和指令，一定是为了与神灵沟通的需要，所以《淮南子》在记载仓颉造字时用"昔者仓颉作书，而天雨粟，鬼夜哭"，其实这点也正如艺术史家格罗塞在论述原始艺术的性质时所指出的："原始民族的大半艺术作品都不是纯粹从审美的动机出发，而是同时想使它在实际的目的上有用的，而且后者往往还是主要的动机，审美的要求只是满足次要的欲望而已"，因此经由写本或抄本的研究可更好地了解中医药最初的产生与发展。

研究者同时需要深入到中医理论/中医药文化创生时期进行考察，即将所要研究的古籍文献/中医药文化现象放在当时特定的历史条件下加以考察，如在当时哲学的、社会的、农业的、天文的、宗教的、伦理道德的、思想的背景下综合考察，不仅要关注中医理论/中医药文化形成之后中医学的发展规律，还要顾及中医理论/中医药文化赖以发生发展的整个过程中主要的、本质的、必然的因素，尤其独特的方法，如原初的基础医学知识、古典哲学、区域性文化、若干群体的信仰、临床经验等中医学构成"五要素"是如何统一于中医学的，在其间各自的作用和定位又是如何？比如同样一个肾虚证，其概念的内涵和外延诊断的方式和依据又是如何演变的？以正本清源，对传统中医学作出比较客观的诠释，所谓"懂得了起源，就洞察了本质"（Jean

Piagel）。同时，由于中医文献研究主要集中在医学本体论，而对方法学的涉及较少，故而需要在这方面发力以更好地服务中医药学术发展，于是业界在中医学研究中引进和发展了发生学研究。

三、中医学开展发生学研究方法步骤

中医学开展发生学研究的步骤大概如下：①确定要研究的中医理论／中医药文化现象基本概念的初始内涵，交代该理论或现象产生的时代背景，并给予合理的界定。②从语言文字的训诂入手，对文献中记载和（或）其他载体所呈现的与中医药有关的字、句、段进行注音，并借助中国民俗学、民间文化学方法辨明文字异同，并对其进行点线式解释，力求真实反映中医药的内涵。③从最初的中医典籍或中华元典出发开展相关研究，中医典籍如《黄帝内经》《伤寒杂病论》《难经》《针灸甲乙经》等早期的重要医学著作，中华元典如《诗》《书》《礼》《易》《春秋》，还包括先秦诸子的书《论语》《墨子》《孟子》《老子》《庄子》等，并佐以当时的非文字记载知识，从中找出中医理论／中医药文化形成的过程，明确中医学引进概念的初始内涵，以及在不同年代的内涵演进过程。尤其要关注这些概念、名词术语在引入中医学之前的意义和被引入中医学之后意义的变化，以及其间的过渡及中介。④弄清基于这些概念所进行的原始的归纳和综合、推导与演绎的运演过程，如何从实物所指走向抽象结论（可结合中国古代哲学思辨、象思维、司外揣内的方法、文字学的渗透、原初的基础医学知识以及临床经验的验证等），明确中医理论／中医药文化内涵，并进行交互分析。⑤对含义相同的概念进行归类合并，把中医学基本概念的含义精确化，适当扩大或缩小概念的涵盖范围，使之在中医学内部所指专有化，用新建立的概念表征那些词意晦涩的原有概念，对重新认识和发现的文化、学术现象赋予新的概念和定义域。⑥将研究的结果进行更大范围的验证，尽可能结合其他学科的研究成果，除外理论、文化层面的比对外，如有可能还可以在临床实践层面、民间存在状态进行验证。

验证层面对于中医发生学研究来说是比较重要的，是对前期研究的佐证。总体来说除了临床实践层面（具体方法参考本书第四章）的佐证外，还可以借鉴医学人类学的部分研究方法。医学人类学属于医学应用学科，是人类学的一个分支，也是医学的一个重要研究领域，其以患者对疾病的社会心理反应为重心，而不是以疾病本身为重心，主要关注生病行为，即患者对疾病的社会心理反应。医学人类学将人类学的理论视角和原则方法运用到人类的身体、健康、疾病、苦痛、医药与治疗的研究上，注重以独特的人类学视角和研究方法审视病患、健康、治疗、社会制度以及文化之间的复杂关系，从而更加强医学从业者对生命、疾病、衰老、死亡、人性等的理解、尊重和关怀。医学人类学的研究方法主要是田野调查法。一般意义讲，所有实地参与现场的调查研究工作，都可称为"田野研究"或"田野调查"。田野调查涉猎的范畴和领域相当广，举凡语言学、考古学、民族学、行为学、人类学、文学、哲学、艺术、民俗等，都可透过田野资料的收集和记录，架构出新的研究体系和理论基础。"参与当地人的生活，在一个严格定义的空间和时间的范围内，体验人们的日常生活与思想境界，通过记录人的生活的方方面面，来展示不同文化如何满足人的普遍的基本需求、社会如何构成"，这便是田野调查。

第四节　知识考古学

知识考古学（Knowledge archaeology）是 20 世纪法国思想家、哲学家、历史学家米歇尔·福柯（Michel Foucault）创立的，是借用田野作业寻找发掘历史遗迹的一项比喻性说法，实际是一种挖掘知识的深层，在现存的知识空间中拾取历史时间的因子，发现被现存历史埋没的珍贵的历史线索，进而对现行的知识作进一步解构的思想史方法，话语构成分析是知识考古学的基本内容。

一、简介

"从现今通常使用的情形来看，考古学这一名词主要有 3 种涵义。第一种涵义是指考古研究所得的历史知识，有时还可引伸为记述这种知识的书籍；第二种涵义是指借以获得这种知识的考古方法和技术，包括搜集和保存资料、审定和考证资料、编排和整理资料的方法和技术；第三种涵义则是指理论性的研究和解释，用以阐明包含在各种考古资料中的因果关系，论证存在于古代社会历史发展过程中的规律"（《中国大百科全书·考古学卷》）。考古学的基础在于田野调查发掘工作。而知识考古学是借考古之名将话语分析视作文化解码的突破口，其核心是还原知识产生的历史语境。

换言之，知识考古学就是对知识的现在结构作本原的揭示，其不是在今人的世界发掘古人的遗迹，而是在对古人知识的追忆中揭示现存世界的存在、异变和扭曲的根源；然后对各种话语出现的条件，变化的形式、环节以及规律进行分析，通过对语言的研究，揭示语言所指的物与物之间的关系，是怎样被语言建构起来的，又是怎样在语言的控制下存在、断裂和变异的，即"重构和考查作为认知、理论、制度和实践之深层次的可能性条件的知识"，从而达到在具有异质性的知识材料中找到其相互联系的具有特定功能的知识体，从而构成解析对象的体系性知识，即"结束混乱，引出秩序"的目的。用考古的方法检视目前的成体系知识的构建过程，以此解释中医学知识的合理性以及如何获得的这种合理性。其难度在于不仅要还原知识产生之前的原状和原貌，更要对形成的因素一一进行甄别、检视、敲打、触摸，并辨识其背后的面孔，寻找其形成的根源。

二、知识考古学在中医学中的应用

在对中医学知识体系或整体性知识条分缕析的过程中，学界似乎"忘记"了那些曾经促进中医学发展的所谓凌乱的或异质的元素，而对这些元素的忽视，可能使得"我们的思维消失在文献背后的历史"之中。因为知识不同于知识学，其本身就是一种片段性的存在。话语由一系列陈述构成，陈述为话语的基本单位，也是一个知识体系的基本构成要素，历史中的话语构建首要体现在话语构建的不连续性。故而在讨论中医古文献或是根据中医古文献来建构学说时，我们需要注意中医古文献之间的内部差异，即寻找其细微之处，这可能是古人治病所关注的细节，而不应该完全以同质的眼光来看待历史；甚至是同一个医家，随着经验的丰富和阅历的增加，也可能存在差异；其实也存在这种状况，同一个医家文集的不同著作，表达的思想及表达思想的方式，可能是不同的。之前有些研究者将之归纳为后世传抄错误，以知识考古学的观点看也并非尽是如此，需要进行深入研究。

其次，在话语构建的过程中，任何事情都会影响到历史事实的构建，历史资料经后人解读，会丧失其原本含义，所以需要从既有史料的"中医话语"出发，复原其语境和背景，研究构成"中医话语"的这些陈述在历史发展过程中的内涵变化，继而揭示中医学术体系的演变过程。用考古的方法，重新考察现代中医界普遍接受的知识、思想、疗法等被建构的过程，即"历史学家必须在他自己的心灵中重演过去"（柯林伍德《历史的观念》），这种重演，不是按照当代人的逻辑思维方式来加以重演，而应当研究原始人的"前逻辑思维"或"原逻辑思维"方式，才能真实地再现历史。"古代书写著作的形式就是语言，它是精神的表现。因此对古代作品的理解也以古老语言的知识为前提。"因此今天的研究者通过对某些中医现代文献或翻译后古文献的解读，得到的中医诊疗规律，是原有中医诊疗的本身吗？其名词术语的概念是否相同？当然，我们在阅读原有中医学古文献，或是建构中医理论体系时，要重视对那些曾被忽视掉的话语的还原，对中医材料作出详尽的解读与分析，做到"时刻准备在话语介入事件中接受话语的每一时刻"。另外，一些中医固有概念和描述在不同朝代的指代和意义是否因话语场的不同而有了新的内涵改变以及如何改变需要进行阐释，即利用时间轴作为依据考察历史背景对概念理论演变的影响，利用新方法解读旧文献以创造新知识、新理论、新结构、新体系。当然，医家本人的著作和门人撰写的医家经验性质的著作是否完全吻合，也需要通过对比揭示。

米歇尔·福柯认为历史学存在着相互影响的两大模式：传统历史分析关注的是事件间的关联、因果关系、总体意义，属于"历时性"分析；与之相反，考古学所关注的是如何将历史的各个层面间进行区分、各个层面间的分期原则，偏重作"共时性"分析。在对于中医学术的构建，有太多的复杂性和主观性，而"考古学的描述，恰恰是对思想史的摈弃，对它的假设和程序有系统的拒绝，它试图创造另外一种已说出东西的历史"。即不能理所当然地把中医学术的一切发展均认为是从中医学术产生源头的一脉相承的具有连续性的演进，而要正视中医学术所谓"源头"与后世中医发展之间的差异性，并揭示后世尤其是"西学东渐"后，中医学理、法、方、药的合理性基础是如何建立起来的，即解构这个过程。在这个过程中，原话语场被打破，而构成该话语场的若干个陈述被拆分出来，同时这些旧有的"陈述"在新的知识背景下，被赋予了新的内涵，进而重新整合成为了一个新的话语场。尽管这个新的话语场依然是由旧有的"陈述"构成，但这些陈述的内涵已经发生了改变。米歇尔·福柯称之为"转型"或"断裂"，这些陈述的"转型"和"断裂"造成了知识体系的演变和学术的进步。比如有研究者采用知识考古学话语构成分析的方法，考察不同时期医学著作中肝、肝阴、肝阳的对象的形成、陈述方式、概念的扩散、主体策略的选择及概念间的关系等内容。厘清了几个问题，如汉唐时期，在两汉经学的影响下，没有形成肝阴阳理论范式。《中医基础理论》所暗示的肝阴阳理论形成于《黄帝内经》的结论是一种"虚构的历史"。而且中医肝虚实理论及其补泻治法的历史不是一个线性发展过程，而是一个不断变化、创新并结合新知识的过程。

第五节　文化人类学

文化人类学直接起源于 15—16 世纪的大航海时代。在这个时代中，跨海走向世界的欧洲人面临着人类各种文化的多样性和异质性，故而需要一种为记录和解释各种文化，并在世界中确立其地位的方法和理论，文化人类学应运而生。

一、简介

文化人类学是一门研究、理解人类文化相似性及差异性，进而探讨人类文化本质的学科。是人类学的主要组成部分之一，属于人文科学范畴的阐释性研究，目的不是发现真理，而是分析文化现象。疾病与健康是人类最重要的文化组成部分之一，故也为以文化作为研究对象的人类学家所重视。医学文化人类学，是人类学应用方面的一个分支，它综合地研究人类历史上和现实中人类的体质、结构、行为、文化状态以及演化过程；并进而考察它们与疾病、治疗、卫生水平以及医药进步之间的关系；目的在寻求多角度、全方位地增进人类健康的途径的科学。文化人类学参与对医药的研究，是把医药作为一种文化现象来考察的，即从文化系统的角度探讨有关医药上的一些问题。

文化人类学家罗伯特·汉（Hahn，R.）在《疾病与治疗——人类学怎么看》一书中提出"生物医学是人类社会众多种'民族医学'中的一种，与其他'民族医学'一样，他植根于特定文化的前提假设和价值观，有特定的行为规则，并镶嵌在更大的社会与历史背景之中"。在西方学术界，对中医药研究最感兴趣的学科之一就是文化人类学，但是这些学者却未必真懂中医药，因为理解异域观念的能力首先取决于观察者的假设，而这些假设最可能基于他或她自身的文化。他们感兴趣的原因在于，中医药不仅有技术层面的知识，还包含着丰富的文化层面的内容，正符合文化人类学研究人类各民族创造的文化，以揭示人类文化的本质这个目的。故而，中医药要更好地实现保持自身特色发展与现代医学的融合发展，更好的"走出去"，除了在实证层面上开展自然科学研究外，也需要此类阐释性研究；除了在技术层面上的沟通交流，更需要实现隐藏在技术身后文化的融合。由于人类学和中医药都把自然科学和社会科学两者结合起来，并把两者看作是本研究的基础，当然中医药已然在几千年的发展过程中实现了两者的高度融合，即中医学历来既注重临床观察，又强调阐释发挥经典著作，故而与文化人类学关系更为密切。可以说，人类学方法对研究中医药文化现象和中医理论本质有很大价值，可以重新审视自古迄今的中医药文化现象，发现大量过去被忽略的事实；可以重新理解、阐释中医药文化的根结与中医理论的本质；剥离出中医理论的科学内核，并构建起中医学现代化的新理论体系。文化人类学对某一民族文化的研究，是探讨和理解该民族医药体系的基础。文化人类学使用的全面观察法，即在整个事物的环境中研究经济活动、政治行为、宗教信仰、医药、教育等文化现象。文化人类学通过对中医学与中国文化之间存在的深刻的历史关系的研究，能够帮助人们更加完整地了解中医药的科学价值，不仅有助于中医药自身的发展，也有助于中医药更加权威地走向世界。30 余年来，中医文化人类学的研究日趋发展，经历引入介绍国外学说、理论，转向在吸收、借鉴中进而自觉本土化，与中医药文化紧密结合的过程。

二、研究范围

文化人类学有两个方面，一是以实地调查为基础，对个别的文化进行概括性地记述；另一是对各种文化进行比较，旨在阐明其差异与等质性，使其一般化。目前来看，医学文化人类学研究包括三个层次方面的内容，一是人类体质、构造、行为与文化的关系及其历史演变；二是不同人种、不同民族、不同地域疾病的发生、流行、诊治及不同民族医学模式与文化的关系；三是不同人种、不同民族、不同国度、不同历史条件下医疗系统（包括医疗制度）的比较研究。马伯英教授指出，把中医药作为一种文化现象来做研究，必须打破现在界定的"中医学"这个框框，除了官方和书本，或曰正统认定的中医学而外，还应该研究民间的民俗医药，一切目的在于预防和治疗疾病的文化概念和医疗行为。故而，中医文化人类学的研究对象是中医学文化视域中的人和人群，关心的不仅限于中国传统文化与中医学的关系，诸如巫与中医学的渊源、民间习俗与中医学、当代科学文化与中医学，以及不同民族、不同地域文化对医学的影响等，都是其观察的范围，并从中得出中医学发展规律、特点、未来走向的种种结论。

三、研究方法

访谈法、比较法、演绎法、归纳法等是中医文化人类学与中医文化学等学科所共用的研究方法，其独具特色的研究方法为田野调查法或实地参与观察法。

1. 田野调查

田野调查是一种深入到研究现象的生活背景中，以参与观察和非结构访谈的方式收集资料，并通过对这些资料的定性分析来理解和解释现象的社会学研究方式。该法强调在研究地居住多年，学习当地语言，参与和观察当地的日常生活，尽力从当地人的角度全面了解当地社会与文化。文化人类学也重视文献研究，但"参与观察"是田野调查的核心。

田野调查从研究对象和内容可分为综合调查、专题调查、典型调查和个案调查四类。①综合调查通常是对当地社会、文化和生活各个方面进行全面、系统的调查；研究者以其专业素养，长期居住、生活于研究对象所在地，参与和观察当地居民的生活，做深入、系统、细致的调查，全面了解其文化和社会系统及其运行过程，收集第一手资料作为分析的依据。②专题调查则集中调查文化的某一部分而不是文化整体，也就是对一个或几个群体或地区做专题调查，以了解某一问题的现状和发展趋势，或用以验证、检验某一理论的真伪。③典型调查是从调查总体中有意识地挑选出少数具有代表性、较有特色的地点进行全面、深入的调查，以达到了解整体的特征和本质的调查形式；典型调查一般采用参与观察、深度访谈和问卷等方法进行收集资料。④个案调查则是以某一个特定的社会单位作为对象而进行详细深入的调查研究；个案调查一般采用参与观察、访谈和文献研究等方法收集资料。

田野调查可分为五个阶段：准备阶段、开始阶段、调查阶段、撰写调查研究报告阶段、补充调查阶段。医学的田野调查，重点是要聚焦医学问题或医学现象，或者是聚焦于某一种疾病，选择一个相对固定的时间和地理空间，参与到当地人对特定调查对象的认识、体悟和处置等思想和行为中，通过当地人群对此类医学问题或现象的真实记录，以呈现某一群体对特定医学问题和现象的认识，并达到一定的医学研究的目的。

2. 实地参与观察法

实地参与观察法是指调查者带有明确目的，加入被观察群体中去，在与被观察对象的共同生活中，凭借自己的感觉及辅助工具，直接从社会生活的现场收集资料的调查研究方法。其过程是首先确定研究对象，选择研究"实地"，在进入现场后，取得观察群体的信任并与之建立友善关系，然后进行实地观察记录。在此过程中要秉承客观性、全面性、深入性、持久性及遵守法律和道德 5 项原则。

第六节 诠 释 学

诠释学（hermeneutics）作为一种西方哲学流派，随着海德格尔的本体论而出现，伽达默尔建立起诠释学哲学。经过发展，目前已演变成众多的诠释学体系，如体验诠释学（狄尔泰）、此在诠释学和语言诠释学（海德格尔）、结构主义诠释学（利科尔）、解构主义诠释学（选里达）等等。20 世纪 80 年代，西方诠释学进入到中国并逐渐在我国学术界发展起来。

一、简介

17 世纪丹豪尔的著作《神圣诠释学或阐释圣经经典的方法》宣告了"诠释学"学科的初步建立；19 世纪施莱尔马赫与狄尔泰所做的工作使得诠释学方法论、认识论层面的理论建构接近完成；直至海德格尔时期才实现了诠释学存在论层面的转向，诠释学中的理解活动第一次被认为是一种现世的存在方式被抽象出来进行探讨；伽达默尔则进一步取缔了方法论在诠释学研究中的位置，使诠释活动成为了人类认识世界的基础。

诠释学目前国内有"解释学""释义学""阐释学"多种译名，其定义也有多种，在西方诠释学的发展进程中曾出现过以施莱尔马赫为代表的方法论诠释学对话——作者原意的重建和以伽达默尔为代表的本体论诠释学对话——理解意义的创造两种形态的对话理论。潘德荣教授认为诠释学是具有历史性、整体性和循环性特征的意义的理解与解释理论，是文本意义的理解与解释之方法及其本体论基础的学说。对历史文本的重视与诠释几乎是人类所有文明与文化传统都具有的共同现象。也许正因为人类具有诠释的才能与兴味，才导致不同的文化传统的产生。诠释学作为一门学科，虽然诞生于 19 世纪的西方哲学界，但从广义上讲，中国古代所特有的训诂与注释的方法可以看作是对诠释学的不自觉运用。中医学的发展自然也不例外，在一定程度上来看中医各家学说和流派的产生，皆与诠释学有着较深的渊源。

二、范围与主要任务

诠释学是"理解、解释（含翻译）和应用"三位一体的科学，它不是一种语言科学或沉思理论，而是一种实践智慧。意大利法学家 Betti 提出诠释学的 4 条原则是：诠释的客体之自律性原则、整体原则、理解的现实性原则和诠释意义的和谐原则。其主要任务是：①确立语词、语句和文本的精确意义内容；②找出这些符号形式里所包含的教导性的真理和指示，并把这种真理和指示应用于当前具体情况。"它们都不能完全和谐地用作这样的前提，即作者绝对正确地使用了语言，以及解释者完全理解了语言。诠释学的艺术就是知道在何处一个应当给另一个让路"，而对于中医学经典著作来说，之所以成为经典，首先在于其临床实践有效；其次则与后世中医药学家的考证修订后，不断对其进行诠释，而赋予其新的生命与意义有关，而且这后者往往也是比较重要的。所以进行中医学诠释的第一要素是理解，只有明确理解了所诠释的对象，搭建出诠释框架，才能发现框架的瓶颈所在，从而为之输入新的科学元素。

"理解本身是一个与作用过程本身相反的活动。完全的共同生活要求理解沿着事件本身的路线前行。"当然，理解并非去把握作者的意图，而是对作品意义的把握，需要强调作品的独立性或自立性，不能让作品依附于作者的意图或读者的经验，而要实现读者与作品的视域融合。"理解一种传统无疑需要一种历史视域。但这并不是说，我们是靠着把自身置入一种历史处境中而获得这种视域的。情况正相反，我们为了能这样把自身置入一种处境里，我们总是必须已经具有一种视域。"其实，做到真正理解的最佳状态就是"视域融合"，所谓"视域融合"即是指现在视域与历史视域的融合。

三、诠释学与中医学

王永炎院士提出中医诠释学研究是在中医文献学特别是训诂学、注释学等传统中医理论研究方法的基础上，结合现代诠释学理论产生的，目前尚处于起步阶段。诠释学的思想、理念、原则和方法对于中医学研究具有重要的借鉴和应用价值，移植和改造诠释学的相关内容并将其运用于中医学继承与创新过程，创建中医诠释学新学科，是中医学发展的新思路、新途径。诠释学是中医基础理论研究中不可忽视的一门重要学科，中医药经典文献著作使用的是古代语言文字，流传至今经历了含义和语境的变迁，阅读者知识背景的不同，而且还有为数众多的专有名词概念，故而需要进行诠释，这也是中医药发展几千年的通行做法。一般来说，可将中医学的诠释路径分为两类：一类是文本注疏，指的是经学性质的中医学；另一类是观念阐发，指的是哲学性质的中医学。前者文本注疏的方式，讲求将侧重点放在逐字逐句的解释之中，文本的意义在字里行间凸显出来；后者观念阐发的方式，着重强调要透过文本材料解析出其中的内在意义，更加侧重于内在意蕴的创造性阐发与古文献解读的灵活性。历代医家会基于时代特点和需要对中医药经典著作给出对应的解释，比如对《黄帝内经》《伤寒论》《神农本草经》《难经》等的发挥和解释，而且通过纵向的梳理可以发现，之前的解释或多或少影响着后来的解释者。当然也可将之理解为一种传承，但也从一个侧面反映了在进行中医药经典著作诠释的时候，有必要对历代的解释一并进行诠释。如汉代的中医学著作为什么这样写，而到了唐代、宋代、元代、明代及至后来的清代就产生了不尽一致的解释。不可否认，随着时代的发展，对于疾病和治疗的知识在不断地丰富，而这个不断丰富的过程也会体现在历代医家对于中医经典的解释和注释中。所以中医经典的生命并不是自其诞生之日起就决定了的，其一方面固然主要是其自身临床实践有效性的结果，另一方面也是后代不断对其进行解释与丰富，赋予了其流动生命力的体现。如果说实践也是一种诠释，那么对于中医学来说，无疑"站在前辈中医肩上"的后世中医理应比前辈中医更加接近中医经典著作的所指，因为我们除了训诂、解释，还更加注重论证的过程，而这恰是部分古代医家所欠缺的。

脏腑、气血、阴阳五行、病因病机，甚至证、症、病、辨证等概念皆可以作为诠释学在中医理论的切入点，而性、味、归经、功效乃至中药的命名则可成为中药研究的切入点，当然目前也涌现了很多用现代生命科学和现代医学诠释中医学的内容。以"中医现代化"为例来说明主次，虽然现代科学的诠释成为中医药研究的重要环节，但此表述的重要前提和立足点却应该是"中医学"，而不是"现代化"。如果把"现代化"过分强调，那就相当于在中医学发展过程中过度倚重现代科学技术来研究中医学，而非中医学对现代科学技术的吸收利用，容易使得中医学在发展过程中出现"走样"。其实，对于任何一个现代中医，都或多或少带上了"现代化"的痕迹，所以在这个意义上来看"现代化"并非一个需要过分强调的东西。至少在"中医现代化"的最初阶段，应当以"中医学"为主，而"现代化"则不必过分强调。所以有学者提出中医药现代化的目标是建立现代中医理论体系，实现中医理论的概念可以直接与现代科学沟通，成为人人能够听懂明白的现代中医理论，而这正需要诠释学的合理适时介入。

第七节　认知语言学

认知语言学（cognitive linguistics）产生于 20 世纪 80 年代初，"是基于人们对世界的经验和对世界进行感知和概念化的方法来研究语言的学科"（F. Ungerer & H.J. Schmid）。

一、简介

认知语言学是认知心理学与语言学相结合而成的一门交叉学科，着重从认知角度深入探讨人类的思维，语言与身体经验、与外部世界之间的种种辩证关系，研究语言与认知模式、知识结构以及与神经系统、心理及生物基础的关系。根据认知语言学的体验观，语义如何表达不仅取决于它的概念内容，也取决于它是如何被人们感知和理解的。认知语言学认为语言符号记载的是经验现实，它承认客观世界的现实性及其对语言形成的本源作用，但更强调人类认知的参与作用，认为语言不能直接反映客观世界，而是有人对客观世界的认知介于其间，即在形成有意义的概念和进行推理的过程中，人类的生理构造、身体经验以及人类丰富的想象力发挥了重要作用，所以认知语言学的基本假设和工作原则基本都是围绕体验哲学建立起来的，其模式为：客观世界→认知加工→概念→语言符号。

二、认知语言学与中医学

与西方近现代科学的逻辑实证主义（即逻辑、还原和实证）不同，中医学独特的发展历程和内在规律决定了其相对特色鲜明的逻辑和语言体系。从形式看，与同样取得一定成就的中国古代数学一直用日常语言来表达，而并未进化到用符号和逻辑一样，中医学阐释人体与疾病时也选择了日常用语，"远取诸物，近取诸身"。如《濒湖脉学》对于脉象的描述："浮脉惟从肉上行，如循榆荚似毛轻……浮如木在水中浮……浮脉轻平似捻葱……散似杨花无定踪……滑脉，往来前却，流利展转，替替然如珠之应指……参伍不调名曰涩，轻刀刮竹短而难……"当然，譬喻不仅仅是一种修辞，更重要的是一种人类的认知现象。如通过对《濒湖脉学》脉象描述的分析，可以得出古人构建脉象理论的体悟过程。在此分析过程中要注意不同历史年代和语境中词语意义生成方式的差异。也有学者认为中医术语具有抽象性、模糊性、文学性和人文性特点，"言不尽意""取象比类"，不太注重具体实在过程的机械性描述，具有隐喻特征。

中医学是一种基于身体经验感知而形成的理论，中医语言是一种基于隐喻认知的语言，中医逻辑是一种旨在发现而不重证明的逻辑。虽然历经几千年的发展，这套语言体系本身并没有多大的改变，但是其使用者即后世医家和所处的语言环境却有着较大的变化，患者的认知体系和语言特点也有所不同。尤其是随着生命科学技术和现代医学的快速发展，如何与外部对话以达成广泛共识成为当前中医必须要做的一个功课，究其目的就是达到中医学语言的融通，即在不失其本意的情况下又可以让医家掌握、患者接受、大众理解，达古通今，中西咸宜。这需要基于认知语言学视域分析中医药语言的特色。即不仅要从认知语言学的角度认识中医语言的存在方式、类型和作用，还要基于此方法理解和丰富完善目前的中医理论，并在此基础上提高中医翻译的质量，尽最大限度保留中医独特的文化内涵和科学韵味，推动中医学的现代化和国际化步伐。因为"一切理解都是语言问题，一切理解都在语言性的媒介中获得成功或失败"。可以明确的是，对中医学经典著作的翻译，其实并非单纯的语言间的翻译过程，更包涵了译者自身的临证经验和经历在内，是一个现实与古籍的双向互动过程，也是译者认知思维的体现，而且主体认知水平的差异可导致对同一概念的理解大相径庭。当然这个认知水平不仅存在高低的问题，同样受主体知识背景的影响。有学者认为词语的翻译在本质上是一个认知范畴的移植过程，要翻译好原文，译者需要透彻理解原文所表达的意思，在尊重原作与原文作者的基础上，努力处理好作者、译者、读者间的互动关系。即认知语言学认为语言符号记载的是经验现实，它承认客观世界的现实性及对语言形成的本源作用，但更强调人类认知的参与作用，认为语言不能直接反映客观世界，而是有人对客观世界的认知介于其间。

要研究和利用一门学科，就必须明确这个学科的语言体系特点，只有明白这个学科到底是基于什么语言建构起来的，才能明白概念、理论到底是什么。中医学在漫长的历史发展过程中是用什么语言构建了自身的学科体系，这些概念、理论语言的内涵和外延是否唯一和明确？认知语言学为从病因病机、证候分型到治则治法、方药体系研究中医学提供了一个新的研究视角，揭示中医学语言的隐喻特征，可望从创生阶段了解上述这些概念的建构和演变过程，一定程度弥补中医学部分概念不准确、欠清晰，存在着含义模糊、逻辑矛盾、外延界定不清等缺陷，深化中医学概念内涵，建立起古代中医语言与现代中医语言乃至现代生命科学语言的桥梁。用现代语言按照科学规范对中医基础理论进行阐述，明确概念、严格定义、分清层次，才有可能真正促进中医学的发展。

小　结

　　中医学不仅是一门治病救人的应用技术，也包含着深刻的文化内涵，两者有机结合在一起，共同铸造了绵延发展几千年的中医学。本章在医学人文学与中医学关系揭示的基础上，探讨中医视野下的患者与疾病的界定及中医学的诊病的文化思考，提出利用发生学、知识考古学、文化人类学、诠释学、认知语言学等理念和方法对中医学进行多方位阐释，并对上述方法进行了介绍。

第八章
动物实验研究技术和方法

不论现代医学的研究还是传统中医学的研究，在进行动物临床实验时都牵涉到具体操作层面的问题，这些操作是具有流程和规范的，而不因研究者或研究目的的不同而有所变动，且是保证实验结果准确性的前提，故而本章予以专题介绍，作为中医动物模型研究相关检测技术和方法等的参考。

第一节　实验动物的分类与选择

一、常用实验动物简介

因为动物种属和系别等的差异往往会造成对造模因素和药物反应性的不同，故而在造模之前，应该从动物的品种、品系、性别、周龄、体质量等方面考虑，结合研究内容在动物身上的可重现性出发，综合考虑可行性、易行性、经济学等因素选择相对适合的造模动物，并要求符合节约的原则，应使所选的动物能较好地反映疾病的发病特点和实验药物的选择性作用。常用的实验动物有蛙和蟾蜍、小鼠、大鼠、豚鼠、家兔、猫和犬等。常用实验动物的特点如下：

1. **蛙和蟾蜍**　心脏在离体情况下能较持久而有节律地搏动，故常用来研究药物对心脏的作用。其坐骨神经腓肠肌标本可用来观察药物对周围神经横纹肌或神经肌接头的作用。

2. **小鼠**　药理实验最常用的一种动物，适用于需要大量动物的实验，抗炎免疫药、抗肿瘤药、避孕药、中枢神经系统药物以及延缓衰老药等的研究和药物初筛。

3．大鼠 用途与小鼠相似。因其体形较大，有些在小鼠身上不便进行的实验可选用大鼠。如药物的抗炎实验常选用大鼠的踝关节做炎症模型。可用大鼠进行血压测定，胆管插管和长期毒性实验，还可用其离体子宫做子宫收缩药的检定。此外，尚可用来复制糖尿病模型，用于糖尿病药物的研究以及流感病毒传代及细菌学实验等。

4．豚鼠 广泛用于微生物的感染实验、平喘药和抗组胺药的研究，亦常用于抗结核药的研究，以及生殖、生理，细菌学、血清学和免疫学等各个领域。

5．家兔 常用于观察药物对心脏、呼吸的影响及农药中毒和解救的实验。亦用于研究药物对中枢神经系统的作用、体温实验、热原检查及避孕药实验。

6．猫 血压恒定，较大鼠、家兔等更接近于人体，对药物反应灵敏，常用于血压相关实验研究。

7．犬 常用于观察药物对心脏泵功能和血流动力学的影响，心悸细胞电生理研究，降压药及抗休克药研究等。

当然，对于不同的疾病模型其选择的动物品种相对也不同，这里面有一个复杂的选择过程。下面以慢性阻塞性肺疾病模型动物的选择为例作一说明。

目前国际上主要使用 Brown-Norway 大鼠制作动物模型；我国主要使用 Wistar 和 SD 大鼠制作动物模型。不同周龄大鼠的选择应根据干预方法和实验目的的不同而不同。对于慢性阻塞性肺疾病大鼠模型，模仿慢性阻塞性肺疾病在人类的自然发病过程，越早接触有害环境，可能越早出现慢性阻塞性肺疾病或使病情越重。如果采用气道内滴注化学物质诱导慢性阻塞性肺疾病大鼠模型，则应选择成年雄性大鼠，因其体质较强健，生存率高。如果选择环境诱导，则应选择周龄较小的大鼠，越早施加，造模成功的概率越高，其发病的机制与人类环境影响发病越相似。目前大都是用 7～10 周龄的大鼠，其次是小鼠。相比于大鼠、小鼠作为慢性阻塞性肺疾病动物模型载体，猪的生理特点与人类更加接近，猪没有类似于非人灵长类动物苛刻的伦理道德和动物保护方面的要求，加上饲养和实验成本较低，故猪不失为一种比较理想的慢性阻塞性肺疾病实验动物模型。但相比猪，灵长类动物和人类更加接近；灵长类动物从气道口到呼吸性细支气管有很长的过渡阶段，气道上有纤毛细胞、平滑肌细胞、神经网络、血管系统和炎症细胞群，而在啮齿类动物没有这些特征。在哺乳动物中，气道都存在分支模式，但是灵长类动物多为双侧分支，而啮齿类动物多为单侧分支。在人类过敏性气道疾病中，非人灵长类动物暴露在已知的人类过敏原尘螨中，上皮间质营养单位广泛重建，杯状细胞增生，上皮损伤，基底膜增厚重建，成纤维细胞功能减退，皮下纤维化，平滑肌增厚。在细胞因子方面也具备人类过敏性气道疾病的特征，如皮肤过敏原试验阳性，组胺和乙酰胆碱激发试验阳性，嗜酸性粒细胞增生，免疫球蛋白 E 阳性，黏蛋白渗出，白细胞聚集等。非人类年轻灵长类动物暴露在吸烟环境的臭氧中，产生慢性支气管炎和其他呼吸道相关的限制性气流受限性疾病如慢性阻塞性肺疾病。灵长类动物模型能较好地反映出人类过敏性气道炎症和慢性阻塞性肺疾病，但灵长类动物用于常规造模面临伦理和经济成本过高等问题。

二、常用实验动物的分类

实验动物是指经人工饲育，对其携带的微生物实行控制，遗传背景明确或者来源清楚的，用于科学研究、教学、生产、检定及其他科学实验的动物。随着科学技术及实验动物研究的进展，生物医学研究使用的实验动物的数量与种群愈来愈多。为此，常根据动物的遗传学原理、微生物学控制原理等对实验动物进行科学分类。

1．按遗传学控制原理分类

从遗传学的观点来看，实验动物是遗传限定的动物。按基因纯合程度，实验动物可分为相同基因类型和不同基因类型两大类。相同基因类型包括近交系、突变系和杂交 F1 代动物。不同基因类型包括封闭群、杂交群中除杂交 F1 代动物以外的其他动物种群。

（1）近交系动物（inbred strain animals）是指经至少连续 20 代的全同胞兄妹或亲代与子代交配培育而成，品系内所有个体都可追溯到起源于第 20 代或以后代数的一对共同祖先。

（2）突变系动物（mutant strain animals）是带有突变基因的品系动物。具有突变基因的动物称为突变动物，将这些突变动物按照科学研究的要求进行定向培育，使培育成的动物符合实验要求，即为突变系动物。

（3）杂交 F1 代动物（hybrids）杂交群是指由不同品系或种群之间杂交产生的后代。杂交 F1 代动物是由两个无关的近交品系杂交而繁殖的第一代动物，其遗传组成均等的来自两个近交品系，属于遗传均一且表现型相同的动物。

（4）封闭群动物（closed colony animals）又称远交群，是指以非近亲交配方式进行繁殖生产的一个实验动物群体，在不从其外部引入新个体的条件下，至少连续繁殖 4 代以上。

2．按微生物学控制原理分类

通过微生物学的检查手段，按对微生物控制的净化程度，把实验动物分为无菌动物、无特定病原体动物、清洁级动物和普通级动物。

（1）普通级动物（conventional animal，CV）是指不携带所规定的人畜共患病病原和动物烈性传染病的病因。

（2）清洁级动物（clean animal，CL）除普通动物应排除的病原外，不携带对动物危害大和对科学研究干扰大的病因。

（3）无特定病原体动物（specific pathogen free animal，SPF）除普通级动物、清洁级动物应排除的病原外，不携带主要潜在感染或条件致病和对科学研究干扰大的病因。

（4）无菌动物（germ free animal，GF）无可检出的一切生命体。

三、实验动物的选择原则

实验动物选择的正确（或者说合适）与否，不仅影响到经费支出、工作进展，还会影响到实验结果的正确性与可靠性，以及整个实验能否顺利进行。实验研究成败的关键之一在于根据实验要求及目的不同，选择相应的动物。在选择实验动物时应注意以下原则。

1．**选用与人的机能、代谢、结构及疾病特点相似的实验动物**　医学科学研究的目的在于要解决人类的疾病，所以要选择那些机能、代谢、结构和人类相似的实验动物。一般来说，实验动物越高等，进化程度愈高，反应就愈接近人类。例如，狒狒、猩猩、猴等灵长类动物是最近似人类的理想动物，但是灵长类动物较难获得，价格昂贵，对饲养条件的要求特殊，所以在实际应用中常退而求其次。当然应用最多的实验动物还是小鼠和大鼠，由于它们价格便宜、易于管理和控制。所以动物实验不仅仅是从整体，往往也从局部尽量选择与研究对象的机能、代谢、结构和疾病性质类似的动物。

2．**选用遗传背景明确，具有已知菌丛和模型性状显著且稳定的动物**　要使动物实验的结果可靠、有规律，得出正确的结论，就应选用经遗传学、微生物学、营养学、环境卫生学的控制而培育的标准化实验动物。故一般不选用杂种动物或普通动物，但是一般要求不高的教学实验等则可以采用，以降低费用。

3．**选用解剖、生理特点符合实验目的要求的动物**　很多实验动物具有某些解剖生理特点，为实验所要观察的器官或组织等提供了很多便利条件，是保证实验成功的关键。所以要选择解剖生理特点符合实验目的要求的实验动物做实验。

4．**选择对实验处理敏感的品种品系实验动物**　实验研究常选用那些对实验因素最敏感的动物作为实验对象。因不同种系实验动物往往会出现一些特殊反应，故应根据实验目的不同选择品系。

5．**选用人畜共患疾病的实验动物和传统应用的实验动物**　有些病因不仅对人而且对动物也造成相似的疾病，故应选择人畜共患疾病的实验动物。

6．**考虑伦理道德与"3R"原则**　现代动物实验必须考虑伦理道德与"3R"原则，3R 即 reduction，replacement，refinement。其中，reduction（减少）是指在动物实验中，在不影响实验数据的情况下尽量减少动物的使用量；replacement（替代）是指使用其他的实验材料或方法替代动物开展实验，或者说是使用没有知觉的实验材料代替以往使用神志清醒的活的脊椎动物进行实验的一种科学方法；refinement（优化）是指通过改进和完善实验程序，尽量减少对动物的伤害。充分考虑动物实验过程中的动物福利和伦理问题，能够保障实验结果的稳定和可靠。

7．实验动物的个体选择除应注意以上六点原则以外，还应考虑到个体动物的年龄、性别、生理状态和健康状况等。

（1）年龄（Age）和体质量（Weight）：年幼动物一般较成年动物敏感。应根据实验目的选用适龄动物。急性实验选用成年动物。慢性实验最好选用年轻一些的动物。在合格的饲养管理条件下，小型实验动物的年龄是可以按体质量来估计的。

（2）性别（Sex）：实验证明，不同性别对同一致病刺激的反应也不同。在实验研究中，如对性别无特殊需要时，选用雌雄各半。如已证明无性别影响时，亦可雌雄不拘。雌雄性间有不同征象，通常根据征象区分性别。

（3）生理状态（Physiology condition）：在选择个体时，应考虑动物的特殊生理状态，如妊娠、授乳期等，因此时机体的反应性变化很大。

（4）健康状况（Physical condition）：健康状况不好的动物不能用来实验，对实验结果会有很大的影响。

第二节　动物实验过程中常用操作方法

一、实验动物的给药方法

在动物实验中，常需要将药物注入动物体内，称为给药。给药的途径和方法多种多样，可根据实验目的、实验动物种类和药物剂型、剂量等情况确定。

1．注射给药法

（1）皮下注射：较为简单，一般选取背部皮下及后肢皮下。注射时用左手拇指及食指轻轻捏起皮肤，右手持注射器将针头刺入，把针尖轻轻向左右摆动，容易摆动则表明已刺入皮下，然后注射药物。一般小鼠在背部、腹部或前肢腋下，给药量为0.1～0.3ml/10g体质量。大鼠、豚鼠、家兔及犬等动物背部皮肤较厚，针头不易进入，一般不选背部皮肤注射。在皮下注射时，大鼠多在侧下腹部，豚鼠在后大腿内侧，家兔在腹部或耳根部注射，犬多在大腿外侧注射，拔针时，轻按针孔片刻，以防药液逸出。

（2）皮内注射：用于观察皮肤血管的通透性变化或观察皮内反应。如将一定量的放射性同位素溶液、颜料或致炎物质、药物等注入皮内，观察其消失速度和局部血液循环变化，作为皮肤血管通透性观察指标之一。方法是：将动物注射部位的毛剪去，消毒后，用皮试针头紧贴皮肤皮层刺入皮内，然后使针头向上挑起并再稍刺入，即可注射药液。注射后因局部皮肤缺血，在注射部位可见皮肤表面鼓起一白色小皮丘，为防止药液外溢，最好使用棉签轻按片刻。

（3）肌肉注射：当给动物注射不溶于水而混悬于油或其他溶剂中的药物时，常采用肌肉注射。肌肉注射一般选用肌肉发达、无大血管经过的部位，多选臀部。注射时针头要垂直快速刺入肌肉，如无回血现象即可注射。给大鼠、小鼠作肌肉注射时，选大腿外侧肌肉进行注射。

（4）腹腔注射：先将动物固定，腹部用酒精棉球擦拭消毒，然后在左或右侧腹部将针头刺入皮下，沿皮下向前推进约0.5cm，再使针头与皮肤呈45°角方向穿过腹肌刺入腹腔，此时有落空感，回抽无肠液、尿液后，缓缓推入药液。此法在大、小鼠中使用较多。

（5）静脉注射：将药液直接注射于静脉管内，使其随着血液分布全身，迅速发挥效用。但此注射方法排泄较快，作用时间较短。①小鼠、大鼠的静脉注射：常采用尾静脉注射。操作时，先将动物固定在暴露尾部的固定器内，用 75% 酒精棉球反复擦拭使血管扩张，并可使表皮角质软化，以左手拇指和食指捏住鼠尾两侧，使静脉充盈，注射时针头尽量采取与尾部平行的角度进针。开始注射时宜少量缓注，如无阻力，表示针头已进入静脉，这时用左手指将针和尾一起固定起来，解除对尾根部的压迫后，便可进行注射。如有白色皮丘出现，说明未穿刺入血管，应重新向尾部方向移动针头再次穿刺。注射完毕后把尾部向注射侧弯曲以止血。如需反复注射，尽量从尾的末端开始。②家兔的静脉注射：家兔常采用外耳缘静脉，因其表浅易固定。注射部位除毛，用 75% 的酒精消毒，手指轻弹兔耳，使静脉充盈，左手食指和中指夹住静脉的近心端，拇指绷紧静脉的远心端，无名指及小指垫在下面，右手持注射器，尽量从静脉的远端刺入血管，移动拇指于针头上以固定，放开食、中指，将药液注入，然后拔出针头，用手压迫针眼片刻以止血。

2．经口给药法

（1）口服法：把药物放入饲料或饮用水中，此法优点在于简单方便，缺点是不能保证剂量准确。一般适用于对动物疾病的防治或某些药物的毒性实验，制造某些与食物有关的人类疾病动物模型。

（2）灌胃法：剂量准确，较常用。灌胃法是用灌胃器将所应投给动物的药灌到动物胃内。

二、气管内滴注弹性蛋白酶方法

手术器械术前高压蒸汽灭菌（121℃，120kPa，30min），将大鼠逐一称重，按 45mg/kg 腹腔注射浓度为 1.4% 戊巴比妥钠溶液，以钳夹爪尖无反应为麻醉成功标准，将大鼠固定于鼠板上，使用 16 号套管针顺大鼠舌头慢慢送入气管，拔出针，接 1ml 针管（内含所需剂量的弹性蛋白酶），置头高脚低位，呈 45°，向左倾斜，缓慢推入半量溶液，向右倾斜，再缓慢推入另外半量溶液。回到中间，注入 1ml 空气，使剩余的液体全部进入肺部，再轻拍大鼠背部，使弹性蛋白酶溶液在肺内均匀分布。注意保温，待大鼠清醒后放回原鼠盒中饲养。

三、实验动物的麻醉方法

麻醉的基本任务是消除实验过程中所致的疼痛和不适感觉，保障实验动物的安全，使动物在实验中服从操作，确保实验顺利进行。

1．常用局部麻醉剂

（1）普鲁卡因：药毒性小，见效快，常用于局部浸润麻醉，用时配成 0.5% ~ 1.0% 溶液。

（2）利多卡因：药见效快，组织穿透性好，常用 1% ~ 2% 溶液作为大动物神经干阻滞麻醉，也可用 0.25% ~ 0.50% 溶液做局部浸润麻醉。

2．常用全身麻醉剂

（1）乙醚：较常用的麻醉方法，各种动物都可应用。其麻醉量和致死量相差较大，所以其安全度大。但由于乙醚局部刺激作用大，可刺激上呼吸道黏液分泌增加，通过神经反射还可扰乱呼吸、血压和心脏的活动，并且容易引起窒息，在麻醉过程中要注意。一般在麻醉前给予一定量的基础麻醉剂，通常在麻醉前 20 ~ 30min，皮下注射巴比妥钠或戊巴比妥钠等。

（2）戊巴比妥钠：一次给药的有效麻醉时间可延续 3 ~ 5h，给药后对动物循环和呼吸系统无显著抑制作用。用时配成 1% ~ 3% 的 0.9% 氯化钠溶液，必要时可加温溶解。静脉或腹腔注射后很快就进入麻醉期，使用剂量及方法为：犬、猫、家兔静脉注射 30 ~ 35mg/kg 体质量，腹腔注射 40 ~ 45mg/kg 体质量。

（3）硫喷妥钠：水溶液不稳定，故必须现用现配，常用浓度为 1% ~ 5%。作静脉注射时，由于药液迅速进入脑组织，故诱导快，动物很快被麻醉。但苏醒也很快，一次给药的麻醉时效仅维持 0.5 ~ 1h。此药对胃肠道无副作用，但对呼吸有一定抑制作用，由于其抑制交感神经较副交感神经为强，常有喉头痉挛，因此注射时速度必须缓慢。使用剂量和方法：犬静脉注射 20 ~ 25mg/kg 体质量；家兔静脉注射 7 ~ 10mg/kg 体质量，静脉注射速度以 15s 注射 2ml 左右进行。小鼠 1% 溶液腹腔注射 0.1 ~ 0.3ml/ 只，大鼠 0.6 ~ 0.8ml/ 只。

（4）巴比妥钠：犬静脉注射 225mg/kg 体质量；家兔腹腔注射 200mg/kg 体质量；大鼠、小鼠皮下注射 200mg/kg 体质量。

（5）氨基甲酸乙酯：麻醉效果较温和，安全度大。多数实验动物都可使用，更适合于小型动物。使用时常配成 20% ~ 25% 水溶液，犬及家兔静脉、腹腔注射

0.75 ～ 1g/kg 体质量；但在做静脉注射时必须溶在 0.9% 氯化钠溶液中，配成 5% 或 10% 溶液，注射剂量为 10 ～ 20ml/kg 体质量。大鼠、小鼠腹腔注射 1.5 ～ 29g/kg 体质量即可麻醉。

（6）水合氯醛：别名水合三氯乙醛，是比较安全的麻醉剂，常用浓度为 10% 的 0.9% 氯化钠溶液，暴露在空气中易挥发，故需现用现配，以保证麻醉效果。水合氯醛常用于大鼠、小鼠的麻醉，麻醉时腹腔注射 350mg/kg 体质量。水合氯醛对大鼠呼吸频率和体温的抑制作用较少，对心功能抑制作用明显。

四、实验动物的采血方法

1．小鼠、大鼠的采血法

（1）剪尾采血：需血量很少时常用本法。动物麻醉后，将尾尖剪去约 5mm，从尾根部向尾尖部按摩，血自尾尖流出，若事先将鼠尾浸在 45℃ 水中数分钟，使尾部血管充盈，可采到较多的血。取血后用棉球压迫止血。此法可反复多次取血，小鼠每次可取 0.1ml，大鼠可取 0.3 ～ 0.5ml。如不麻醉，应将动物装入固定筒内，按上法操作取血。但在清醒状态下，常采不到所需血量。

（2）眼眶后静脉丛采血：取长 7 ～ 10cm 的玻璃毛细管（内径约 1mm），另端渐扩大呈喇叭形，将其尖端折断，使其断端锋利。预先将玻璃毛细管浸入 1% 肝素溶液，取出干燥。采血时，左手（拇指及食指）抓住鼠两耳之间的皮肤，使鼠头部固定，并轻轻压迫颈部两侧，阻碍头部静脉血液回流，使眼球充分外突。右手持毛细管或配有磨钝的 7 号针头的 1ml 注射器，沿内眦眼眶后壁向喉头方向刺入，刺入深度：小鼠 2 ～ 3mm、大鼠 4 ～ 5mm。稍旋转毛细管，血液即流入其中。取血完毕拔出毛细管，左手放松出血即停止。

（3）眶动脉和眶静脉采血：左手固定动物，压迫眼球使其尽量突出，右手用镊子或止血钳迅速摘除眼球，眼眶内很快流出血液。此法采血量较多，一般只适用于一次性采血。

（4）股静脉或股动脉采血：麻醉动物背位固定，切开左或右腹股沟的皮肤，作股静脉或股动脉分离手术。注射针头（7 号或 8 号）刺入血管抽血。若需要连续多次取血，则针刺采血部位应尽量靠远心端。另外，也可在颈静脉或颈动脉处穿刺取血。

（5）断头取血：剪掉鼠头，立即将鼠颈朝下，提起动物，将血滴入备好的容器中。

2．采血方法

（1）耳缘切口采血：先将豚鼠耳消毒，用刀片沿血管方向割破耳缘，切口约长0.5cm，在切口边缘涂上20%的柠檬酸钠溶液，防止血凝，则血可自切口处流出。此法每次可采血0.5ml。

（2）耳中央动脉采血：在家兔耳中央有一条较粗的、颜色较鲜红的中央动脉。用左手固定兔耳，右手持注射器，在中央动脉的末端，沿着与动脉平行的向心方向刺入动脉，即可见血液进入针管。由于兔耳中央动脉容易痉挛，故抽血前必须让兔耳充分充血，采血时动作要迅速。采血所用针头不要太细，一般用6号针头，针刺部位从中央动脉末端开始，不要在近耳根部采血。

（3）心脏采血：使家兔仰卧，穿刺部位在第三肋间胸骨左缘3mm处，针头刺入心脏后，持针手可感觉到家兔心脏有节律的跳动。此时如还抽不到血，可以前后进退调节针头的位置，注意切不可使针头在胸腔内左右摆动，以防弄伤家兔的心、肺。

（4）腹主动脉采血方法：取血前动物隔夜禁食12h，按体质量腹腔注射3%戊巴比妥钠30mg/kg麻醉。用组织剪剖开腹部，分离出腹主动脉。右手持一次性注射器，将针头平行（小于30°）刺入腹主动脉，一手固定针头，一手缓慢抽动注射器，抽取血液4～6ml。取完血后，一手用无菌棉球轻压针眼处，快速拔出针头。

采血时要注意：①采血场所有充足的光线，室温夏季最好保持在25～28℃，冬季15～20℃为宜；②采血器具和采血部位一般需要进行消毒；③采血用的注射器和试管必须保持清洁干燥；④若需抗凝全血，在注射器或试管内需预先加入抗凝剂。

五、实验动物的处死方法

实验中途停止或结束时，实验者应站在实验动物的立场上以人道原则去处置动物，原则上不给实验动物任何恐怖和痛苦，也就是要施行安乐死。安乐死是指实验动物在没有痛苦感觉的情况下死去。实验动物安乐死方法的选择取决于动物的种类。下面简述常用实验动物的安乐死方法。

1．颈椎脱臼法：此法常用于小鼠。用手指或镊子压住小鼠的后头部，另一手捏住鼠尾用力向后上牵拉，使之颈椎脱臼，立即死亡。

2．空气栓塞法：此法常用于家兔的处死，也可用于猫和犬。用注射器将空气快速注入静脉，可使动物立即死亡。

3．打击法：此法适用于较小的动物。抓住动物的尾部，提起，用力敲击动物头部，或用木槌打击动物头部，致使动物死亡，如家兔、大鼠和小鼠等。

4．大量放血法：小鼠可采用摘眼球大量放血致死。犬等大动物要先麻醉后放血，要使放血的切口保持通畅，一般在股三角区横切约 10cm 长的切口，切开股动脉、股静脉。

5．药物吸入法：吸入苯、乙醚、氯、二氧化碳、一氧化碳使动物死亡。

6．断头法：蛙、蟾蜍、小鼠、大鼠也可断头处死。

第三节　细胞培养方法

细胞培养是一种体外培养技术，所谓体外培养是指从生物体活体内取出组织，在模拟体内特定的生理环境等条件下，进行培养，使之生存并生长。体外培养可分为细胞培养、组织培养和器官培养。其中细胞培养是指细胞在体外条件下的生长。动物细胞培养是指将从动物活体内取出的组织用机械或消化的方法分散成单细胞悬液，然后模拟体内环境，进行培养，使其生存、生长并维持其结构与功能的技术。

体外培养的组织细胞源于生物体内，其生物学特征具有两重性。一方面，它的基本生物学特征仍与体内细胞的相似；另一方面，培养物在体外条件下生长，由于生长环境的差异，尤其是失去了有机体整体的生长调节机制，许多生长生物学行为将会发生改变，形成了其特有的生长、分化及增殖规律。

一、体外培养细胞的生长方式及类型

体外培养的细胞，按其生长方式可分为贴附生长型与悬浮生长型两大类。

1．贴附生长型细胞

附着于底物（支持物）表面生长的细胞，又称为贴壁依赖性细胞。活体体内的细胞当被置于体外培养时大多数以贴附型方式生长。贴附生长的体外培养的细胞从形态上大体可分为上皮型细胞、成纤维型细胞、游走型细胞、多形型细胞。

（1）上皮型细胞：这类细胞在形态上多呈扁平不规则多角形，卵圆形的细胞核位于细胞质的中央，细胞紧密相靠、互相衔接成片，或呈镶嵌状紧密排列，相互拥挤而呈现"铺路石"样。生长时呈膜状移动，处于膜边缘的细胞总与膜相连，很少单独行动。起源于内、外胚层的细胞，如皮肤表皮及其衍生物，消化管上皮，肝、胰、肺泡上皮等的细胞皆为上皮型细胞。

（2）成纤维型细胞：起源于中胚层的组织细胞，体外培养时属于此类，如纤维结缔组织、平滑肌、心肌、血管内皮等在体外培养条件下都为成纤维型细胞。这类细胞的形态为纤维状，具有长短不等的数个细胞突起，因而多呈梭形、不规则三角形或扇形，核靠近细胞质的中央。其生长特点为细胞不紧靠相连成片，而是排列为旋涡状、放射状或栅栏状。

（3）游走型细胞：在支持物上呈散在生长，一般不连成片，细胞质常伸出伪足或突起，呈活跃游走或变形运动，运动速度快而方向不规则，此型细胞不稳定，有时难以和其他细胞相区别。

（4）多形型细胞：多形型细胞由于难以确定其形态而得名，如神经细胞，难以确定其稳定的形态，可统归于此类。

2．悬浮生长型细胞

少数类型的细胞在体外培养时不需要附着于底部而在悬浮状态下即可生长。包括一些取自血、脾或骨髓的细胞（尤其是血液细胞）以及癌细胞。这些细胞在悬浮状态生长良好，多呈圆形。由于悬浮生长于培养液之中，因此其生存空间大，具有能够提供大量细胞、传代繁殖方便（只需稀释而不需消化处理）、易于收获等优点，并且适于进行血液病的研究。其缺点是不如贴附生长型细胞观察方便，而且并非所有的培养细胞都能悬浮生长。

二、体外培养细胞的生长过程

1．单个细胞的生长过程

单个细胞的生长过程：细胞周期。细胞周期是为研究细胞的生长行为而提出来的。细胞生长包括 DNA 合成及细胞分裂两个关键过程。细胞周期即一个母细胞分裂结束后形成新细胞至下一次分裂结束形成两个子细胞的时期，可分为间期和 M 期（分裂期）两个阶段。细胞群中多数细胞处于间期，少数细胞处于 M 期。一般间期较长，占细胞周期的 90%～95%；M 期较短，占细胞周期的 5%～10%。细胞种类不同，一个细胞周期的时间也不相同。在间期，细胞完成生长过程，主要为 DNA 的合成，但 DNA 合成仅占其中的一段时间，称为 DNA 合成期（S 期）；在 S 期之前和 S 期之后，分别有两个间隙阶段，称为 DNA 合成前期（G_1 期）及 DNA 合成后期（G_2 期）。M 期为有丝分裂期，是细胞周期的终结期。此时每个细胞将分裂成 2 个子细胞。在 M 期，细胞所完成的主要是分裂，即遗传物质的分配。细胞处于分裂时称为分裂相。细胞分裂相的多少可作为判断细胞生长状态和增殖旺盛情况的重要参考指标。M 期很短，也较稳定，一般只有 1～2h。

2．细胞系的生长过程

取自动物并置于体外培养中生长的细胞在其传代之前称为原代培养或原代细胞。当细胞持续生长繁殖一段时间，达到一定的细胞密度之后，就应将细胞分离成两部分（或更多）至新的培养器皿并补充更新培养液，即为传代。传代生长以后，便成为细胞系。一般正常细胞的这种细胞系的寿命只能维持一定的时间期限，称为有限生长细胞系。因此，在体外培养的细胞，其生命的期限并非无限的。当细胞自动物体内取出后，在培养中大多数的细胞仅在有限的时间内持续生长，然后将自行停止生长。即使提供这种细胞生长所需的包括血清在内的营养物质，细胞最终仍会死亡。细胞系在培养中能够存活时间的长短主要取决于细胞来自何种动物。

3．体外培养细胞的寿命过程

（1）原代培养期：指新鲜组织自体内取出并在体外培养生长至第一次传代的时期，一般为 1～4 周。此期中的细胞移动比较活跃，有细胞分裂但并不旺盛。原代培养的细胞与体内相应的细胞性状相似，更能代表其来源组织的细胞类型及组织特异性，是良好的实验对象，但此期生长细胞包含的类型较多。

（2）传代期：原代培养的细胞生长一定时间后，即融合成片而逐渐铺满底物的表面。此时，应将原代细胞分开接种至 2 个或更多个新的培养器皿中，即传代。传代数天可重复一次，持续数月，即为细胞系，一般是有限细胞系。传代期的细胞增殖旺盛，一般仍然是二倍体核型，并保留原组织细胞的很多特征。但当继续长期反复传代，细胞将逐渐失去其二倍体性质，至一定期限后（一般为传代 30～50 次后）细胞增殖变慢以至于停止分裂，于是进入衰退期。

（3）衰退期：一般有限细胞系在此期开始时虽仍然存活，但增殖已很缓慢并逐渐完全停止，进而细胞发生衰退、死亡，此即体外培养细胞的"危机期"。有限细胞系在生长过程中若不能通过"危机期"，将进入衰退期而趋于死亡。

4．细胞的生长过程

置于体外培养的细胞，如条件合适，将生长繁殖。每代细胞的生长过程可分为三个阶段：细胞先进入生长缓慢的滞留期，然后为增殖迅速的对数生长期，最后到达生长停止的平台期。

（1）滞留期：包括悬浮期（游离期）及潜伏期。当细胞接种入新的培养器皿，不论是何种细胞类型，其原来的形态如何，此时细胞的细胞质回缩，胞体均呈圆球形。这些细胞先悬浮于培养液中，短时间后，那些尚可能存活的细胞即开始附着于底物，并逐渐伸展，恢复其原来的形态。再经过潜伏期，此时细胞已存活，具有代谢及运动活动但尚无增殖发生。然后出现细胞分裂并逐渐增多而进入对数生长期。一般细胞滞留期不长，为24～96h。肿瘤细胞及连续生长细胞系则更短，可少于24h。

（2）对数生长期：又称指数生长期。此期细胞增殖旺盛，成倍增长，活力最佳，适用于进行实验研究。细胞生长增殖状况可以细胞倍增情况（细胞群体倍增时间）及细胞分裂指数等来判断。在此阶段，若细胞处于理想的培养条件，将不断生长繁殖，细胞数量日渐增加。细胞将接触连成一片，逐渐铺满培养器皿底物，提供细胞生长的区域逐渐减少甚至消失，因接触抑制细胞运动停止，因密度抑制细胞终止分裂，细胞不再繁殖而进入平台期。此期的长短因细胞本身特性及培养条件而不完全相同，一般可持续3～5d。

（3）平台期：又称生长停止期。此期可供细胞生长的底物面积已被生长的细胞所占满，细胞虽尚有活力但已不再分裂增殖。此时细胞虽已停止生长，但仍存在代谢活动并可继续存活一定的时间。若及时分离培养、进行传代，将细胞分开接种至新的培养器皿并补充新鲜培养液，细胞将于新的培养器皿中成为下一代的细胞而再次繁殖。否则，若传代不及时，细胞将因中毒而发生改变，甚至脱落、死亡。

三、细胞分离培养的基本过程

1．取动物组织块，剪碎组织，用胰蛋白酶处理分散成单个细胞，制成细胞悬液。

2．转入培养液中，放入二氧化碳培养箱进行原代培养。

3．待细胞贴满瓶壁时，用酶分散为单个细胞制成细胞悬液，转入培养液，置于二氧化碳培养箱中进行传代培养。

四、细胞培养室的基本要求

细胞培养实验室应具备进行无菌操作、培养、准备、清洗、消毒灭菌和储存6个方面的功能。

1. 无菌操作区

无菌操作区是只限于细胞培养及其他无菌操作的区域，最好能与外界隔离，不能穿行或受其他干扰。在一般环境的空气中，由于存在许多尘埃和杂菌，较易造成污染。因此，接种工作要在空气经过灭菌的环境中进行，小规模的无菌环境可利用超净工作台创造，大规模的需建无菌室。无菌操作区的常用的设备和用具有1~2台超净工作台，配有酒精灯、镊子、剪刀、不锈钢的器具、75%的酒精棉球、标签纸、废物筐等。

2. 培养区

为组织细胞提供适宜温度进行培养。培养区对无菌的要求不像无菌区那样严格，但仍需清洁、无尘，因此也应设在干扰少而非来往穿行的区域。小规模的培养在恒温培养箱中进行，大规模的培养需在可控制温度的培养室中进行。培养区应配有摇床、CO_2 培养箱等。

3. 储存区

储存区用于存放无菌培养液、试剂、培养瓶和样品，要求取放物品方便，环境也需要清洁无尘。为了保存细胞，需要将细胞冻存。冻存的温度一般为液氮温度 $-196\,℃$。细胞的冻存过程需要一系列程序降温，一般为 $4\,℃$ 下存放 30min，转放 $-20\,℃$ 下存放 1h 时，再转入 $-80 \sim -70\,℃$ 过夜，之后才可以转移到液氮内。因此储存区必须配备冰箱、低温冰箱、超低温冰箱和液氮罐等设备。

4. 准备区

用于配制培养液和有关培养用的液体等，配备的主要仪器设备有水纯化装置、天平、pH 计、各种规格的培养瓶、培养皿、移液管、烧杯等。液体制备直接关系组织细胞培养的成败，因此必须严格无菌操作。

5. 清洗区

清洗区用于洗刷所有细胞培养器皿等，在实验室的一侧应设置专用的洗涤水池，用来清洗玻璃器皿。清洗区应配有落水架、干燥箱、超声波清洗器等。

6. 消毒灭菌区

直接或间接与细胞接触的物品均需消毒灭菌处理。消毒灭菌区主要用于培养液的灭菌和各种器具的消毒灭菌，应备有高压蒸汽灭菌锅、电热干燥箱、消毒柜等。

五、细胞培养室的规章制度

细胞培养室的实验对象是离体组织和体外细胞，容易被污染。为提高实验效果，保证实验质量和实验室安全，所有进入动物细胞培养室的人员都必须遵守实验室相关的规章制度，接受实验室管理人员的管理。具体为：

1. 每次实验前必须充分预习，熟悉实验操作中主要步骤和环节，了解仪器的性能和操作方法。

2. 严禁将与实验无关的物品带入实验室。

3. 除严格按规程进行无菌操作，要培养良好习惯以防染菌或污染环境，并做好必要的安全防护。实验前清洗双手，用75%酒精棉球擦手，用湿布擦净台面，必要时可用新洁尔灭（苯扎溴铵）溶液；进行接种操作时，要关闭门窗，以防空气对流，保持安静和良好秩序，尽量减少走动和说话，以防尘埃飞扬和唾沫飞溅；实验室内严禁吸烟和饮食；凡需进行培养的材料，都应注明名称、接种日期及操作者姓名（或组别），放在指定的培养箱中进行培养；带菌移液管、培养瓶、培养皿等器材，应置于专用盘、架，确定不再使用后，应立即投入消毒液中浸泡20min以上，或煮沸0.5h，或进行蒸汽灭菌后再清洗；离开实验室前要用肥皂洗手；实验室中物品，未经许可，不得携带出实验室。

4. 爱护仪器、设备，认真按操作规程使用仪器、设备，并作好使用记录。

5. 认真做好细胞培养实验记录，以了解细胞生长情况，清晰填写实验报告。

6. 发现意外情况时，应立即报告，在相关管理人员指导下及时处理。

7. 节约水、电、试剂，适量取用实验药品等耗材。

8. 实验完毕清除杂物，认真清洗器皿、清理试剂、清洁台面、保养仪器，物品归类还原。

9. 值日生负责打扫实验室卫生，关好水、电、门、窗，经相关管理人员检查实验室安全，方可离开实验室。

六、细胞培养室常用仪器及相关规则

1. 二氧化碳培养箱

使用注意事项：①从培养箱取放物品前，用酒精清洁双手（或手套），尽量缩短开门时间和减少开门次数。注：培养箱中的空气是经过过滤的洁净空气。长时间敞开或频繁开关培养箱，容易造成污染。②从培养箱拿取细胞时轻拿轻放，动作迅速，随手关紧培养箱门。未经允许，禁止翻看、移动他人细胞或样品，如有特殊需要的，请联系实验室负责人协调。③培养瓶皿放入培养箱前，用酒精消毒表面，并稍等至酒精挥发后再放入，以免培养箱内滞留过多乙醇蒸气。④培养箱内细胞培养的放置需整洁有序，方便查找，同时应尽量提高培养箱的使用效率，负责人员可视实验情况启用或停止空培养箱的使用，节约资源。⑤普通培养中的细胞，若非实验特殊需要，每瓶/板细胞每天只需要观察生长状态一次，2人以上共用的细胞，可约好时间一起观察。注：频繁将细胞拿出观察，容易给培养箱造成污染，同时也会影响细胞生长条件的恒定。⑥原代细胞需放置在原代培养专用培养箱培养，不得放置于其他培养箱，如一段时间内无原代细胞实验，负责人可协调安排培养箱供其他细胞培养使用。⑦实验人员应经常注意检查培养箱温度、CO_2 气体量是否相符设定值。密切注意培养箱内的增湿盘，定期更换无菌水并进行消毒。密切注意培养箱内情况，如出现霉变、菌斑、支原体和衣原体感染或其他明显染菌迹象，应立即通知管理员及其他使用者。

2. 超净工作台

超净工作台是用于创造局部无菌环境的设备，占用空间小、安装方便、操作简单且净化效果好，能为培养工作提供良好的无菌操作环境。超净工作台是没有建设无菌室的细胞培养实验室的必备设备，也可用于有更严格要求或其他小环境条件要求的接种、分离和鉴定操作。

（1）工作原理：超净工作台装有过滤器、风机、照明灯、紫外灯、操作台面板、配电装置，并有消音、减震设备。其工作原理一般是利用层流原理，根据层流方式的不同，超净工作台主要有两种：侧流式（垂直式）和外流式（水平层流式），基本原理大致相同，都是将室内空气经预过滤器初滤，由离心风机压入静压箱，再经高效过滤器精滤，有效排除空气中的悬浮灰尘、微生物，由此送出的洁净气流以一定的均匀的断面风速通过工作台，从而使工作区内空气形成相对无尘无菌的高洁净度工作环境。

（2）使用注意事项：①超净工作台内严禁堆放不必要物品以影响风路平衡，使用前清除工作台内的杂物、灰尘。②在使用超净工作台进行无菌操作前30min启动超净台过滤、通风装置，检测操作区气流速度、洁净度；超净工作台使用前用紫外灯照射30min灭菌；超净台使用前、后需用酒精棉球擦拭工作区消毒。③不同超净台内物品严禁频繁交换使用。④穿工作服，佩戴口罩。⑤超净台中应摆放废液杯，用于暂时存放废弃物。实验结束后，应将杯内废液及时处理，严禁长时间放置，以免留有大量培养液滋生细菌。⑥细胞实验后任何含有细胞培养污物的培养瓶、移液管、离心管等必须及时带出。⑦无菌操作全部结束后，才能停止工作台运转，关闭风机和电源。⑧定期进行性能检测，检查超净工作台各项工作指标是否达到要求，即时检修。

3．倒置显微镜

细胞的生长情况并观察有无污染等，一台简单的供日常工作常规使用的倒置显微镜是细胞培养实验室所必需的。若能配置带有照相系统的高质量相差显微镜，以便随时摄影、记录细胞的情况，将有助于开展教学科研工作。若有条件，还可添置荧光解剖显微镜、立体荧光显微镜、录像系统或缩时电影拍摄装置等。

（1）工作原理：倒置显微镜是细胞培养实验室必备设备，用于观察培养的活细胞，其组成及原理同生物光学显微镜，只是物镜与照明系统颠倒。物体位于物镜前方，离物镜的距离大于物镜的焦距，但小于2倍物镜的焦距，经物镜后形成一个倒立的放大的实像；再经目镜放大为虚像后供观察。目镜的作用与放大镜一样，所不同的是眼睛通过目镜所看到的不是物体本身，而是物体经物镜所成的已经放大了一次的像。倒置显微镜的构造主要分为3个部分：机械部分、照明部分和光学部分。

（2）使用注意事项：①倒置显微镜应放在通风干燥、灰尘少、不受阳光直接曝晒处。不用时用防尘罩罩住或盖上防尘塞，长期不用时，应放入倒置显微镜箱内或显微镜柜内，并在箱或柜内放置干燥剂。倒置显微镜尽可能不移动，若需移动应轻拿轻放，避免碰撞。②所有镜头表面必须保持清洁，有油污或指纹时，可用脱脂棉蘸少许清洗液轻轻擦拭。其他部件不能用有机溶剂，可用软布蘸少量中性洗涤剂轻擦。不能用棉团、干布或干镜头纸擦拭镜头表面，否则会刮伤镜头表面，严重损坏镜头，也不要用水擦拭镜头。③尽量避免频繁开关显微镜电源，离开细胞实验室时应及时关上电源，延长灯泡寿命。④不允许随意拆卸仪器，特别是中间光学系统或重要的机械部件。

4．离心机

离心机用于离心一切比重不同的液体材料，进行细胞培养时，通常需要使用离心机用于制备细胞悬液、调整细胞密度，洗涤、收集细胞等工作。一般离心速度1 000r/min 就能使细胞沉降，离心力过大时则可能引起细胞的损伤，因此一般常规配置4 000r/min 的国产台式离心机即可。细胞培养时离心收集传代细胞，使用低速的常温离心机。另外，可根据需要配置其他类型的离心机等。使用注意事项如下：①在使用离心机前必须将其放置在平稳、坚固的地面或台面上。②将装有离心物品的小试管放入离心管套中，平衡后对称放入离心机中，盖上离心机盖。③通电，打开电源开关，指示灯亮。④旋转时间设定按钮，设定离心时间。⑤缓慢旋转调速旋钮，加档至所需转速。⑥离心完毕，需等待自行停转后打开机盖，拿出离心物品。严禁在还未停转的状态下和开机运转的状态下打开机盖，以免机内物品被甩出。⑦使用中，如发现震动剧烈、噪声大，声音不正常，应立即关机，并进行检查维修。

5．冰箱

细胞培养室必须配备普通冰箱或冷藏箱，最好有一台低温冰箱（–20℃）。前者用于储存培养液、0.9% 氯化钠溶液等培养用的物品及短期保存组织标本。–20℃低温冰箱则用于储存需要冷冻保持生物活性及较长时期存放的制剂，如酶、血清等。细胞培养室的冰箱应属专用，不得存放挥发、易燃等对细胞有害的物质，且应保持清洁。

使用注意事项：①从冰箱取放物品动作要迅速，关门时要检查门是否关好。按类别存放试剂。严禁长时间敞开冰箱门。②各人存放于冰箱内的培养液、生化试剂、样品，要注明姓名、配制日期、样品名称，特殊试剂需获得细胞室管理人员同意后方能放置。不得使用他人的培养液或其他生化试剂。③分装好的血清长时间保存于–80℃，使用前放于4℃预解冻。原则上解冻好的血清应全部配成含血清的培养基备用，若有剩余，则暂存于4℃并尽快使用。尽量不要使用他人开过的血清，以免交叉污染。④细胞间室内的冰箱空间有限，尽量仅放置使用频率较高的试剂。请勿将一些闲置试剂、易污染试剂长期放置在细胞室。⑤工作人员会定期对冰箱进行清理，发现无标记、过期试剂等违规物品将全部清除出去，并且查找试剂配置人给予警示告知。

6．器具的清洗规则

（1）可回收的移液管、离心管、培养瓶皿等，放入装有清水的塑料桶中浸泡，桶内需有足量的清水以没过浸泡物品。注：可回收器皿必要时先初步涮洗后再放入桶内，尤其是培养瓶或血清管中有大量高营养的液体残留时，容易使桶内的清水长菌。保证浸泡的瓶、管内完全被清水充满，而不是在装有大量空气的情况下被压到桶底。

（2）清水冲洗后及时放入酸缸浸泡，应由使用者本人及时清洗晾干备用，操作时请注意带橡胶手套，小心操作。注：禁止长时间浸泡于清水中，此时细菌可能已在桶中生长并释放内毒素。细菌内毒素很难通过常规湿热灭菌步骤去除干净，即使干烤也不能保证其完全失活。内毒素对细胞生长及多种实验均有较大影响。

（3）洗涤程序：清水冲10次以上去除重金属残留，然后冲去离子水5次，再用超纯水5次，倒置于烘箱中晾干，并及时包扎灭菌。

7．进入细胞间物品控制

（1）所有进入细胞间的物品需经过传递窗，尽量经过紫外线照射，酒精表面消毒。

（2）严禁将可能含有污染物或病原菌的实验物品带入细胞间。

（3）细胞间内仅放置少量实验必须耗材即可，不得整箱搬入，出现洁净室内物品堆积状况。

（4）细胞间内储物柜的物品放置由相关管理人员安排，并做标记。

8．细胞间清洁守则

（1）日常维护：注意培养箱是否显示正常，显微镜、冰箱、超净台的正常使用与维护。细胞间内以及门口生物样品专用垃圾桶的及时清理。

（2）每周大清洁：每周用新洁尔灭打扫细胞间。清洁顺序：擦超净台（用酒精棉球）；用新洁尔灭擦桌面、培养箱、超净台、冰箱外壁，以及桌上的仪器、细胞间墙面、传递窗、风淋室；给水浴锅加水或换水，细胞间衣柜和拖鞋摆放整齐，拖地，紫外消毒细胞室30min。注：若上周值日生及时给培养箱内水槽加足水，根据经验未来一周内培养箱不会干水，但值日生仍应经常检查，以便及时发现异常情况。切记给培养箱加灭菌水。

（3）在没有出现问题的情况下，每2个月清洁一次培养箱：先将培养箱中的细胞暂存于另一个培养箱；将培养箱内的不锈钢板取出，包括横板和左右抽架，用酒精棉球清洁钢板和培养箱内壁；启动培养箱自消程序。

七、细胞培养室常用实验技术

1. 原代培养

原代培养是指通过组织块直接长出的单层细胞，或用化学和物理方法将组织分散成单个细胞开始培养，在首次传代前的培养皆可认为是原代培养。原代培养最大的优点是，组织和细胞刚刚离体，生物性状尚未发生很大变化，在一定程度上能反映体内状态。特别是在细胞培养汇合时，原代培养的某些特殊功能表达尤为强烈，在这样的培养阶段能更好地显示与亲体组织紧密结合的形态学特征。在供体来源充分、生物学条件稳定的情况下，采用原代培养做各种实验，如药物测试、细胞分化等，效果尤佳。但应注意，原代培养组织是由多种细胞成分组成的，比较复杂。即使全为同一类型的细胞，如上皮细胞或成纤维细胞，也仍具有异质性，在分析细胞生物学特性时比较困难。其次，由于供体的个体差异及其他一些原因，细胞群生长效果有时也不一致。

（1）培养细胞的取材与分离

动物体内绝大部分组织细胞都可以在体外培养，但培养的难易程度与组织类型、分化程度、供体的年龄、原代培养方法等直接相关。原代取材是进行组织细胞培养的第一步，若取材不当，将会直接影响细胞的体外培养。

1）取材的基本要求

所取组织最好尽快培养：取材时应尽量在 4～6h 内制成细胞，尽快入箱培养。因故不能即时培养的，可将组织浸泡于培养液内，放置于冰浴或 4℃冰箱中。如果组织块很大，应先将其切成 1cm³ 以下的小块于培养基内 4℃存放，但时间不能超过 24h。

取材应严格无菌：取材应在无菌条件下进行。使用无菌包装的器皿或用事先消毒好的、带少许培养液，所取材料要尽量避免紫外线照射和接触化学试剂。

防止机械损伤：在取材和原代培养时，要用锋利的器械切碎组织，尽可能减少对细胞的机械损伤。

去除无用组织和避免干燥：对于组织样本带有的血液、脂肪、神经组织、结缔组织和坏死组织，取材时要细心除去。为避免组织干燥，修剪和切碎过程可在含少量培养液的器皿中进行。

营养要丰富：原代培养，特别是正常细胞的培养，应采用营养丰富的培养液，最好添加胎牛血清，含量以 10%～20% 为宜。

培养组织的正确选择：取材时应注意组织类型、分化程度、年龄等因素。要采用易培养的组织进行培养。一般来说，胚胎组织较成熟个体的组织容易培养，低分化的组织较高分化的组织容易生长，肿瘤组织较正常组织容易培养。

注意保存原代组织的相关材料及信息：为了便于以后鉴别原代组织的来源和观察细胞体外培养后与原组织的差异，原代取材时要同时留好组织学标本和电镜标本。对组织的来源、部位，以及供体的一般情况要做详细的记录，以备以后查询。

2）取材的基本器材和用品

眼科组织弯剪、弯镊、手术刀（用前消毒）；装有无血清培养基或 Hank's 液的小瓶；烧杯或锥形瓶；培养皿。

3）各类组织的取材方法

皮肤和黏膜的取材：皮肤和黏膜是上皮细胞培养的重要组织来源，也可以获得成纤维细胞。皮肤和黏膜主要取自手术过程中的皮片，方法似外科取断层皮片手术的操作，但面积一般为 2 ~ 3mm^2 即可。这样局部不留瘢痕。取材时不要用碘酒消毒。

皮肤和黏膜培养多是以获取上皮细胞为目的，因而无论何种方法取材都不要切取太厚，并要尽可能去除所携带的皮下或黏膜下组织。如欲培养成纤维细胞则反之。皮肤、黏膜分布在机体外部或与外界相通的部位，表面细菌、霉菌很多，取材时要严格消毒，必要时用较高浓度的抗生素溶液漂洗、浸泡。

内脏和实体瘤的取材：内脏除消化道外基本是无菌的，内脏和实体瘤取材时，一定要明确和熟悉自己所需组织的类型和部位，要去除不需要的部分如血管、神经和组织间的结缔组织；实体瘤取材时要尽可能取肿瘤细胞丰富的区域，避开破溃、坏死、液化部分，以防污染。但有些复发性、浸润性较强的肿瘤，较难取到较为纯净的瘤体组织，其肿瘤组织与结缔组织混杂在一起，培养后会有很多纤维细胞生长，给以后的培养工作带来困难。

血液细胞的取材：血液中的白细胞是很常用的培养材料，常用于进行染色体分析、淋巴细胞体外激活进行免疫治疗等。一般抽取静脉外周血，微量时也可从指尖或耳垂取血。取材时应注意抗凝，通常采用肝素抗凝剂，常用肝素浓度为 8 ~ 20U/ml。抽血前针管也要用浓度较高的肝素（500U/ml）润湿。抗凝剂的量以产生抗凝效果的最小量为宜，量过大时易导致溶血。抽血时要严格无菌。

骨髓、羊水、胸水、腹水内细胞的取材：取此类标本时，除严格无菌，注意抗凝外，还要尽快分离培养。这几种样品取材后一般不需要其他处理，离心后用无 Ca^{2+}、Mg^+ 的 PBS 洗 2 次，再用培养基洗一次即可培养，不宜低温保存。

4）组织材料的分离

从动物体内取出的各种组织均有结合相当紧密的多种细胞和纤维成分，不利于各个细胞在体外培养中生长繁殖，即使采用 1mm³ 的组织块，也仅有少量处于周边的细胞可能生存和生长。若要获得大量生长良好的细胞，须将组织块充分分散开，使细胞解离出来。另外，有些实验需要提取组织中的某些细胞，也须首先将组织解离，然后才能分离出细胞。目前常采用的方法有机械法和化学法两种，可根据组织种类和培养要求，选用适宜的方法。

细胞悬液的分离方法：对于血液、羊水、胸水和腹水等悬液材料时，可采用离心法分离。一般 500 ~ 1 000r/min 离心 5 ~ 10min。如果悬液量大，时间可适当延长，但速度不能太大，延时也不能太长，离心速度过大、时间过长，会挤压细胞使其损伤甚至死亡。离心沉淀物用无 Ca^{2+}、Mg^{2+} 的 PBS 洗 2 次，用培养基洗一次后，调整适当细胞浓度后分瓶培养。

组织块的分离方法：对于组织块材料，由于细胞间结合紧密，为了使组织中的细胞充分分散，形成细胞悬液，可采用机械分散法、剪切分散法和消化分离法。

机械分散法：在采用一些纤维成分很少的组织进行培养时，可以直接用机械方法进行分散，如脑组织、部分胚胎组织以及一些肿瘤组织等。可采用剪刀剪切、用吸管反复吹打的方式分散组织细胞，或将已充分剪碎分散的组织放在注射器内（用 4、5 号针）通过针头压出，或在不锈钢筛网内用钝物（常用注射器钝端）将细胞从网孔中挤压出。但此方法对组织损伤较大，而且细胞分散效果差，通常适用于处理纤维成分少的软组织，对硬组织和纤维性组织效果不好。操作方法：将组织用 Hank's 液或无血清培养液漂洗，然后将其剪成 5 ~ 10mm³ 的小块，置于 80 目的不锈钢筛中；把筛网放在培养皿中，用注射器针芯轻轻挤压组织，使之穿过筛网；用吸管从培养皿中吸出组织悬液，置于 150 目筛中用上述方法同样处理；镜检，计数过滤的细胞悬液，然后接种培养。如组织过大，可用 400 目筛再过滤一次。

剪切分散法：在进行组织块移植培养时，可以采用剪切分散法，即将组织剪或切成 1mm³ 左右的小块，然后分离培养。操作方法：首先将经修整和冲洗过的组织块（大小约为 1cm³）放入小烧杯中，用眼科剪反复剪切组织至糊状；用吸管吸取 Hank's 液或无血清培养液加入烧杯中，轻轻吹打片刻；低速离心，去上清液，剩下的组织小块即可用于培养。为避免剪刀对组织的挤压损伤，也可以用手术刀或保险刀片交替切割组织，但操作费时，不易切割得很细。

消化分离法：是把组织剪切成较小团块，利用酶的生化作用和非酶的化学作用进一步使组织松散、细胞分开，以此获得的细胞制成悬液后可直接进行培养，细胞容易贴壁生长，成活率高。各种消化试剂的作用机制各不相同，要根据组织类型和培养的具体要求选择消化方法和试剂。下面介绍一些最常用的胰蛋白酶消化法。胰蛋白酶是目前应用最为广泛的组织消化分离试剂，适用于消化细胞间质较少的软组织，能有效地分离胚胎、上皮、肝、肾等组织，对传代培养细胞效果也较好。但对于纤维性组织和较硬的癌组织效果较差。若与胶原酶合用，就能增加对这些组织的分离作用。胰蛋白酶的消化效果主要与胰蛋白酶的浓度、pH 值、温度、组织块的大小和硬度有关。消化时间要根据不同情况而定，温度低、组织块大、胰蛋白酶浓度低者，消化时间长，反之则应缩短消化时间。如果细胞消化时间过长，可损害细胞的呼吸酶，从而影响细胞的代谢，一般消化时间以 20min 为宜。一般新鲜配制的胰蛋白酶消化力很强，所以开始使用时要注意观察。另外，有些组织和细胞比较脆弱，对胰蛋白酶的耐受性差，因而要分次消化，并及时把已消化下来的细胞与组织分开放入含有血清的培养液中，更换消化液后再继续消化。操作方法：将组织剪成 1 ~ 2mm^3 的小块，置于事先放置有磁性搅拌棒的三角烧瓶内，再注入 3 ~ 5 倍组织量的 37℃的胰蛋白酶，放在磁力搅拌器上进行搅拌，速度要慢一些，一般消化 20 ~ 60min。也可以放入水浴或培养箱中，每隔 5 ~ 10min 摇动一次。如需长时间消化，可每隔 15min 取出 2/3 上清液，移入另一离心管，冰浴，或离心后去除胰蛋白酶，收集沉淀细胞，加入含血清培养液，然后给原三角烧瓶添加新的胰蛋白酶继续消化。也可放入 4℃冰箱中过夜进行消化，消化完毕后将消化液和分次收集的细胞悬液通过 100 目不锈钢网过滤，以除掉未充分消化的大块组织。离心去除胰蛋白酶，用 Hank's 液或培养液漂洗 1 ~ 2 次，每次 800 ~ 1 000r/min 离心 3 ~ 5min。细胞计数后，一般按每毫升 5×10^5 ~ 1×10^6 个接种培养瓶。如果采用 4℃下的冷消化，时间可长达 12 ~ 24h。从冰箱取出离心后，可再添加胰蛋白酶，置于 37℃培养箱中，继续温热消化 20 ~ 30min，效果可能更好。

（2）原代培养方法

原代培养也是建立各种细胞株必经的阶段。通过一定的选择或纯化方法，从原代培养物或细胞系中获得的具有特殊性质的细胞称为细胞株。原代培养是获取细胞的主要手段，但原代培养的细胞部分生物学特征尚不稳定，细胞成分多且比较复杂，即使生长出同一类型细胞如成纤维细胞或上皮细胞，细胞间也存在很大差异。如果供体不同，即使组织类型、部位相同，个体间也存在很大差异。如要做较为严格的对比性实验研究，还需对细胞进行短期传代后再进行。原代培养方法很多，最常用的有两种，即组织块培养法和消化培养法。

1）组织块培养法：组织块培养法是常用的、简便易行且成功率较高的原代培养方法。其基本方法是将组织剪切成小块后，接种于培养瓶中。培养瓶可根据不同细胞生长的需要作适当处理。操作方法：按照前述培养细胞取材的基本原则和方法取材、修剪，将组织剪或切成 1mm³ 左右的小块。在剪切过程中，可以适当向组织上滴加 1～2 滴培养液，以保持湿润；将剪切好的组织小块，用眼科镊送入培养瓶中。用牙科探针或弯头吸管将组织块均匀摆在瓶壁上，每小块间距 0.2～0.5cm。一般以 25ml 培养瓶放置 20～30 个组织小块为宜。将组织块放置好后，轻轻将培养瓶翻转过来。将适量培养液加到非细胞生长面上，盖好瓶盖，将培养瓶倾斜放置在 37℃ 培养箱内；放置 2～4h，待组织小块贴附后，将培养瓶缓慢翻转平放，让液体缓缓覆盖组织小块，静置培养。

2）消化培养法：消化培养法是采用前述的组织消化分离法将妨碍细胞生长的细胞间质去除，使细胞分散，形成悬液，然后分瓶培养。本方法适用于培养大量组织，原代细胞产量高，但操作烦琐、易污染，一些消化酶价格昂贵，实验成本高。操作方法：按消化分离法收获细胞；在消化过程中，可随时吸取少量消化液在镜下观察，如发现组织已分散成细胞团或单个细胞，则终止消化。将已过滤的消化液 800～1 000r/min 离心 5min 后，去除上清液，加含血清培养液，轻轻吹打形成细胞悬液。细胞计数后，接种于培养瓶，置于 5% CO_2 培养箱中培养。

（3）原代细胞的培养要求

1）贴壁细胞的培养要求：凡经消化液处理的实体组织来源的细胞要经过充分漂洗，以除去消化液的毒性；细胞接种时浓度要稍大一些，至少为 5×10^8 个 /L；培养基可用 DMEM；小牛血清浓度为 10%～20%；创造适宜的培养环境，应在 37℃、5% CO_2 培养箱中培养。在起始的 2d 中保持静止，以防止刚贴壁的细胞发生脱落、漂浮；待细胞贴壁伸展并逐渐形成网状，此时的 pH 值若有明显变化，应将原代细胞换液，倒去旧液，换入新鲜的培养基，以便除去衰老、死亡的细胞和陈旧的培养基，使贴壁细胞能获得充足的营养。

2）悬浮细胞的培养要求：凡来自胸水、腹水、羊水的组织材料，在原代培养时要尽量去除红细胞；若为用于实验的短期培养，可在含 10% 小牛血清的培养基中进行；细胞浓度可在 5×10^9～8×10^9 个 /L 范围内，然后进行分瓶培养；一般待细胞开始增殖甚至结成小团块时，培养基中 pH 值变小，说明细胞生长繁殖良好，每隔 3 天换液一次；一般待细胞增殖加快，浓度明显增加，pH 值发生明显变化时，可考虑传代。

2. 细胞传代的方法

根据不同细胞采取不同的培养细胞传代方法。悬浮生长的细胞可以直接加入等量新鲜培养基后直接吹打或离心分离后传代，或自然沉降后吸去上清液，再吹打传代。

贴壁生长的细胞用消化法传代。细胞传代培养时常用的酶为胰蛋白酶，它可以破坏细胞与细胞、细胞与培养瓶之间的细胞连接或接触，从而使它们之间的连接减弱或完全消失。经胰蛋白酶处理后的贴壁细胞在外力（如吹打）的作用下可以分散成单个细胞，再经稀释和接种就可以为细胞生长提供足够的营养和空间。达到细胞传代培养的目的。

（1）贴壁细胞的消化法传代

1）吸去或倒掉瓶内旧培养液。

2）向瓶内加入适量消化液（胰蛋白酶或胰蛋白酶与 EDTA 的混合液），轻轻摇动培养瓶，使消化液铺满所有细胞表面，待细胞层略有松动，肉眼可观察到"薄膜"现象时，吸去或倒掉消化液后再加 1 ~ 2ml 新的消化液，轻轻摇动后再倒掉大部分消化液，仅留少许进行消化。也可不采用上述步骤，直接加 1 ~ 2ml 消化液进行消化，但要注意尽量减少消化液的剩余量，因为消化液过多对细胞有损伤，同时也需要较多的含血清培养液去中和。

3）消化在 25℃以上（最好在 37℃）进行，消化 2 ~ 5min 后把培养瓶放置在显微镜下进行观察，发现细胞质回缩、细胞间隙增大后，应立即终止消化。

4）如仅用胰蛋白酶，可直接加少许含血清的培养液终止消化。

5）吸取培养液，按顺序反复吹打瓶壁细胞，从培养瓶底部一边开始到另一边结束，以确保所有底部都被吹到。吹打时动作要轻柔，不要用力过猛，同时尽可能不要出现泡沫，以免对细胞造成损伤。细胞脱离瓶壁后形成细胞悬液。

6）计数后，按要求的接种量接种在新的培养瓶内。

（2）悬浮细胞的传代

因悬浮细胞生长不贴壁，故传代时不必采用酶消化方法，而可直接传代或离心，收集细胞后传代。

1）直接传代即让悬浮细胞慢慢沉淀在瓶底后将上清液吸去 1/2 ~ 2/3，然后用吸管吹打，形成细胞悬液后再传代。

2）悬浮细胞多采用离心方法传代，即将细胞连同培养液一并转移到离心管内，800 ~ 1 000r/min 离心 5min，然后去掉上清液，加新的培养液到离心管内，用吸管吹打使之形成细胞悬液，然后传代接种。

八、细胞形态的观察方法——显微技术

1. 普通复试光学显微镜　主要由照明系统、光学放大系统构成。经物镜形成倒立实像，经目镜放大成虚像。普通光线的波长为 400～700nm，因此显微镜的最大有效倍数为 1 000×。

2. 荧光显微镜　光源为短波光，有两个特殊的滤光片，照明方式通常为落射式。用于观察能激发出荧光的结构。主要用于免疫荧光观察，基因定位，疾病诊断。

3. 激光共聚焦扫描显微镜　用激光作光源，逐点、逐行、逐面快速扫描，形成立体图像，可重构样品的三维结构。能显示细胞样品的立体结构。分辨力是普通光学显微镜的 3 倍。主要用途类似荧光显微镜，但可以排除焦平面以外光的干扰，增强图像反差和提高分辨率。

4. 相差显微镜　把透过标本的可见光的光程差或相位差转换成振幅差，从而提高了各种结构间的对比度，使各种结构变得清晰可见。主要用于观察活细胞。在构造上，相差显微镜有不同于普通光学显微镜两个特殊之处。①环形光阑（annular diaphragm）位于光源与聚光器之间。②相位板（annular phase plate）：物镜中加了涂有氟化镁的相位板，可将直射光或衍射光的相位推迟 $1/4\lambda$。

5. 透射电子显微镜　以电子束作光源，电磁场作透镜。电子束波长与加速电压（通常 50～120kV）的平方根成反比。由电子照明系统，电磁透镜成像系统，真空系统，记录系统，电源系统 5 个部分构成。分辨力 0.2nm，放大倍数可达百万倍。用于观察超微结构（小于 0.2μm）。

6. 扫描电子显微镜　20 世纪 60 年代问世，主要用于观察标本表面结构。分辨力为 6～10nm，由于人眼的分辨力（区别荧光屏上距离最近两个观点的能力）为 0.2mm，扫描电镜的有效放大倍率为 0.2mm/10nm=20 000×。电子"探针"扫描，激发样品表面放出二次电子，探测器收集二次电子成像。CO_2 临界点干燥法防止引起样品变形的表面张力问题。工作原理：是用一束极细的电子束扫描样品，在样品表面激发出次级电子，次级电子的多少与样品表面结构有关，次级电子由探测器收集，并经闪烁器转变成光信号，再经光电倍增管和放大器转变成电压信号来调制荧光屏上电子束的强度，显示出与电子束同步的扫描图像。为了使标本表面发射出次级电子，标本在固定、脱水后，要喷涂上一层重金属膜，重金属在电子束的轰击下发出次级电子信号。

第四节　常用分子生物学技术

一、离心技术

离心技术是利用旋转运动所产生的离心力以及物质的沉降系数或浮力密度的差异而发展起来的一种分离技术，主要用于物质的分离、制备、纯化和分析。

1．离心的基本原理

离心是利用机械的旋转运动产生的离心力对液体中的颗粒物进行分离、沉淀的一种实验技术和方法。液体中的颗粒物在容器内做圆周运动时受到一个向外的离心力的作用，同时也受到浮力的作用，颗粒物在离心场中沉降与否取决于两者的大小。当悬浮液静置不动时，由于受到重力场的作用，悬浮液中密度比液体大的颗粒状物逐渐沉降，粒子密度越大下沉越快，反之密度比液体为小的粒子就向上浮。微粒在重力场中移动的速率与微粒的密度、大小和形状有关，并且又与重力场的强度和液体的黏度有关。像红细胞大小的直径为数微米的微粒可以利用重力来观察它们的沉降速率。小于几个微米的微粒、病毒和蛋白质分子，则不可能仅仅利用重力作用来观察它们的沉降过程，因为微粒越小沉降越慢，而扩散现象则越严重，所以需要利用离心作用以产生强大的离心力场，克服溶液中微粒的扩散以加速其沉降的过程。

2．离心机的分类

按用途可分为制备型离心机和分析型离心机。按转速度可分为：转速 < 10kr/min 为普通离心机，分离形式为固液沉淀分离；转速 10 ~ 25kr/min 为高速离心机，分离形式为固液沉淀分离；转速 25 ~ 75kr/min 为超速离心机，分离形式为差速离心和密度梯度离心。

3．离心方法

离心方法根据目的不同可分为制备离心和分析离心。制备离心法又可分为两大类型：差速离心法与密度梯度区带离心法。

（1）差速离心法：采用逐渐增加离心速率或低速与高速交替进行离心，使沉降速率不同的颗粒，在不同离心速率及不同离心时间下分批离心的方法，称为差速离心法。差速离心一般用于分离沉降系数相差较大的颗粒。进行差速离心时，首先要选择好颗粒沉降所需的离心力和离心时间，离心力过大或离心时间过长，容易导致大部分或全部颗粒沉降及颗粒被挤压损伤。当以一定离心力在一定的离心时间内进行离心时，在离心管底部就会得到最大和最重颗粒的沉淀，进一步加大转速对分出的上清液再次进行离心，又得到第二部分较大、较重颗粒的沉淀及含更小而轻颗粒的上清液。如此多次离心处理，即能把液体中的不同颗粒较好地分离开。此法所得沉淀是不均一的，仍混杂有其他成分，需经再悬浮和再离心（2～3次），才能得到较纯的颗粒。差速离心法主要用于分离细胞器和病毒。其优点是：操作简单，离心后用倾倒法即可将上清液与沉淀分开。缺点是：分离效果差，不能一次得到纯颗粒；壁效应严重，特别是当颗粒很大或浓度很高时，在离心管一侧会出现沉淀；颗粒被挤压，离心力过大、离心时间过长会使颗粒变形、聚集而失活。

（2）密度梯度区带离心法：区带离心法是样品在一定惰性梯度介质中进行离心沉降或沉降平衡，在一定离心力下把颗粒分配到梯度中某些特定位置上，形成不同区带的分离方法。该法的优点是：分离效果好，可一次获得较纯颗粒；适用范围广，既能分离具有沉降系数差的颗粒，又能分离有一定浮力密度差的颗粒；颗粒不会挤压变形，能保持颗粒活性，并防止已形成的区带由于对流而引起混合。缺点是：离心时间较长；需要制备梯度；操作严格，不易掌握。区带离心法又可分为差速区带离心法（动态法或沉降速率法）和等密度离心法（平衡法或沉降平衡法）。

4．离心机的使用操作

1）将离心机放在平整坚固的台面或地上，对于低速转动离心机则应检查离心机转动状态是否平稳。

2）检查套管与离心管大小是否相配，离心管应能在套管内自由转动而不至太紧。

3）将各对已平衡的套管连同内容物放置于离心机内，两个等重的管必须放在对称位置，严禁在对称两侧离心管套中仅一侧放置离心管。离心时离心机内不得留有其他离心管套。将离心管放入后，应先盖好离心机盖，检查所需电源电压的大小，再按要求将电源接通。

4）接通电源开关，逐步旋转转速旋钮，速度调节应缓慢，增加离心机转速直至所需的转速。

5）离心机转动时，如果机身不稳或声音不均匀，那么应立即停止离心，重新检查重量是否对称和离心机是否放平稳。

6）离心至规定时间后，将转速旋钮逐步回转到零，再关闭电源。不可以用手强制停止，这样既损伤离心机，同时沉淀又可能被搅动浮起，待离心机停稳后，取出离心管及管套。

二、电泳技术

电泳是指带电颗粒在电场中的泳动。许多重要的生物分子如氨基酸、多肽、蛋白质、核苷酸、核酸等都含有可电离基团，在非等电点条件下均带有电荷，在电场力的作用下，它们向着与其所带电荷相反的电极移动。电泳技术就是利用样品中各种分子带电性质、分子大小、形状等的差异，在电场中的迁移速率不同，从而对样品进行分离、纯化和鉴定的一种综合技术。电泳可用于样品的制备、纯度鉴定、相对分子质量测定等。

1. 电泳的基本原理

当带电分子被置于电场中时，其在电场中所受到的力（F）等于电场强度（E）与该物质所带净电荷的数量（Q）的乘积，即 F = EQ。这个作用力使得带电分子向其电荷相反的电极方向移动。在移动过程中，分子会受到介质黏滞力的阻碍。黏滞力（F′）的大小与分子大小、形状、电泳介质孔径大小以及缓冲液黏度等有关，并与带电分子的移动速率成正比。

由于粒子在电场中的迁移率在一定条件下取决于粒子所带电荷以及它的分子大小和形状，因而具有各自不同电荷和形状大小的分子在电泳过程中具有不同的迁移速率，形成了依次排列的不同区带而被分开。有些类型的电泳几乎完全依赖于分子所带的电荷不同进行分离，如等电聚焦电泳；而有些类型的电泳则主要依靠分子大小的不同即电泳过程中产生的阻力不同而得到分离，如十二烷基硫酸钠（sodium dodecyl sulfate，SDS）- 聚丙烯酰胺凝胶电泳（polyacrylamide gel electrophoresis，PAGE）。

2. 常用的电泳方法

（1）聚丙烯酰胺凝胶电泳：以聚丙烯酰胺凝胶为支持物的电泳方法称为聚丙烯酰胺凝胶电泳。它是在淀粉凝胶电泳的基础上发展起来的。聚丙烯酰胺凝胶是一种人工合成的凝胶，具有机械强度好、弹性大、透明、化学稳定性高、无电渗作用、设备简单、样品用量小（1 ~ 100μg）、分辨率高等优点，并可通过控制单体浓度或与交联剂的比例制备不同大小孔径的凝胶。可用于蛋白质、核酸等分子大小不同的物质的分离、定性分析和定量分析；还可结合去垢剂 SDS 以测定蛋白质亚基的相对分子质量。聚丙烯酰胺凝胶是由丙烯酰胺与交联剂亚甲基双丙烯酰胺在催化剂作用下，经过聚合交联形成含有亲水性酰胺基侧链的脂肪族长链，相邻的两个链通过亚甲基桥交联起来的三维网状结构的凝胶。决定凝胶孔径大小的主要因素是凝胶的浓度，例如，7.5%的凝胶孔径平均 5nm，30% 的凝胶孔径为 2nm 左右。但交联剂对电泳泳动率亦有影响，交联剂质量对总单体质量的百分比愈大，电泳泳动率愈小。为了使实验的重复性较高，在制备凝胶时对交联剂的浓度、交联剂与丙烯酰胺的比例、催化剂的浓度、聚胶所需时间这些影响泳动率的因素都应尽可能保持恒定。常用的所谓标准凝胶是指浓度为 7.5% 的凝胶，大多数生物体内的蛋白质在此凝胶中电泳都能得到较好的结果。当分析一个未知样品时，常先用 7.5% 的标准凝胶或用 4% ~ 10% 的凝胶梯度来测试，选出适宜的凝胶浓度。蛋白质在聚丙烯酰胺凝胶中电泳时，它的迁移率取决于它所带净电荷以及分子的大小和形状等因素。

（2）SDS-PAGE：聚丙烯酰胺凝胶电泳具有较高分辨率，用它分离、检测蛋白质混合样品，主要是根据各蛋白质组分的分子大小和形状以及所带净电荷多少等因素所造成的电泳迁移率的差别。在聚丙烯酰胺凝胶中加入 SDS 后，与 SDS 结合的蛋白质带有一致的负电荷，电泳时其迁移速率主要取决于它的相对分子量，而与所带电荷的形状无关。

3．SDS-PAGE 的基本操作

（1）安装垂直板型电泳装置：将玻璃板用蒸馏水洗净晾干；把玻璃板在灌胶支架上固定好，固定玻璃板时，两边用力一定要均匀，防止夹坏玻璃板。

（2）凝胶的制备

分离胶的制备：在一个干净的小烧杯中，按固定配比的试剂用量配制。由于凝胶聚合时间受温度的影响，应根据室温来调节四甲基乙二胺（TEMED）的加入量。将所配制的凝胶液沿着凝胶的长玻璃片的内面用细长头的滴管加至长、短玻璃片的窄缝内，加胶高度距样品槽模板下缘约 1cm。用滴管沿玻璃片内壁加一层蒸馏水（用于隔绝空气，使胶面平整）。约 30 ~ 60min 后凝胶完全聚合，用滴管吸去分离胶胶面的水封层，并用无毛边的滤纸条吸去残留的水液。凝胶配制过程要迅速，加速剂 TEMED 要在注胶前再加入，否则会提前凝结无法注胶。注胶过程最好一次性完成，避免产生气泡。

浓缩胶的制备：在另一个干净的小烧杯中，按固定配比的试剂用量配制浓缩胶，应根据室温来调节 TEMED 的加入量。混匀后用细长头的滴管将凝胶溶液加到已聚合的分离胶上方，直至距短玻璃片上缘 0.5cm 处，轻轻将"梳子"插入浓缩胶内（插入"梳子"的目的是使胶液聚合后，在凝胶顶部形成数个相互隔开的凹槽）。约 30min 后凝胶聚合，再放置 30min。小心拔去"梳子"，用窄条滤纸吸去样品凹槽内多余的水分。

（3）标准蛋白质样品的处理：称标准蛋白质混合样品 1mg 左右，转移至带塞的小试管中按 1.0 ~ 1.5g/L 溶液比例，向样品中加入"样品溶解液"，溶解后轻轻盖上盖子（不要盖紧，以免加热时迸出），在 100℃沸水浴中保温 2 ~ 3min，取出冷至室温。如处理好的样品暂时不用，可放在 –20℃冰箱保存较长时间。使用前在 100℃水中加热 3min，以除去可能出现的亚稳态聚合物。

（4）加样：将电极缓冲溶液倒入上、下贮槽中，应没过短玻璃片。在同一块凝胶上两组分别用微量注射器在样品凹槽内加入 2 ~ 3 个提取的蛋白质样本和混合标准蛋白质样本，两组之间间隔 1 ~ 2 个泳道，一般加样体积为 20 ~ 30μl。由于样品溶解液中含有比重较大的甘油，故样品溶液会自动沉降在凝胶表面形成样品层。

（5）电泳：将上槽接负极，下槽接正极，打开电源，开始时将电流控制在 15 ~ 20mA（或 60 ~ 80V），待样品进入分离胶后，改为 30 ~ 50mA（或 150V 左右）。待蓝色染料迁移至下端约 1 ~ 1.5cm 时，停止电泳。

三、组织细胞中蛋白质的提取

1．基本原理

离体不久的组织，在适宜的温度及 pH 等条件下，可以进行一定程度的物质代谢。因此在生物化学实验中，常利用离体组织来研究各种物质代谢的途径与酶系作用，也可以从组织中提取各种代谢物质或酶进行研究。但生物组织离体过久，其所含物质的含量和生物活性都将发生变化。例如，组织中的某些酶在久置后会发生变性而失活；有些组织成分如糖原、ATP 等，甚至在动物死亡数分钟至十几分钟内，其含量即有明显的降低。因此，利用离体组织作代谢研究或作为提取材料时，都必须迅速将它取出，并尽快地进行提取或测定。一般采用断头法处死动物，放出血液，立即取出实验所需的脏器或组织，除去外层脂肪及结缔组织后，用冰冷的 0.9% 氯化钠溶液洗去血液（必要时用冰冷的 0.9% 氯化钠溶液灌注脏器以洗去血液），再用滤纸吸干，即可用于实验。取出的脏器或组织，可根据不同的方法制成不同的组织样品。①组织糜：将组织用剪刀迅速剪碎，或用绞肉机绞成糜状即可。②组织匀浆：向剪碎的新鲜组织中加入适量冰冷的匀浆制备液，用高速电动匀浆制备液有 0.9% 氯化钠溶液、缓冲液或 0.25mol/L 蔗糖等，可根据实验之不同要求，加以选择。③组织浸出液：将组织剪碎、浸泡于一定的缓冲液内，其上清液也即为组织浸出液。

2．蛋白质提取的基本过程

①用颈椎脱臼法处死小鼠，取出所需组织，放入盛有冷 0.9% 氯化钠溶液的烧杯中漂洗干净。②取出大约 0.5g 的组织，在称量纸上剪碎，放入玻璃匀浆管中。③按 1：15 的比例往玻璃匀浆管中加入匀浆缓冲液，手动匀浆。注意用力均匀。④匀浆完成后，取两支 1.5ml 离心管，各加入 1.2ml 匀浆液后，置入冷冻离心机中。⑤于 4℃，13 000r/min 离心 20min 后，小心取出上清液至 1.5ml 离心管中，上清液可用于蛋白质含量的测定。

四、BCA 法测定蛋白质的浓度

1．基本原理

BCA（bicinchoninic acid，二喹啉甲酸）与硫酸铜以及其他试剂混合在一起即成为苹果绿的 BCA 工作试剂。在碱性条件下，BCA 工作试剂与蛋白质反应时，蛋白质将 Cu^{2+} 还原为 Cu^+，一个 Cu 螯合二个 BCA 分子，工作试剂由原来的苹果绿变成紫色复合物，最大光吸收峰在 562nm 处，颜色的深浅在一定范围内与蛋白质的浓度成正比。BCA 法的优点是操作简便、快速，45min 内可以完成实验，比 Lowry 法快很多；试剂的稳定性好，检测灵敏度高，抗试剂的干扰能力强，不受样品中离子型和非离子型去垢剂的影响。BCA 法检测蛋白质浓度范围为 20 ~ 200μg/ml，微量 BCA 法的测定范围为 0.5 ~ 10μg/ml。现在 BCA 法适用范围较为广泛。

2．BCA 法测定蛋白质浓度的基本过程

1）取 16mm × 150mm 试管 8 支，标号，放置在试管架上，在 1 ~ 6 号试管内分别加入标准牛血清白蛋白（使用时取贮液用双蒸水稀释至 0.5mg/ml）0、60、120、180、240、300μl，用双蒸水补足至每管总体积 300μl，在 7、8 号试管内分别加入待测样品 25、50μl，并用双蒸水补足至 300μl。如需要可考虑做重复管，取算术平均值作为检测结果。

2）各管加入 BCA 工作试剂 2ml，混匀，37℃水浴 30min，冷却至室温。

3）以 1 号管作为空白对照调零，562nm 检测各管的吸光度值。

4）根据已知含量的标准样品测得的吸光度作标准曲线，然后根据待测样品的吸光度在标准曲线上查出其蛋白质含量。根据稀释倍数计算出组织的蛋白质含量。

五、蛋白印迹技术

1．蛋白印迹技术的原理

蛋白质印迹技术又称免疫印迹技术和 Western 印迹技术（Western blotting），是鉴别蛋白质的分子杂交技术。Western blotting 的原理是将经过 SDS-PAGE 分离的蛋白质样品转移到固相载体（例如硝酸纤维素薄膜、尼龙膜或 PVDF 膜）上，固相载体以非共价键形式吸附蛋白质，且能保持电泳分离的蛋白质的相对位置不变。以固相载体上的蛋白质或多肽作为抗原，与对应的未标记的抗体起免疫反应，再与酶或同位素标记的二抗反应，经过底物显色、化学发光或放射自显影，可以检测电泳分离的某种特定蛋白成分的存在和含量。该技术也广泛应用于检测某种蛋白的表达水平。

2．Western blotting 的基本过程

① SDS-PAGE 分离待检测的蛋白质；②转膜：将 SDS-PAGE 分离的蛋白质转移到膜上；③封闭：即利用非反应活性物质分子封闭固相载体膜上未吸附结合蛋白质的区域；④抗体结合：即利用相应蛋白质的抗体（一抗）与待测蛋白质进行免疫结合，再与酶或同位素标记的第二抗体起反应；⑤底物显色或放射自显影检测电泳分离的特异性目的蛋白的存在与否和含量。

Western blotting 的转膜方式以电转移最为常用，固相载体主要有：硝酸纤维素薄膜、尼龙膜和聚偏二氟乙烯膜（PVD 膜）。硝酸纤维素薄膜结合蛋白的能力为 $100\mu g/cm^2$，综合性能较好，以往使用的人较多；尼龙膜结合蛋白质的能力较强（$48\mu g/cm^2$），有很高的灵敏度，但结合背景较高；PVDF 膜具有较好的结合蛋白质的能力（$200\mu g/cm^2$），且能较牢固地结合蛋白质，该膜的机械性能和化学特性强，不易卷曲或撕裂，在 90% 甲醇的脱色条件下也不会影响膜的结构，结合在膜上的蛋白质可以直接进行序列分析，具有较好的染色和检测的兼容性。

常用的二抗标记物有辣根过氧化物酶（HRP）、碱性磷酸酶（AP）等，辣根过氧化物酶（HRP）最敏感的底物是 3，3′- 二氨基联苯胺，它在过氧化物酶所在部位被反

应转变成棕色沉淀。在钴或镍离子存在下进行反应可以加深沉淀的颜色并提高反应的灵敏度。但是，使用辣根过氧化物酶不可能完全排除背景颜色，因此须十分小心地观察生色反应，一旦特异性染色蛋白带清晰可见，就应尽快终止生色反应。碱性磷酸酶可催化底物 5-溴-4-氯-3-吲哚磷酸/氮蓝四唑（BIP/NBT）在原位转变为深蓝色化合物。这是利用二抗标记物进行的显色反应，是最早的 Western blotting 检测方法，现在主要用于免疫组化，在显微镜下观察。该方法的灵敏度相对较低，可以检测 ng 水平的目标蛋白。

ECL 化学发光检测试剂是基于 Luminol 的新一代增强型化学发光底物试剂，它由辣根过氧化物酶催化发生化学反应，发出荧光，结果可以通过 X 线片压片和其他显影技术展现，或使用 Luminometer 检测。溶液 A 主要成分为 Luminol 及特制发光增强剂，溶液 B 主要成分为 H_2O_2 及特殊稳定剂发光液。A 和 B 在 HRP 的催化作用下 Luminol 与 H_2O_2 反应生成一种过氧化物，过氧化物不稳定随即分解，形成一种能发光的电子激发中间体，当后者由激发态返回至基态，就会产生荧光。ECL 化学发光检测灵敏度较高，可以检测 pg 水平的目标蛋白。

六、聚合酶链反应技术

聚合酶链反应技术（polymerase chain reaction, PCR）是一种体外 DNA 扩增技术，是 1985 年由美国 PE-Cetus 公司人类遗传研究室的 Kary mullis 发明的。PCR 技术的发明具有划时代的意义，其大大地促进了分子生物学的发展，在基因克隆、基因分析、基因表达检测和基因突变检测上具有广泛的应用，克服了微量 DNA 操作困难的障碍。PCR 技术具有特异性好、灵敏度高、扩增倍数大、重复性好以及快速、简便、易自动化等特点，自发明以来不断地完善和发展，目前已报道的 PCR 方法有几十种，被广泛地应用到生命科学的各个领域。

1. PCR 的原理

PCR 扩增的原理类似于细胞内 DNA 的复制过程，它是一种能在较短时间内（1～3h）在体外大量扩增 DNA 片段的技术。在试管内建立 DNA 合成的反应体系（包括模板 DNA、引物对、四种 dNTPs、Mg^{2+}、耐热的 DNA 聚合酶和缓冲体系），经过变性、复性和延伸三个基本反应过程的重复，短时间内可以将某个 DNA 片段进行大量的扩增（扩增 10^6 倍以上）。

2．PCR 的基本过程

（1）DNA 变性：即在 90 ~ 95℃高温条件下使 DNA 双链解离成单链；

（2）复性：又称退火，即将温度快速下降到某一温度（一般为 50 ~ 60℃），使引物和模板 DNA 配对形成双链；

（3）延伸：即在耐热的 DNA 聚合酶催化作用下，引物以变性的单链 DNA 为模板进行 DNA 的合成反应，一般的延伸温度条件为 67 ~ 72℃。

以上三个步骤重复 25 ~ 35 次，就可以将引物对之间的 DNA 片段扩增 10^6 倍以上。

3．PCR 的反应体系

PCR 的反应体系包括模板 DNA、引物对、四种 dNTPs、Mg^{2+}、耐热的 DNA 聚合酶和缓冲体系，反应体系中各组分的变化都会最终影响 PCR 的结果。

（1）耐热的 DNA 聚合酶：PCR 中最常用的 DNA 聚合酶是 Tag DNA 聚合酶，在 74℃，pH8.0 以上表现出最大的反应活性，它具有 5′→ –3′的聚合酶活性和 5 → –3′的外切酶活性，但缺乏 3′→ 5′核酸外切酶活性（即没有对错配碱基的校对功能）。一般经典的 50μl PCR 反应体系中需加入 1 个活力单位的 Tag DNA 聚合酶，而对于具有纠错功能的聚合酶，往往需要适当加大酶量，可参考试剂的说明书使用。聚合酶用量过大会导致 PCR 的非特异性扩增区带增多，PCR 的特异性下降。

（2）PCR 的引物：通常的 PCR 引物是成对的，分别与待扩增的 DNA 片段两侧的单链序列互补，一条称为上游引物或正向引物（forward primer），另一条称为下游引物或反向引物（reverse primer）。引物设计的好坏是关系到 PCR 扩增成败最为关键的因素之一，好的 PCR 引物在合适的 PCR 反应条件下只产生特异性的扩增产物，而不产生非特异性的扩增产物，现在有许多软件可根据一定的原则来设计 PCR 的引物，引物的设计遵循以下原则：引物的长度一般为 15 ~ 30 个碱基，引物越长，相对来说与模板结合的特异性越好；引物中（G+C）% 在 45% ~ 50% 之间，引物中应避免连续 5 个以上的嘌呤或嘧啶排列在起。引物的 3′端通常必须严格地与模板 DNA 链互补配对，这是因为引物 3′端与模板的配对与否关系到 DNA 聚合酶的延伸效率和 PCR 的扩增与否，引物的 5′端与模板的配对关系可相对不那么严格；引物之间应不具连续 4 个以上的碱基的配对关系，特别是 3′端；两个引物应具有相当的 Tm 值，所以引物的长度也应该基本相当，一般不要相差 3 个碱基以上；PCR 反应体系中聚合酶的终浓度一般为 0.1 ~ 0.6μmol/L，浓度过高会产生非特异性扩增区带。

（3）缓冲体系：PCR 的缓冲液都是商业化购买的，为 Tris-HCl 缓冲液，其 pH 值一般在 8.5 ~ 9.0，$MgCl_2$ 一般是单独加的，通常使用的浓度为 2.0mmol/L，Mg^{2+} 浓度的高低会影响变性过程中双链的解离、引物的退火、产物的特异性和非特异性扩增片段的多少等，所以在摸索 PCR 条件的时候，除了退火温度以外，Mg^{2+} 也是需要优化的条件之一。

4. 逆转录聚合酶链反应（reverse transcription coupled polymerase chain reaction，RT-PCR）

RT-PCR 是一种广泛地应用于基因表达检测和真核基因克隆的实验技术，其是将 RNA 的逆转录（RT）和 cDNA 的聚合酶链反应（PCR）相结合的一种实验技术。真核生物的结构基因由外显子和内含子组成，转录生成的 mRNA 前体经过剪接等转录后的加工过程生成成熟的 mRNA，成熟的 mRNA 可以作为蛋白质生物合成的模板。人们目前尚不能完全确定真核基因组中每个基因的内含子位置，也无法在 DNA 水平上对结构基因进行准确的拼接。因此获取成熟的 mRNA 是真核生物结构基因研究的一种重要方式，但是目前还没有一种方法能够直接扩增 RNA，所以将 RNA 的逆转录（RT）技术和 DNA 的 PCR 技术相结合，建立了 RT-PCR 技术。RT-PCR 技术的主要技术路线是：首先提取组织或细胞中的总 RNA，然后以 RNA（主要是 mRNA）为模板，以与 RNA 3′ 端互补序列为引物或 Oligo-dT 为引物，在逆转录酶的作用下进行逆转录，生成与 RNA 互补的 DNA 链（complementary DNA，cDNA），然后以 cDNA 3′ 端互补序列以及 RNA 3′ 端互补序列为引物组成引物对，对 mRNA-DNA 杂合分子进行 PCR 扩增，通过电泳检测是否产生 PCR 的扩增区带来判别 RT-PCR 是否成功。为了避免由于 RNA 的降解而导致阴性的实验结果，所以在进行 RT-PCR 时往往要设立一个内参照（管家基因的表达产物），以避免由于假阴性结果而造成对实验结果的误判，同时内参照可以对基因表达的变化起到半定量的作用。RT-PCR 的特点是检测灵敏度高，且用途广泛，常用于基因表达检测、真核基因 cDNA 文库的构建和直接克隆特定基因。目前用于逆转录的引物有三种：随机引物、Oligo-dT 以及基因特异引物。

七、流式细胞技术（flow cytometry，FCM）

流式细胞技术是利用流式细胞仪对悬浮的细胞或微粒（生物粒子）等进行快速、多参数的理化及生物学特性分析的方法。它集单克隆抗体技术、激光技术、计算机技术、细胞化学和免疫化学技术于一体，能同时检测单个细胞的多项指标，对细胞进行自动分析和分选。它可以快速测量、存贮、显示悬浮在液体中的分散细胞的一系列重要的生物物理与生物化学方面的特征参数，并可以根据预选的参数范围把指定的细胞亚群从中分选出来，因而已广泛应用于生命科学的各项研究领域中。其特点是：测量速度快，最快可在1s内计测数万个细胞；可进行多参数测量：可以对同一个细胞做有关物理、化学特性的多参数测量，并具有明显的统计学意义；是一种高科技、综合性的实验技术和方法，它综合了激光技术、计算机技术、流体力学、细胞化学、图像技术等多领域的知识和成果；既是细胞分析技术又是精确的分选技术。

1. 流式细胞技术的原理

流式细胞仪安装有一根或多根激光管，用于激发特异荧光染色的细胞或微粒发出荧光供收集检测。首先待测细胞或微粒被制备成单细胞悬液，经特异性荧光染料染色后置于专用样品管中在恒定的气体压力推动下被压入流动室，流动室内充满鞘液（不含细胞或微粒的缓冲液），在高压作用下从鞘液管喷出包裹细胞，使细胞排成单列形成细胞液柱，依次通过检测区。液柱与高度聚焦的激光束垂直相交，被荧光染料染色的细胞受到激光激发产生荧光信号和散射光信号，这些光信号通过波长选择的滤光片，由相应的光电管和电子检测器接收并转换成电信号。这两种信号同时被前向光电二极管和90°方向的光电倍增管（PMT）接收。光散射信号在前向小角度进行检测，称为前向散射，这种信号基本上反映细胞体积的大小；90°散射光又称侧向散射，是指与激光束-液流平面垂直的散射光，其信号强度可反映细胞部分结构的信息。荧光信号的接收方向与激光束垂直，经过一系列双色性反射镜和带通滤光片的分离，形成多个不同波长的荧光信号。这些荧光信号的强度代表所测细胞膜表面抗原的强度或其细胞内、核内物质的浓度，经光电倍增管接收后可转换为电信号，再通过模/数转换器，将连续的电信号转换为可被计算机识别的数字信号，经放大器放大后送入计算机并进行分析显示和结果输出。

2. 流式细胞技术的应用

流式细胞技术的应用十分广泛，凡是能被荧光分子标记的细胞或微粒均能用流式细胞仪检测。流式细胞技术是通过测量细胞的多种参数来获取信息的。细胞参数分为结构参数和功能参数两大类。结构参数主要用于描述细胞的化学组分和形态特征，功能参数主要是描述细胞整体的理化和生物特性。下面对研究中常用的几种方法举例介绍。

（1）细胞内 DNA 的检测和分析：先把单细胞悬液经过透性处理，加入 DNA 荧光染料，通过流式细胞仪检测出的荧光强度代表细胞中 DNA 的含量。对细胞内 DNA 含量的测定可用于细胞生物学方面的研究和临床肿瘤学的诊断、区别细胞周期中的 G_0 和 G_1 期。常用的荧光探针有吖啶橙、派洛宁 Y 等。利用 HO/CA$_3$ 双染色还可分析 DNA 的碱基组成。还可以结合溴脱氧尿嘧啶核苷单克隆抗体免疫荧光来测定细胞内 DNA 合成。

（2）蛋白质检测和分析：流式细胞技术可以通过测定细胞中蛋白的总含量，以检测一个细胞群体生长和代谢的状态，或区别具有不同蛋白含量的细胞亚群，如血液中白细胞的分类。检测总蛋白的常用荧光探针为异硫氰基荧光素，以共价键方式与蛋白上带正电的残基结合。另外，可以将可溶性蛋白固化在细胞样微粒上，在加入相应的荧光抗体就可以通过流式细胞技术进行定性和定量分析。

（3）特殊配体的测定：配体是与不同的细胞结构特异结合很强的各种大分子和小分子。通过对特异性荧光标记的配体的测定可以获得不少有关结构参数和功能参数的信息。例如，用标记的外源凝集素可检测细胞表面糖；用标记抗体可测表面抗原；用标记多聚阳离子可检测细胞表面电荷；用标记的激素、生长因子、神经递质和病毒等可检测细胞受体；用标记的大分子、微生物等可检测细胞的内吞性；用荧光素标记的亲和素以及带有 DUTP 的生物素衍生物的 DNA 探针跟靶细胞的 DNA 杂交能够检测原位的特殊基因等。这方面的应用范围广、有前途，已经成为研究细胞和组织中的抗原、基因和各种生化过程强有力的新技术。

（4）生物活性的测定：主要包括两方面工作：细胞本身的死活；活细胞生物功能发挥的强弱。流式细胞技术用来判断细胞死活的常用荧光探针有两大类：一类是能透过活的细胞膜进入细胞内而发出荧光的物质；例如醋酸酯荧光素可被活细胞持留而发出黄绿色荧光；若细胞有损伤则会从细胞中流失，观察不到荧光。另一类是不能透过活细胞膜，但能对固定的细胞及膜有破损的细胞的核进行染色，例如碘化丙啶和溴乙啶就是常用的第二类荧光探针。

目前流式细胞技术已经得到广泛应用，如在临床医学中用于淋巴细胞亚群分析、血小板分析、网织红细胞分析、白血病和淋巴瘤免疫分析、HLAB27 表型分析、PNH 诊断、人类同种异体器官移植、获得性免疫缺陷综合征的诊断和治疗、临床肿瘤学分析、临床微生物学分析等。在基础研究中用于 DNA 分析、细胞凋亡分析、树突状细胞研究、造血干 / 祖细胞研究、细胞膜电位测定、胞内钙离子测定胞内 pH 测定细胞内活性氧检测、蛋白磷酸化检测、染色体分析等。

小　结

　　本章属于中医证候模型研究常用实验操作技术常规操作部分，对在中医证候动物模型建立的过程中常见动物的分类和特点以及实验过程中动物的选择原则进行了介绍，并简单介绍了动物实验过程和体外细胞实验中涉及的常用技术的操作方法，包括细胞的培养方法以及常用的分子生物学技术。目的是为中医证候动物模型等的研究提供相关技术的认识和支持。

附录 名词术语

A

1. 安全性评价数据集（Safety Set，SS）：所有随机入选并至少使用一次研究药物的患者，构成本研究的安全性人群。该人群用于安全性分析。

2. 安慰剂（Placebo）：一种虚拟药物，其剂型、大小、颜色、重量、气味、口味等都与试验药物尽可能保持一致，但是并不具有活性作用的制剂。由于中药本身所具有的独特颜色、气味和口味，为达到安慰剂的模拟效果，在中药安慰剂的制作过程中也有在辅料中加入低剂量的原药，一般剂量不超过原药含量的 20%，但因其已经不是严格意义上的安慰剂，而是低剂量的试验药物，不可不知。当然，此类由一定比例原药构成的"安慰剂"在制作前必须结合药效学、毒理学等试验的结果，以判断低剂量药物是否具有药理活性。《中药新药临床研究一般原则》对中药安慰剂的制备及模拟效果的评价要求是：安慰剂应与受试药物 / 阳性药物相似，如口服制剂安慰剂应在颜色、气味、味道、形状、质感等特征方面与受试药物 / 阳性药物相似，使临床试验参与者难以区分；需采用合理的方法对其相似性和适用性进行判断和评价。

3. 安慰剂效应（Placebo Effect）：安慰剂是指可以改变个体心理或生理反应的惰性物质或程序，安慰剂效应则是指使用惰性物质或程序使个体的心理或心理状态得以改善，进而使症状得到舒缓的现象，而该效应并不能由这种物质或程序的内在力量解释。

B

4. 靶人群（Target Population）：又称目标人群，是研究对象由其中产生且欲将研究结果外推至的人群。

5. 靶值（Target Value，TV）：单臂临床试验靶值是指所要研究干预措施的疗效指标、安全性指标预计可以达到的水平，是要体现所要研究的干预措施优于目前行业内公认疗效水平的优效性。靶值要求优于目标值，靶值确定的关键在于确定临床优效界值，即本次研究的疗效水平要比目标值高多少才被认为具有临床意义。

6. 报告偏倚（Reporting Bias）：指在调查过程中研究对象对某些信息的故意夸大或缩小所导致的系统误差。

7. 比值比（Odds Ratio，OR，比数比、机会比、优势比）：在病例 - 对照研究中，它显示在病例组中暴露的可能性除以对照组中暴露的可能性。在横断面研究、队列研究和随机对照研究中，疾病 OR 是暴露组中发生疾病的可能性除以非暴露组中发生疾病的可能性。

8. 辨证论治（Treatment according to TCM Syndrome Differentiation）：是理、法、方、药运用于临床的过程，为中医学术的基本特点。即通过四诊八纲、脏腑、病因、病机等中医基础理论对患者表现的症状、体征进行综合分析，辨别为何种证候，称辨证；在辨证的基础上，拟定出治疗措施，称论治。

9. 病死率（Fatality Rate）：表示某病确诊后发生死亡的概率，是表示一定时期内（通常为一年），患某病的全部患者中因该病死亡者的比例。受疾病严重程度、早期诊断和治疗水平的影响。$病死率 = \dfrac{某时期内因某病死亡人数}{同期患某病的病人数} \times 100\%$。

10. 不良反应（Adverse Reaction）：为预防、诊断或治疗疾病，或为改善生理功能而服用适当剂量药物所引起的有害的、非预防期的或治疗上不需要的反应。

11. 不良事件（Adverse Events）与不良反应：不良事件是受试者在接受一种干预后出现的不良医学变化（症状、体征、实验室检测指标等），无论这些不良变化是否与试验药物有关，均视为不良事件。当一种不良事件经过评价，有理由认为与所研究的药物有关系，则称为药物的不良反应。二者的区别关键在于是否与试验用药有关。不良事件可以按照 5 级标准评定是否与药物有关：（1）与药物肯定有关；（2）与药物很可能有关；（3）与药物可能有关；（4）与药物可能无关；（5）与药物无关。以（1）+（2）+（3）的病例数之和作为分子，全部可供不良反应评价的入选病例作为分母，统计不良反应率。不良事件与试验药物的关系如表 9-1 所示。

表 9-1　不良事件与试验药物的关系

项目	肯定有关	很可能有关	可能有关	可能无关	无关
与试验用药有合理的时间顺序	+	+	+	+	−
已知的药物反应类型	+	+	+	+	−
停药后反应减轻或消失	+	+	+	±	±
再次给药后反应反复出现	+	?	?	?	−
无法用受试者疾病来解释	+	+	−	±	−

注：+ 表示肯定，− 表示否定；± 表示难以肯定；? 表示情况不明

12. 不接受测量偏倚（Unreceptive Measure Bias）：是由于测量方法会造成损伤、

差辱、侵犯个人权利和隐私，或检测方法的费用昂贵，使研究对象逃避或拒绝接受检查，若此种情况在不同组发生的原因或频率不同，使两组资料的可比性降低，影响结果的真实性，由此造成的偏倚称不接受测量偏倚。

C

13．测量偏倚（Measuring Bias）：是由于研究中所使用的仪器设备、试剂、方法和条件不标准、不统一，研究指标设定不合理、数据记录不完整或操作人员的操作误差等造成的偏倚，可发生在各种流行病学研究的设计、实施和资料处理过程中。

14．重复原则（Replication）：有两层含义，其一是指实验的样本量应足够大，在相同实验条件下有充分的重复，以保证实验结果不是个别偶然现象，突出表现其必然规律；其二是指任何实验结果的可靠性应经得起重复实验的考验，重复实验是检查实验结果可靠性的唯一方法。

15．错误分类偏倚（Misclassification Bias）：简称错分偏倚，是信息偏倚的又一名称，具体解释见信息偏倚条目。如果暴露或疾病的错误分类同研究分组无关，即各组间不存在差异，则称为无差异性错分（nondifferential misclassification）；如果暴露或疾病的错误分类同研究分组有关，即在各比较组间存在差异，则称为差异性错分（differential misclassification）。

D

16．单盲（Single Blind）：研究对象不知被给予措施的性质，也不知自己被分配至试验组还是对照组，但医生或研究人员清楚。

17．导入期（Run-in Period）：临床试验导入期是指受试者入组后和随机前的一个特定阶段，在此阶段全部受试者接受相同的干预，如安慰剂、阳性药物对照、饮食控制和运动等，导入期结束后符合相应标准的病例才进一步进行随机入组并接受各组对应的治疗。其目的有三，即确定纳入真正符合试验要求的受试者、确保受试者处于稳定状态、洗脱入组前受试者所接受的干预治疗对观察指标的影响。

18．点估计（Point Estimation）：也称定值估计，最简单的做法就是用样本统计量直接作为总体参数的点估计值，即直接用随机样本的样本均数 $\bar{X}$ 作为总体均数 μ 的点估计值，用样本频率 p 作为总体概率 π 的点估计值。比如 2018 年调查某地健康成年男子 100 人，得到血红蛋白量的均数为 127g/L，骨质疏松患病率为 10%，即可认为 2018 年该地所有健康成年男子血红蛋白量的总体均数 μ 为 127g/L，骨质疏松的总体患病率 π 约为 10%。点估计的方法简单，但没有考虑抽样误差，无法评价估计值与真值之间的差距。

19．调查者偏倚（Interviewer Bias）：调查者进行非客观评估时，会受到他对受试者属性的一个或多个认知的影响，如受试者属于病例组还是对照组、暴露或不暴露于特定危险因素。

20．对照（Control）：一是指未发生感兴趣结局的研究对象，以此作为发生感兴趣结局者（病例组）的对比组；二是指在临床试验中未接受研究干预，而接受阴性"治疗"（如安慰剂或常规治疗）的参与者。

F

21．发病率（Incidence Rate）：可分为累计发病率和发病密度两类。是表示在一定期间内（一般为一年）一定人群中某病新病例出现的人数。是用来衡量某时期一个地区人群发生某种疾病的危险性大小的指标。其计算公式为：某病发病率

$$= \frac{\text{一定期间内某人群新病例数}}{\text{同期内暴露人口数}} \times K，K = 100\%，1\,000/1\,000，10\,000/\text{万}。$$ 分母中的暴露人口应该是观察期间该观察地区还有可能发生某病的人口数，若在观察期内一个人发生几次同一疾病则应分别记为几个新发病例（但实际情况是发病率的分子通常只包括第一次发病的人数）。发病率可按年龄、性别、职业、民族等特征分别计算，此即发病专率。当对不同来源的发病率资料进行比较时，应注意人口构成的不同所造成的差异，所以必须进行发病率的标化，以消除年龄、性别等构成差别的影响；或直接比较发病专率。

22．发病密度（Incidence Density）：是某人群在单位时间（通常为一年）内发生某病的比例。是指一定时间内发生某病新病例的速率，即一段时间内的平均发病率。

$$\text{发病密度} = \frac{\text{某人群在观察期内的发病数}}{\text{观察期内的观察对象人年数}}。$$

23．发生学（Generation Science Method）：是反映和揭示自然界、人类社会和人类思维形成发展、演化的历史阶段、形态和规律的方法。它把研究对象作为发展的过程进行动态考察，注重考察历史过程中主要的、本质的和必然的因素。

24．反安慰剂效应（Nocebo Effect）：反安慰剂效应是指个体对于治疗方式的疑虑或消极期待而出现的不良反应。患者因怀疑使用了安慰剂而影响治疗的心理现象，属于广义的"反安慰剂效应"范畴。

25．方剂计量学（Identification of Principal Medicines in Prescriptions）：全国名中医周铭心教授认为方剂计量学研究虽然以方剂为研究对象，但其运用范围很广，远非

囿于方剂学本身。凡与方剂有关或文献中载有方剂的学科，都将成为方剂计量学研究的应用领域；对于每个方剂或每类方剂，首先统计其方剂用药范围、剂量、配伍等各项指标，对其方剂属性特征进行计量描述，然后展开不同方剂类型间的计量比较研究。通过对临证医案处方的计量学分析，借以探讨临床医师的处方遣药特点和习惯，进而为规范临床医师的诊治程序，引导其树立良好正确的临证思维方法提供科学依据。

26. 非劣效试验（Non-inferiority Trial）：比较已有一定优势的新治疗与现有治疗的临床试验，研究目标旨在证明新治疗方法的疗效不逊于已有治疗方法。

27. 非同期对照偏倚（Non Contemporary Bias）：在研究中使用了不同时期的病例或研究结果作为对照进行对比研究，由于他们之间某些因素分布的不同，不具可比性而产生的系统误差，由此造成的偏倚称非同期对照偏倚。

28. 分层（Stratification）：根据潜在的混杂因素水平将研究对象分层，并在每层分别分析预测变量和结局变量关联的一种用于控制混杂的分析策略。

29. 分层区组随机法（Stratified Blocked Randomization）：用于确保具有某种特征（通常是某种混杂因素）的研究对象被等量地随机分配到每个研究组的一种随机化方法。随机化是根据感兴趣的特征分层的；在每层中，研究对象被随机分配到事先确定数量的区组。

30. 分配隐匿（Allocation Concealment）：是指采取一定的方法进行分组，防止随机分配方案被预先知晓。进行随机分配方案的隐匿，首先要求产生随机分配序列和确定受试对象合格性的研究人员不应该是同一人；其次，如果可能，产生和保存随机分配序列的人员最好是不参与试验的人员。常用方法有中心电话随机系统，药房控制随机分配方案，编号或编码的容器，按顺序编码，密封、不透光的信封。分配隐匿不等于盲法，前者是分组完成前的隐匿，意在控制选择性偏倚，在任何随机对照试验中均能实施；而盲法是分组后的隐匿，为了避免干预措施实施过程中和结果测量时来自受试对象和研究人员的偏倚，意在控制信息偏倚，且并非任何随机对照试验皆可实施。研究发现，未隐匿分配方案或分配方案隐匿不完善的试验，常常夸大治疗效果30% ~ 41%。

31. 符合方案集（Pre-protocol Set，PPS）：对符合试验方案，依从性好且完成试验过程所规定的所有要求收集到的病例资料组成的集合，这些受试者也称为"有效病例"或"可评价受试者"，它是全集分析的一个子集。

G

32．干扰（Co-intervention）：是指试验组额外地接受了与实验效应一致的其他处理措施，可能会夸大试验组和对照组的差异。

33．干预（Intervention）：所谓干预，并非简单地指对研究对象是否采取了治疗措施，而是指人为地给予研究对象某种特定的暴露，从而便于观察其结局有无差异。比如在随机试验中，干预指受试者接受的有效治疗。

34．格义（Ge-yi）：格义作为一种文化交流的方法，早在古代便已受到关注和论述，如借用古代哲学阴阳家的思想来解释儒、道学说的格义模式。本书所涉及的格义的定义属于广义的格义范畴，即将所有运用新旧概念的类比来达到对新学说之领悟的方法都称之为"格义"；甚至每一个从一种文字向另一种文字的翻译在这个意义上都是"格义"。

35．观察性研究（Observational Study）：研究者只需观察研究对象，而不进行任何干预措施的研究设计方法。因此，该术语包括横断面研究、病例对照研究和队列研究，但不包括随机试验或前后对照研究。

H

36．患病率（Prevalence Rate）：也称现患率。是某一特定时间内被观察总人口中某病新旧病例所占的比例。按照观察时间的不同患病率可分为时点患病率（时点一般不超过 1 个月）和期间患病率（可以是任何一段特定的时间，通常超过 1 个月）两种。时点患病率 $= \dfrac{\text{某一时点特定人群中某病新旧病例数}}{\text{该时点人口数（被观察人数）}} \times K$，期间患病率

$= \dfrac{\text{某观察期内特定人群中某病新旧病例数}}{\text{同期的人口数（被观察人数）}} \times K$，$K=100\%$，1 000/1 000，10 000/万。

发病率反映人群发病的危险（概率），而患病率反映人群中某病人存在的多少（人群对某一疾病的疾病负担程度）。患病率取决于两个因素，即发病率和病程，是随着发病率（新病例）增高而增高，并随着疾病恢复或死亡的加速而下降。

37．患者报告结局（Patient Reported Outcomes，PRO）：一种直接来自患者的（即没有医生或其他任何人对于患者反应的解释），对于患者健康状况的各个方面的测量报告。PRO 量表一般包括生理机能、心理领域、社会领域、独立领域、治疗领域五大领域。

38．还原（Reduction）：所谓还原，就是任何理论经过若干步骤，都可以回到所谓的原点或基点。

39．回忆偏倚（Recall Bias）：指在回忆过去的暴露史或既往史时，因研究对象的记忆失真或回忆不完整，其准确性或完整性与真实情况间存在的系统误差。

40．混杂偏倚（Confounding Bias）：指由混杂因素引起的偏倚。混杂因素指既与研究因素有关，又与所研究的疾病（或事件）有关，且在试验和对照两组之间分布不均的第三变量（如年龄、性别、民族、职业、疾病临床类型等）引起的偏倚。

41．霍桑效应（Hawthorne Effect）：指当人们意识到自己正在被关注或观察的时候，而会去刻意改变一些行为或言语表达的效应。

J

42．计量资料（Measurement Data）：测量观察指标大小而获得的资料，其特点是数值有大小，且有度量衡单位，如身高（cm）、体质量（kg）、血压（mmHg）、患者平均住院天数（d）、脉搏（次/min）等。

43．计数资料（Enumeration Data）：将观察单位按某种属性或类别分组计数，清点每一类数量多少所得到的资料。

44．家庭信息偏倚（Family Information Bias）：指在流行病学研究调查中，向家庭成员调查某研究对象的既往史或某种因素的暴露史，如果该研究对象是新发病例或久病不愈患者，则可能提供更多的阳性信息或能提供准确的信息；若被调查者是健康者、轻型病例或已经痊愈的病例，则可能提供更多的阴性信息，其中有些可能是假阴性，造成两组信息的偏差，导致错误的结论，由此产生的偏倚称家庭信息偏倚。

45．检出症候偏倚（Detection Signal Bias）：亦称揭露伪装偏倚（Unmasking Bias），指某因素与某疾病在病因上虽无关联，但由于该因素引起的某些症状或体征，使患者及早就医，接受多种检查，导致该人群中此病有较高的检出率，以致得出该因素与该病相关联的错误结论。

46．金标准（Gold Standard）：又称参考标准，是当前临床医学界公认的诊断该病最可靠的诊断方法。常用的金标准有病理学标准、外科手术发现、特殊的影像学诊断、长期临床随访结果、公认的综合临床诊断标准等。

47．绝对获益增加率（Absolute Benefit Increase）：与相对获益增加率对应，更能直观地反映临床干预措施对患者的有利作用，其计算公式为：绝对获益增加率＝试验组优良结局发生率－对照组优良结局发生率。

48．绝对危险度降低率（Absolute Risk Reduction，ARR）：是对照组事件发生率与试验组事件发生率之间的绝对差值。该指标较相对危险度减少率更能反映真实疗效大小。其计算公式为：绝对危险度降低率＝对照组某病发生率－试验组某病发生率。

49．绝对危险度增加率（Absolute Risk Increase，ARI）：指试验组与对照组不良事件率的绝对值差，其计算公式为：绝对危险度增加率 = 试验组某病危险因素的发生率－对照组某病危险因素的发生率。

50．均衡（Balance）：实验设计的均衡原则，要求组成实验的各组除了待观察的处理因素之外，其他一切条件应尽可能均衡一致。

K

51．空白对照组（Blank Control Group）：未加任何干预措施的对照组称为空白对照组。空白对照组与安慰剂对照组的不同在于空白对照组并未给予任何药物或干预措施，所以它是非盲的，可能影响对试验结果的评价。

L

52．罹患率（Attack Rate）：与发病率一样是测量新发病例的指标，通常在较小范围或短时间（＜1年）的流行中使用。多用于局部地区疾病的暴发，在探讨流行或暴发因素时经常使用。有人说累计发病率就是罹患率，只是后者多用于描述急性传染病的流行。罹患率 $= \dfrac{观察期内的新病例数}{同期暴露人口数} \times K$。

53．累计发病率（Cumulative Incidence，CI）：是当观察人口比较稳定时，整个观察期内新发病人数除以开始观察时的人口数，即是该观察期的累计发病率，可用来表示某病在一定时间内新发生的病例数占该固定人群的比例。累积发病率 $= \dfrac{某特定时间的新病例数}{观察开始时的暴露人数} \times K$。

54．类实验（Quasi-experiment）：与类实验对应的真实验，所谓真实验即是指排除了所有能看到的影响因素，只针对某一个已知因素展开后续的研究。其确认方法有三，即是否正确地进行了随机分组、是否选取了合理的对照、是否采用了盲法。如果缺了上述三者中的一条或几条，但只要整体形势基本相似，我们就可以把它定义为类实验。

55．量效关系（Dose-response Relationship）：指在一定范围内药物的剂量（或浓度）增加或减少时，药物的效应随之增强或减弱，可借此了解药物剂量产生相应效应的规律，这种关系是确定临床用药剂量的基础。目前中药量效关系的研究思路主要从数据挖掘、临床病证、效应物质3个角度探讨。

56．临床试验分期（Clinical Trial Stage）：国际通用的药物临床试验分为Ⅰ、Ⅱ、

Ⅲ、Ⅳ期。Ⅰ期临床试验（首次人体或试验性研究）的主要目的是检验新药的剂量和安全性，主要回答药物的剂量、给药方法和途径，药物的不良反应，以及药物是如何被代谢的等问题。Ⅱ期临床试验（试验性研究）的目的与研究药物的有效性有关，主要回答研究药物在Ⅰ期确证的安全剂量范围内对某一特定适应证的有效性以及短期不良反应和风险，当然也包括进一步确立最大和最小有效剂量范围，药物代谢和药效学的关系等。Ⅲ期临床试验（决定性试验）的目的是进一步研究药物的疗效、长期安全性和受益/风险比，最终为药物注册申请的审查提供依据。Ⅳ期临床试验是药物批准上市后所进行的研究，其目的是探讨新的药物适应证、进一步评价新药的安全性或作为新药市场推广的策略之一。

57．临床试验四个阶段（Four Stages of Clinical Trial）：筛选期、基线值的测定、治疗期、随访期，或者将筛选期和基线值的测定通称为临床治疗前期。

58．临床资料遗漏偏倚（Missing Clinical Data Bias）：是指在研究过程中，由于临床检查在正常、阴性、未测量或测量未作记录等原因造成的临床资料遗漏，与完整的临床资料之间存在系统误差，由此产生的偏倚称临床资料遗漏偏倚。

59．逻辑（Logic）：所谓逻辑就是任何科学理论都应该用理性和逻辑进行明确的表述，这是古希腊哲学"逻各斯"（Logos）传统的继承和发展，并形成了一种构造性自然观。构造性自然观要求认识主体必须从结构的角度来把握自然现象，而且必须用自洽的逻辑体系来建构科学理论。

M

60．敏感度（Sensitivity）：指由诊断金标准确诊有病的人群中经诊断试验查出阳性结果人数的比例，即真阳性率。确诊有病的人群中诊断试验未能查出的人数比例称假阴性率，又称漏诊率，等于1减敏感度。

61．目标值（Target Value）：从大量历史数据库（如文献资料或历史记录）的数据中得到的一系列可被广泛认可的性能标准。这些标准可以作为说明某些措施的安全性或有效性指标或临床终点。中医临床研究中目标值的确定可以根据 Meta 分析的研究结果或设计实施良好的多中心临床试验结果来制定。

N

62．纳入标准（Inclusion Criteria）：能够入组进行临床研究的基本条件。一般来说纳入标准的条目必须有检测结果或书面证据的支撑。

63．内部真实性（Internal Validity）：即研究得出的结论与该研究中真实情况的一致程度，它强调研究结果是否正确地反映了所研究因素与疾病的真实联系，即该研究本身是否真实或有效。反映单个研究结果接近真值的程度，即受各种偏倚因素如选择偏倚、实施偏倚、失访偏倚和测量偏倚的影响情况。

P

64．排除标准（Exclusion Criteria）：在符合纳入标准前提下的其他不满足试验要求的特殊情况。排除标准的条目有些可以通过询问病史或者根据其他明显症状由研究者判断该患者是否符合排除标准，而并不一定有全部的书面检测结果。用以防止某些潜在受试者进入研究的属性列表。

65．排除偏倚（Exclusive Bias）：在确定研究对象时，各比较组未按同样的原则或标准排除某些研究对象而导致的因素与疾病之间的错误估计，由这种原因所产生的偏倚叫排除偏倚。

66．匹配（Matching）：观察性研究保证两组间均衡的重要手段，病例对照研究可按病例的某些主要特征选择相应的对照匹配。但应注意匹配条件不能过多（一般2～4个），选择的匹配条件不能含有被研究的因素。

67．偏倚（Bias）：是指研究推理过程中的各个阶段，由于其他因素的影响，设计的失误、资料获取的失真、分析方法不正确或推理不符合逻辑等所引起，使得所获得的结果系统地偏离真实值，从而得出了错误的结果或结论。

Q

68．七方（Seven Types of Prescriptions）：中医术语，肇始于《黄帝内经》，七方者即大方、小方、缓方、急方、奇方、偶方、复方七个不同的方剂类型。

69．迁移性偏倚（Migration Bias）：在队列研究或临床防治试验研究中，当患者从原来的队列或观察组换到另一队列或观察组，称为迁移。如果迁移例数过多，可影响结果的真实性，由此造成的偏倚称迁移性偏倚。

70．区间估计（Interval Estimation）：参数估计方法的一种。是按预先给定的概率（$1-\alpha$）所确定的包含未知总体参数的一个范围。总体均数的区间估计是按一定的概率（$1-\alpha$）用一个区间范围来估计总体均数，这个范围称作可信度为（$1-\alpha$）的可信区间或置信区间；预先给定的概率 $1-\alpha$ 称为可信度或置信度，常取 95% 或 99%，如无特殊说明，一般取双侧 95%。

71．全分析集（Full Analysis Set，FAS）：指在临床新药研究中，根据意向性分析（ITT 分析）的基本原则，主要分析包括所有经随机化分组的受试者。该数据集由所有随机化的受试者中以最小的和合理的方法剔除某些病例后得出的。其目的在于保持原始随机化数据集的完整性，防止偏性，并为统计检验提供合理的基础。

72. 诠释学（Hermeneutics）：亦译作解释学，指对于文本之意义的理解和解释的理论，发展至近代诠释学已经成为具有历史性、整体性、循环性特征的理解和解释的方法学。

R

73. 认知语言学（Cognitive Linguistics）：所谓"认知"指的是人感知世界和对世界的万事万物形成概念的方式，以及在此基础上形成的经验。认知语言学就是以此为基础的语言研究。具体地讲，有以下5个基本的研究主题：①语言研究必须同人的概念形成过程的研究联系起来。②词义的确立必须参照百科全书般的概念内容和人对这一内容的解释。③概念形成根植于普遍的躯体经验，特别是空间经验，这一经验制约了人对心理世界的隐喻性构建。④语言的方方面面都包含着范畴化，以广义的原型理论为基础。⑤认知语言学并不把语言现象区分为音位、形态、词汇、句法和语用等不同的层次，而是寻求对语言现象统一的解释。

74. 入院率偏倚（Admission Rate Bias）：又称伯克森偏倚（Berkson Bias），是指利用医院就诊或住院患者作为研究对象时，由于入院率或就诊机会不同而导致的偏倚。以医院患者作为研究对象进行研究可能遗漏以下情况：①抢救不及时而死亡的病例；②距离医院远的病例；③无钱住院的病例；④病情轻的病例。而没有入院的对象在某些特征上可能与入院的研究对象有所不同。为减少入院偏倚，应尽量在多个医院选择对象，同时选择医院和社区的对象或住院和门诊就诊的病例等。

S

75. 三盲（Triple Blind）：研究对象、观察者与研究者及统计分析人员均不知道研究对象的分组情况，仅研究者委托的人员掌握着密码编号，直至试验结束、结果统计分析完毕，在撰写统计报告初稿完成后才当众揭秘。

76. 生物爬行现象（Bio-creep）：当非劣效试验中选择的阳性对照时依据另外一个非劣效试验确定其优效性的，如此递推下去，使得试验药物的效应与安慰剂相近，也能得出非劣效结论，这种现象称为生物爬行现象。

77. 十剂（Classification of Ten Different Prescriptions）：北齐徐之才提出（一说是唐代陈藏器创立，但陈藏器描述的是药物，并非方剂），是指宣剂、通剂、补剂、泻剂、燥剂、湿剂、滑剂、涩剂、轻剂、重剂十种，是按照方剂功能进行的大体分类。

78. 实施者间临床意见分歧（Differing Clinical Opinions among Practitioners）：在临床试验中也可能发生实施者之间的临床意见分歧，即同一医生对同一患者连续几次检查结果，或者不同医生对同一患者的检查结果不相符，尤其在多中心研究中更容易发生。目前常用 Kappa 值来描述定性资料的不一致性，一般划分为 3 级，0.75 ~ 1.00 为一致性很好，0.40 ~ 0.74 为一致性一般，0.01 ~ 0.39 为缺乏一致性；用组内相关系数（Intra-cluster Correlation Coefficient，ICC）来描述定量资料的不一致性。其计算公式如下：

（1）Kappa 值 $= \dfrac{2(ad-bc)}{(a+b)(b+d)+(a+c)(c+d)}$

		甲医生		
		轻或未患病	中或重度	合计
乙医生	轻或未患病	a	b	（a+b）
	中或重度	c	d	（c+d）
合计		（a+c）	（b+d）	N

（2）以 ρ 表示 ICC 的值：

$$\rho = \frac{MS_b - MS_w}{MS_b + (m-1)MS_w}$$

MS_b：均方差；MS_w：组内均方；m 各群组平均观察人数。ρ 越大表示群组内的同质性越高。很多研究表明 ρ 常常 ≤ 0.25。

79. 实施者（研究者）依从性（Implementer/researcher Compliance）：是指研究者对方案的遵从程度，包括研究者伦理依从性、研究者用药依从性、研究者治疗依从性、研究者数据管理依从性等相关内容。

80. 时效关系（Time-effect Relationship）：指药物作用或效应随时间而变化的规律。

81. 实证（Positive）：所谓实证就是任何理论最终都可以通过看得见或摸得着的经验来进行检验，经得起检验的假说转化为科学理论，经不起检验的即被淘汰。

82. 双盲（Double Blind）：研究对象与医生或观察者均不知道研究对象的分组情况，仅研究者或研究者指定的人员知道。

83. 死亡率（Mortality Rate）：在一定期间内，一定人群中，死于某病（或死于所有原因）的频率。死亡率 $= \dfrac{\text{某期间内（因某病）死亡总数}}{\text{同期平均人口数}} \times K$。

84．生存率（Survival Rate）：是指接受某种治疗的患者或患某病的人中，经若干年随访（通常为 1、3、5 年）后，尚存活的人数所占的比例。生存率

$= \dfrac{\text{随访满 n 年尚存活的病例数}}{\text{随访满 n 年的病例数}} \times 100\%$。

85．受试者依从性（Testee Compliance）：从干预措施的依从性看，是指参与临床试验的受试者根据规定的药物剂量、疗程服药及认真按照医生要求参加治疗的程度，受试者依从性的衡量方法：主要有如下三种，（1）计算患者剩余的处方药量，依从性 =（患者已经服用的处方药量 / 处方的药物总量）× 100%；（2）测定药物水平：利用生化方法检测服药者血、尿或唾液等的药物浓度，以确定患者的依从性。此外，可在使用的药物中加入某种无毒、无害、理化性质稳定的指示剂，如维生素 B12、荧光素等，这些物质不易被患者发现，且服后数小时能在尿中出现，可用于判断患者服药情况；（3）直接询问患者。在这里要注意不同疾病、不同临床试验设计对患者依从性影响的差异，进而制定基于具体病种和研究设计（单中心还是多中心、样本量、治疗方式、随访频率及抽血或诱导痰等标本的采集等）的患者依从性提高措施。另一方面也可以从脱落 / 失访的人数占总人数的比例来计算患者的依从性。

86．随机化（Randomization）：随机化原则是临床科研的重要方法和基本原则之一，包括随机抽样和随机分配。

87．随机抽样（Random Sampling）：也称为概率抽样，是指在知道目标人群总体数量的前提下，采用随机抽样方法从总体中抽取一定数量的观察单位组成样本，使符合标准的观察单位均具有相同的机会被选择进入研究，提高样本对总体的代表性。

88．随机分配（Random Allocation）：是指纳入研究的合格对象都有同等的机会被分配入试验组和对照组，以求达到基线均衡，即平衡试验组和对照组中已知和未知的混杂因素，从而提高各组的可比性，避免造成偏倚。

89．随机误差（Random Error）：随机误差又称为抽样误差，指随机抽样所得均值与总体参数的差异。由于研究对象往往来自某个特定总体的样本，故样本与总体之间必然因被测定的生物学现象（或指标）的随机变异，以及测量方法本身的随机变异等原因而存在一定的差别，从而导致实测值（样本）与真实值（总体）之间出现一定的差异，被称为随机误差。随机误差的大小主要与个体变异以及研究的样本含量有

关，不可能完全避免。可通过增加重复的次数，即增加观察人数或测量次数来提高研究结果的精度，减少随机误差。

T

90．特异度（Specificity）：指由诊断金标准确诊无病的人群中经诊断试验检出阴性结果人数的比例，即真阴性率。无病的人群中经诊断试验查出阳性结果的人数比例称假阳性率，又称误诊率，等于 1 －特异度。

91．同情用药（Compassionate Use）：2019 年 8 月新修订的《中华人民共和国药品管理法》第二十三条规定："对正在开展临床试验的用于治疗严重危及生命且尚无有效治疗手段的疾病的药物，经医学观察可能获益，并且符合伦理原则的，经审查、知情同意后可以在开展临床试验的机构内用于其他病情相同的患者。"2019 年 9 月 30 日公布的《药品注册管理办法》（征求意见稿）第三十四条重申了《药品管理法》的规定，同时明确，由伦理委员会进行审查。拓展性临床试验（即同情用药）的注册申请人须向原国家食品药品监督管理总局药品审评中心提出申请，获批后方可实施。美国食品和药品监督管理局规定，同情用药也被称为"扩大使用"（Expanded Access）、"病人使用"（Named-patient Use），指对于患有严重或危及生命疾病的患者，在不能通过现有药品或入选临床试验来得到有效治疗时，可以申请在临床试验之外使用未经上市许可的试验用药物。

92．统计描述（Statistical Description）：指用恰当的样本统计量、统计表与统计图等描述与刻画资料的数量特征及其分布规律。

93．统计推断（Statistical Inference）：包括参数统计和假设检验（或显著性检验）两部分，前者指用样本统计量估计总体参数，后者即用样本统计量对总体参数或分布的特定假设进行检验，进而对该假设的成立与否作出推断。

W

94．外部真实性（External Validity）：即研究结果和推论与外部对象真实情况的符合程度，考虑的是从研究中得出的联系或研究结论是否能被外推至不同时间、不同地区的不同人群。外部真实性又称普遍性，研究结果是否可用于研究对象以外的其他人群，即结果的实用价值与推广应用的条件，主要与研究对象的特征、研究措施的实施方法及条件和结果的选择标准密切相关。

95．文化人类学（Cultural Anthropology）：从文化的角度研究人类各种行为的学科，是人类学的一个分支学科。研究目的是揭示人类文化本质。

96．误差（Error）：是指对事物某一体征的测量值偏离真实值的部分，即影响研究结果内部真实性的主要因素。常见误差有二，即随机误差和系统误差，这两种误差贯穿于临床流行病学研究的设计、实施、分析和推论的全过程。真实性（效度）和可靠性（信度）是用来反映是否存在误差及其影响程度的常用指标，前者主要反映系统误差的大小，后者主要反映随机误差的大小。

97．无应答偏倚（Non-response Bias）：主要发生于现况调查或实验性研究中。无应答者可能在某些重要的特征或暴露方面与应答者有区别，如无应答者超过一定比例（公认的应答率最低限为80%），将会影响研究结果的真实性，由此产生的偏倚成为无应答偏倚。

X

98．系统误差（Systematic Error）：在医学研究中又称偏倚（Bias），指研究设计、实施、分析和推断过程中存在的各种对暴露因素与疾病关系的错误估计，系统地歪曲了暴露因素与疾病间的真实联系。系统误差不受样本含量的影响，是人为的，具有方向性，是可以测量并且可控制或避免的。

99．洗脱期（Washout Period）：在进入临床试验前已经使用其他药物治疗的患者，为了使原来使用的药物不影响本次试验药物的作用，让受试者停用原先治疗的药物一段时间，这段时间即为洗脱期。洗脱期为药物 5 ~ 7 个半衰期。

100．相对危险度（Relative Risk，RR）：是暴露组的发病率 p1 与非暴露组（或低暴露组）的发病率 p2 之比，用于说明前者是后者的多少倍，常用来表示暴露与疾病联系的强度及其在病因学上的意义大小。

101．相对获益增加率（Relative Benefit Increase，RBI）：是指试验组和对照组优良结局（如治愈、好转）发生率变化的相对量，只能衡量相对作用，其计算公式为：相对获益增加率＝（试验组优良结局发生率－对照组优良结局发生率）/ 对照组优良结局发生率 ×100%。

102．相对危险度减少率（Relative Risk Reduction，RRR）：是绝对危险降低率占对照组事件发生率的比值，表示某事件发生率下降的相对水平。其公式为：相对危险度减少率＝（对照组某病发生率－试验组某病发生率）/ 对照组某病发生率 ×100%。

103．相对危险增加率（Relative Risk Increase，RRI）：指与对照组比较，试验组不良反应事件增加的百分比，其计算公式为：相对危险增加率＝（试验组某病危险因素的发生率－对照组某病危险因素的发生率）/ 对照组某病危险因素的发生率 ×100%。

104．向均数回归（Regression to the Mean）：是临床存在的一种现象，即一些极端的临床症状或体征有向正常回归的现象，称为向均数回归。

105．信息偏倚（Information Bias）：又称观察偏倚（Observational Bias）或错误分类偏倚，是来自于测量或资料收集方法的问题，使获取的资料或信息存在系统误差。信息偏倚又可分为参加考试偏倚、回忆偏倚、测量偏倚、向均数回归、霍桑效应、安慰剂效应、干扰和沾染、回忆偏倚、报告偏倚和诱导偏倚、诊断怀疑偏倚和暴露怀疑偏倚、生态学偏倚和发表偏倚等。

106．现患 - 新发病例偏倚（Prevalence-incidence Bias）：又称奈曼偏倚（Neyman Bias），在进行现况调查或病例对照研究时，选择的病例一般是研究时的现患患者或存活病例，而不包括死亡病例和那些病程短、轻型或不典型病例，致使调查结果出现的系统误差称奈曼偏倚。

107．多减少 1 例不利结果需要治疗的患者数（Number Needed to Treat，NNT）：（1）如果试验组同对照组相比，接受治疗的试验组患者发生不良事件的概率少了，NNT 可定义为：某种治疗措施实施一段时间后，需要治疗多少例患者可以预防一例发生不良事件。（2）如果试验组同对照组相比，接受治疗的试验组患者出现好的结局事件的概率增加了，NNT 可定义为：某种治疗措施实施一段时间后，需要治疗多少例患者可以使一例出现好的结局。主要用于随机对照试验。

108．选择偏倚（Selection Bias）：由于选择的研究对象不能代表目标人群所致，即研究对象与没有入选者特征不同造成的系统误差。如检出症候偏倚、入院率偏倚、现患 - 新发病例偏倚、无应答偏倚、易感性偏倚、排除偏倚、非同期对照偏倚、迁移性偏倚、不接受测量偏倚、临床资料遗漏偏倚等。

109．需治多少病例才发生一例不良反应（Number Needed to Harm，NNH）：指与对照组比较，应用治疗药物（或方法）多发生 1 例不良反应所需要治疗的病例数。

110．叙事医学（Narrative Medicine）：用叙事能力来实践的医学，对患者的故事进行认知、吸收、阐释，并为之感动。而叙事能力指倾听、阅读、识别、吸收、解释并被听到或读到的故事所感动的能力。

111．学科元研究（*Meta*-research on Discipline）：是指对一门学科各种具有一般性、基础性特征的元问题所做的研究，涉及该学科的历史沿革、研究对象、学科定位、理论范式、研究方法、研究内容、学科结构、应用领域、演进趋势、发展环境、未来前景、文献述评等诸多方面。

Y

112．研究对象（Study Subjects）：指样本人群中符合纳入和排除标准的合格对象。

113．样本含量（Sample Size）：样本含量估计充分反映了科研设计中"重复"的基本原则，是在保证研究结论具有一定可靠性的前提下所需要的最小观察单位数，常需要在研究设计阶段对样本含量进行科学的估计。从估算方法看，有三种途径：一种是经验法，即根据前人的研究结果总结的经验或者咨询同行专家而确定样本例数，该方法较为粗糙；第二种是查表法，即根据已知的条件查阅样本例数估算表来确定样本含量，但该法易受到列表的限制；第三种方法是计算法，即根据确定的条件带入专用公式计算而确定样本量，此法最为常用。

114．样本人群（Sample Population）：为选取研究对象而从源人群中抽取的样本人群。

115．阳性药物对照（Positive Control Drug）：在临床试验中采用已知的有效药物（疗效肯定、业内公认、药典特别是新版药典收录）作为试验药物的对照称为阳性药物对照。

116．依从性（Compliance）：即是指受试者和实施者（研究者）在临床研究实施过程中对研究方案的遵从程度，临床研究过程中的依从性包括受试者依从性和实施者（研究者）依从性两个方面。

117．源人群（Study Base Population）：研究对象在其中抽样且具有明确范围的人群。

118．易感性偏倚（Susceptibility Bias）：在流行病学研究中，观察对象可能因各种主客观原因而暴露于危险因素的概率不同，使得各比较组对所研究疾病的易感性有差异，从而可能夸大或缩小了暴露因素与疾病的关联强度，由此而产生的偏倚称为易感性偏倚。

119．意向性分析（Intention-to-Treat，ITT）：指参与随机分组的对象，无论其是否接受该组的治疗，最终应纳入所分配的组中进行疗效的统计分析。该原则强调只要是参与了随机分配的病例，就应当纳入最后的结果分析。其益处是可以避免在最终统计时将终止治疗者的数据剔除，减少偏倚带来的影响，使结果更加真实，结局趋于保守。

Z

120．沾染（Contamination）：所谓沾染是指对照组意外地接受了试验组的处理措施，如果干预措施有效，沾染会导致试验组和对照组的差异缩小。

121．整体观念（Holistic Concept of Traditional Chinese Medicine）：中医学把人体内脏和体表各部分组织、器官看成是一个有机的整体，同时认为四时气候、地土方宜、周围环境等因素的变化对发病以及人体生理、病理有不同程度的影响，既强调人体内部的协调完整性，又重视机体与外界环境的统一性。

122．知识考古学（Knowledge Archaeology）：是 20 世纪法国思想家、哲学家、历史学家米歇尔·福柯（Michel Foucault）创立，是借用田野作业寻找发掘历史遗迹的一项比喻性说法，实际是一种挖掘知识的深层，在现存的知识空间中拾取历史时间的因子，发现被现存历史埋没的珍贵线索，进而对现行的知识作进一步解构的方法。其难度在于不仅要还原知识产生之前的原状和原貌，更要对形成的因素一一进行甄别、检视、敲打、触摸，并辨识其背后的面孔，寻找其形成的根源。

123.《中华医典》（*Chinese Medical Records*）：是第一部对中医古籍进行全面系统整理而制成的大型电子光盘。《中华医典》收录了中国历代医学古籍 804 部，卷帙近万，约 2.8 亿字，汇集了新中国成立前的历代主要中医著作，其中不乏罕见的抄本和孤本，大致涵盖了直至清末为止的中国医学文化建设的主要成就，是至今为止规模最为宏大的中医类电子丛书。由长沙宏宇科技开发有限公司制作，湖南电子音像出版社出版。

124．中医传承辅助平台软件（TCM Inheritance Support Platform Software）：是一种分析统计的软件。它是由中国中医科学院中药研究所和中国科学院自动化研究所联合开发的，围绕着中医药的继承、发展、传播和创新 4 个核心问题，采用人工智能、数据挖掘、网络科学等学科的方法和技术为支撑，遵循基于临床数据的循证传承理念，是当代名老中医经验总结、文献医案的整理与分析、疾病用药规律研究、中药应用规律总结、新药研发及处方筛选研究的重要载体，以方剂分析为突破点，集频次分析、关联规则分析、无监督的熵层次聚类等一系列数据挖掘方法，而实现"数据的统一录入 - 数据的一致管理 - 数据的统一查询 - 数据的统一分析 - 输出分析结果 - 网络可视化展示"等功能。

125．中医四诊（Four Diagnostic Methods of TCM）：是指中医望、闻、问、切四种诊察疾病方法的合称，只有四诊合参，才能全面了解患者病情，为辨证论治提供充分依据。

126．最小临床重要差异值（Minimal Clinically Important Difference，MCID）：由于生活质量和临床疗效评价结果等多为主观评价，但改变多少才具有临床意义，最小临床重要差异值即对患者有临床意义的最小变化值。若从医生角度考虑则可将其定义为对临床治疗有指导意义的最小治疗受益，但目前的趋势是倾向于同时综合患者和医生双方观点来确定最小临床意义变化值。

科研，一场没有终点的赛跑（代跋）

2015 年 10 月 5 日，中国中医科学院屠呦呦研究员因为抗疟药物青蒿素的发明而获得了 2015 年诺贝尔生理学或医学奖，这是中国科技发展的一个里程碑，也一定程度上让中国科技工作者找到了一些本应有的科学自信。面对这么大的一件事，请让我们这些科研工作者们稍稍离开实验室和各种表格一会儿，想一想屠呦呦获得诺贝尔奖给我们这些科研工作者带来了什么启示。

"1969 年 1 月开始，历经 380 多次实验、190 多个样品、2 000 多张卡片……"

这是屠呦呦在发现青蒿素之前走过的道路，当然如果有人和你说"只要花上 40 年，只要你做了 380 多次实验、取得 190 多个样品、2 000 多张卡片，你就能在抗疟药物的研制上取得飞跃"，似乎大部分的科研工作者还是可以坚持走下来的。但问题恰恰是科学研究没有既定的结果，唯一能控制的就是过程和方法，就是说你可能终其一生在科研上一事无成。对于任何一个科研工作者来说，一旦选择了这条路就像进入了一条没有终点的赛道，赛道两旁荆棘丛生。在这个赛道上要有很长一段时间没有人给你加油，没有人给你鼓掌，或者一直就这么默默无闻地走下去。所以对于科研工作者来说执着与虔诚至为重要，最佳状态则是爱与信任；爱自己的事业，相信问题必能得到解决。对于科学研究来说更需要"初恋般的热情"和"钢铁般的意志"，否则屠呦呦也不可能数十年如一日地只干这一件事情，科学研究始于问题，问题没有解决，我们就要坚守。

现在一些年轻的科研工作者们却很难在一个科学问题上坚持很长时间，特别喜欢做的事情就是跟风研究，也寄希望于侥幸的出现。在科研过程中也会存在侥幸的节点，但是当"侥幸"真来临的时候，是否准备好了打开"侥幸"的"钥匙"，是否通过"试错"筛掉了不那么"侥幸"的方法或材料。一个科研工作者一辈子可以做很多应景的工作，但最重要的是立足国家和社会需求，选择自己感兴趣的方向，认真地坚持下去，做细做精。沉下心来，不断"试错"，不能总喜欢热闹，热闹不应该是年轻科研工作者常态，因为一个成熟的科学家 30 ~ 40 岁时的抉择和表现至关重要，而这个年龄恰是喜欢热闹的阶段。

"没有一个领域能够独立解决所有的问题，各个方面都要配合，取长补短很重要。"

多学科交叉已然成为现代科学创新的源泉之一，不同学科背景的知识和研究者汇聚在一起可以产生新的火花。其实多学科交叉研究并不是现代社会的首创，比如中医学本身既具有自然科学的属性，又兼具人文科学的属性，不仅受到中国古代哲学的深刻影响，而且还受到天文学、地理学、气象学、矿物学、植物学等的影响，是一种多学科交叉渗透的知识体系。屠呦呦药学出身，又有中医学习经历，并且在中医药文化的氛围中工作，所以决定了她不仅可以用中医的思维理念指导药物研究，又可以用药学的研究方法进一步改进提升中药的剂型法度。"青蒿一握，以水二升渍，绞取汁，尽服之"（《肘后备急方》），这句话在纯中医看来就是绞汁服或者直接食用，千百年来一直如此，可能并不会考虑"然"背后的"所以然"，惯性思维可能甚至会认为煎煮比不煎煮要好。但是在药学家屠呦呦看来，就会考虑到药物有效成分的问题，进而想到是不是高温破坏了青蒿抗疟有效成分的活性，然后改用低沸点的乙醚来提取青蒿素，解决制约疗效的关键科学问题。所以，在进行现代科学研究中，在精准掌握自身学科知识的前提下，适时学习一些周围学科的知识颇具深意。因为医学是针对生命的事业，"天覆地载，万物悉备，莫贵于人"（《素问·宝命全形论》），所以对于医学我们更要利用一切可以利用的学科知识解决"人"的问题。若论医术，何必古今，治病救人，何分中西。

在鼓励年轻的科研工作者到外面进修本专业知识的同时，应该增设一些周围学科的课程，参加一些其他课程，拓宽知识面，融会贯通，"他山之石，可以攻玉"，让"闲书"不再"等闲"。在屠呦呦先生获得诺贝尔奖之后再看这句话，意义就更加深远了。

"一个科研的成功不会很轻易，要做出艰苦的努力。我也没想到40多年后，青蒿素研究能被国际认可。总结这40年工作，我觉得科学要实事求是，不是为了争名争利。"

科研成果的取得是无数次过程的累积，这个过程包括失败的、失败的……只有最后一次是成功的，或者一直是失败的。所以过程就显得尤为重要。对于实验来说，不论失败还是成功，都要认真记录、保持对原始数据的记录；对于临床医生来说就是保持病案记录的真实性、神圣性，这样记录的每个小数据才能成为真正有用的大数据的一部分，否则无异于"垃圾"进去"垃圾"出来，再先进的方法也得不到真实有用的结果。那么，数据从何而来呢？屠呦呦先生"为取得第一手临床资料，她亲赴海南疟疾区，奔走在高温酷暑之下"。所以作为一个科学家在科研水平上必须勇攀高峰，但是在实验过程中必须重心向下，不要老是仰着脸，要学会从民间、从一线工作者中汲取直接的"营养"，这些直接的"营养"也许胜过你读10篇顶尖学术论文。顶尖学术论文可以启发你的思维，但更多的是借鉴和模仿，真正的原创必须依靠自己身体力行，必须始于社会和科学本身的需求。社会和科学本身的需求才是科研发展永远的动力，而不是科研工作者自己的名利和欲望的推动。

一些青年科研工作者，有些时候，尤其在经过3、5次实验失败的时候，想得最多的就是"算了，换个方向吧，事不过三"，或者活儿还没干，就开始想能得到什么？板凳不能一坐十年冷。现在，屠呦呦先生获得了诺贝尔奖，意义也许不仅是对成果本身的肯定，更是对年轻一代科学家持续坚守的鼓励。

主要参考文献

1. 张缙. 针灸大成校释 [M]. 北京：人民卫生出版社，2009.

2. 陈可冀，刘建平. 中医药与中西医结合临床研究方法指南 [M]. 北京：人民卫生出版社，2015.

3. 王建华. 流行病学 [M]. 7 版. 北京：人民卫生出版社，2008.

4. 刘建平. 循证中医药临床研究方法学 [M]. 北京：人民卫生出版社，2006.

5. 李幼平. 实用循证医学 [M]. 北京：人民卫生出版社，2018.

6. 沈雪勇. 经络腧穴学 [M]. 北京：中国中医药出版社，2008.

7. Stephen B. Hulley，Steven R. Cummings，Warren S. Browner，等. 临床研究设计 [M]. 4 版. 彭晓霞，唐迅，主译. 北京：北京大学医学出版社，2017.

8. 王家良. 临床流行病学——临床科研设计、衡量与评价 [M]. 4 版. 上海：上海科学技术出版社，2014.

9. 王光义，李丽红，罗小光. 针灸学 [M]. 贵阳：贵州科技出版社，2017.

10. CCTS 工作小组，夏结来. 非劣效临床试验的统计学考虑 [J]. 中国卫生统计，2012，29（02）：270-274.

11. MacPherson H，Altman DG，Hammerschlag R，等. 针刺临床试验干预措施报告标准修订版：CONSORT 声明的扩展 [J]. 中国循证医学杂志，2010，10（10）：1228-1239.

12. 陈新林，黄海茵，张长荣，等. 2015 版 CENT 声明简介：单病例随机对照试验报告指南 [J]. 中国循证医学杂志，2016，16（07）：860-863.

13. 孙鑫，谭婧，唐立，等. 重新认识真实世界研究 [J]. 中国循证医学杂志，2017，17（02）：126-130.

14. 韩梅，王禹毅，牟钰洁，等. 中医药系统综述报告规范及方法学评价 [J]. 中国中西医结合杂志，2012，32（07）：872-874.

15. 季聪华，曹毅，陈健. 单组试验目标值法在中医临床研究中的应用 [J]. 中国中西医结合杂志，2012，32（12）：1589-1591.

16. Moher D，Liberati A，Tetzlaff J，等. 系统综述和荟萃分析优先报告的条目：PRISMA 声明 [J]. 中西医结合学报，2009，7（09）：889-896.

17. 刘建平. 队列研究的设计、实施及方法学问题 [J]. 中西医结合学报，2008，6（04）：331-336.

18. 卢婷婷，王永勇，王平，等．动物实验报告规范—ARRIVE 指南简介 [J]．中国循证儿科杂志，2018，13（01）：75-77.

19. 李江，田金徽，杨克虎．单病例随机对照试验研究现状 [J]．中国循证儿科杂志，2011，6（06）：453-455.

20. 曾宪涛，李胜，马钻，等．Meta 分析系列之八：Meta 分析的报告规范 [J]．中国循证心血管医学杂志，2012，4（06）：500-503.

21. 流行病学观察性研究报告规范—STROBE 声明介绍 [J]．第三军医大学学报，2014，36（13）：2.

22. 王忠，纪征瀚，姜淼，等．中医临床个案发表与过程规范的建议 [J]．北京中医药大学学报，2009，32（12）：797-799.

23. 青雪梅，房繄恭，刘保延，等．实用性随机对照试验及其方法学特征思考 [J]．北京中医药大学学报，2008，31（01）：14-18.

24. 杨松，马龙腾，张菁菁．中国临床医学真实世界研究施行规范 [J]．解放军医学杂志，2018，43（01）：1-6.

25. 张妮楠，史华新，周洪伟，等．中医真实世界研究的特征探析 [J]．世界科学技术 - 中医药现代化，2018，20（09）：1496-1500.

26. 谢琪，江丽杰，刘保延，等．开展真实世界中医药效果比较研究的关键问题及对策的探讨 [J]．世界中医药，2014，9（01）：28-31.

27. 成琪，刘玉秀，陈林，等．单组临床试验目标值法的精确样本含量估计及统计推断 [J]．中国临床药理学与治疗学，2011，16（05）：517-522.

28. 李江．单病例随机对照试验在中医药领域中的应用研究 [D]．兰州：兰州大学，2015.

29. Booth A. "Brimful of STARLITE": toward standards for reporting literature searches[J]. J Med Libr Assoc. 2006, 94(04): 421-429.

30. Shamseer L, Moher D, Clarke M, et al. Preferred reporting items for systematic review and meta-analysis protocols (PRISMA-P) 2015: elaboration and explanation [J]. BMJ. 2015, 350: g7647.

31. Moher D, Liberati A, Tetzlaff J, et al. Preferred reporting items for systematic reviews and meta-analyses: the PRISMA statement[J]. PLoS Med. 2009, 6(07): e1000097.

32. Fu SF, Cheng CW, Zhang L, et al. Consensus-based recommendations for case report in Chinese medicine (CARC) [J]. Chin J Integr Med. 2016, 22(01): 73-79.

33. Schulz KF, Altman DG, Moher D, CONSORT Group. CONSORT 2010 Statement: